P. SCHOBER

MEDICINISCHES WÖRTERBUCH

DER

FRANZÖSISCHEN und DEUTSCHEN

SPRACHE.

FRANZÖSISCH - DEUTSCHER TEIL.

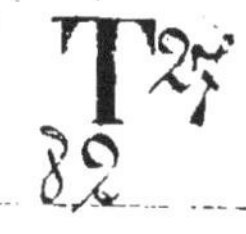

Verlag von **FERDINAND ENKE** in Stuttgart.

Handwörterbuch
der
Gesamten Medizin.

Herausgegeben von

Dr. A. Villaret,
Kgl. Preussischer General-Oberarzt.

Zweite, gänzlich neubearbeitete Auflage.

Lieferung 1—8. (Bog. 1—40.) gr. 8. geh. à 2 Mark.
1. Halbband (Bogen 1—30) 12 Mark.

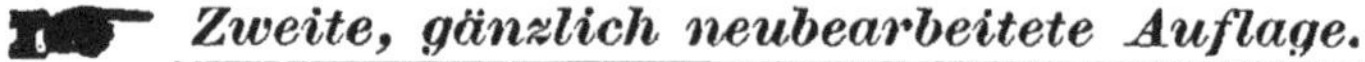

Die neue Auflage des **Handwörterbuches der gesamten Medizin**
erscheint in etwa **25** je fünf Druckbogen starken **Lieferungen,** bezw. in 4 Halb-
bänden grossen Oktavformates in eleganter Ausstattung. Der Umfang des **ganzen**
Werkes wird demnach etwa **125 Druckbogen**, der Preis ca. **50 Mark** betragen.

Monatlich soll je eine Lieferung zur Ausgabe gelangen.

Biedert, Prof. Dr. Ph., **Die Kinderernährung im
Säuglingsalter** und die Pflege von Mutter und Kind.
Wissenschaftlich und gemeinverständlich
dargestellt. — **Dritte ganz neu bearbeitete Auflage.** — gr. 8. 1897. geh.
M. 5.—

Dragendorff, Prof. Dr. Georg, **Die Heilpflanzen der
verschiedenen Völker und Zeiten.**
Ein Handbuch für Aerzte, Apotheker, Botaniker und Droguisten.
gr. 8. 1898. geh. M. 20.—

Heim, Prof. Dr. L., **Lehrbuch der Bakteriologie**
mit besonderer Berücksichtigung der bakteriologischen Untersuchung und
Diagnostik. **Zweite Auflage.** Mit 166 Abbildungen im Text und 8 Tafeln
in Lichtdruck. gr. 8. 1898. geh. M. 16.—

Verlag von **FERDINAND ENKE** in Stuttgart.

Handwörterbuch
der
Gesamten Medizin.

Herausgegeben von

Dr. A. Villaret,
Kgl. Preussischer General-Oberarzt.

Zweite, gänzlich neubearbeitete Auflage.

Lieferung 1—8. (Bog. 1—40.) gr. 8. geh. à 2 Mark.
1. Halbband (Bogen 1—30) 12 Mark.

Die neue Auflage des **Handwörterbuches der gesamten Medizin**
erscheint in etwa 25 je fünf Druckbogen starken **Lieferungen,** bezw. in 4 Halb-
bänden grossen Oktavformates in eleganter Ausstattung. Der Umfang des **ganzen**
Werkes wird demnach etwa **125 Druckbogen,** der Preis ca. **50 Mark** betragen.

Monatlich soll je eine Lieferung zur Ausgabe gelangen.

Biedert, Prof. Dr. Ph., **Die Kinderernährung im
Säuglingsalter** und die Pflege von Mutter und Kind.
Wissenschaftlich und gemeinverständlich
dargestellt. — **Dritte ganz neu bearbeitete Auflage.** — gr. 8. 1897. geh.
M. 5.—

Dragendorff, Prof. Dr. Georg, **Die Heilpflanzen der
verschiedenen Völker und Zeiten.**
Ein Handbuch für Aerzte, Apotheker, Botaniker und Droguisten.
gr. 8. 1898. geh. M. 20.—

Heim, Prof. Dr. L., **Lehrbuch der Bakteriologie**
mit besonderer Berücksichtigung der bakteriologischen Untersuchung und
Diagnostik. **Zweite Auflage.** Mit 166 Abbildungen im Text und 8 Tafeln
in Lichtdruck. gr. 8. 1898. geh. M. 16.—

27
82

DICTIONNAIRE MÉDICAL

DES LANGUES FRANÇAISE ET ALLEMANDE

PAR

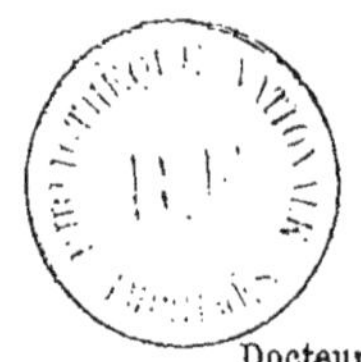

PAUL SCHOBER,

Docteur en Médecine des Facultés de Strasbourg et de Paris.

———

TOME PREMIER:

DICTIONNAIRE MÉDICAL FRANÇAIS-ALLEMAND.

AVEC UNE PRÉFACE

DE

M. le Dr. A. VILLARET,

General-Oberarzt, Rédacteur en chef du „Handwörterbuch der gesamten Medizin".

———

STUTTGART.

FERDINAND ENKE, ÉDITEUR.

———

PARIS.

HAAR & STEINERT, 21 RUE JACOB.

1898.

MEDIZINISCHES WÖRTERBUCH

DER FRANZÖSISCHEN UND DEUTSCHEN SPRACHE

VON

DR. P. SCHOBER,

in Deutschland und in Frankreich approbierter Arzt.

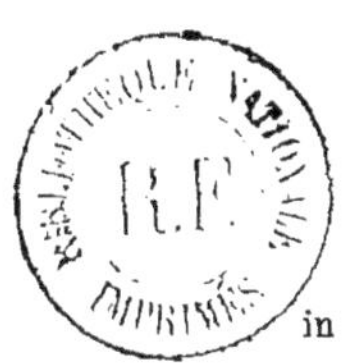

ERSTER BAND:

FRANZÖSISCH-DEUTSCHES MEDIZINISCHES WÖRTERBUCH.

MIT EINER VORREDE

VON

Dr. A. VILLARET,

General-Oberarzt, Herausgeber des „Handwörterbuch der gesamten Medizin".

STUTTGART.

VERLAG VON FERDINAND ENKE.

PARIS.

HAAR & STEINERT, 21 RUE JACOB.

1898.

Druck der Union Deutsche Verlagsgesellschaft in Stuttgart.

BIBLIOTHÈQUE NATIONALE · R.F. · IMPRIMÉS

Vorwort.

Die letzten Jahrzehnte des zur Neige gehenden Jahrhunderts, in denen infolge der sich täglich mehr und mehr ausbreitenden Schienenwege die Nationen sich näher und näher gerückt sind, in denen die Entfernungen keine Rolle mehr spielen, in denen die weitesten Reisen in bequemster Art mit früher nicht gekannten Geschwindigkeiten zurückgelegt werden, haben einen gewaltigen umgestaltenden Einfluss nicht nur auf Handel und Verkehr ausgeübt, sondern auch die Wissenschaften haben sich diesem Einfluss nicht entziehen können. Während früher das geschriebene oder gedruckte Wort fast allein den Austausch der Meinungen von Nation zu Nation vermittelte, hat sich heute, und zwar ganz besonders in der Medizin, dieser internationalen Wissenschaft $\varkappa\alpha\tau'$ $\grave{\epsilon}\xi o\chi\acute{\eta}\nu$, neben einer geradezu glanzvoll entwickelten wissenschaftlichen Presse, ein lebhafter, für die Wissenschaft ausserordentlich befruchtend wirkender persönlicher Verkehr der Aerzte der verschiedenen Kulturstaaten untereinander ausgebildet, der in dem regelmässigen Zusammentreten allgemeiner und spezieller internationaler Kongresse seinen Ausdruck findet. Daraus folgt aber auch für die Teilnehmer an diesen wissenschaftlichen internationalen Versammlungen die Notwendigkeit, mindestens bis zu einem gewissen Grade, eine oder mehrere der heutigen Weltsprachen, ausser der eigenen, zu beherrschen. Der Arzt von heute, der auf der Höhe der Wissenschaft stehen will, muss Polyglott sein.

Mit Freude ist es daher zu begrüssen, wenn die zu diesem Zweck notwendigen Hilfsmittel nicht fehlen. Ein solches bietet die Verlagshandlung von Ferdinand Enke in Stuttgart den Herren Kollegen in diesem französisch-deutschen medizinischen Wörterbuch dar. Die Verlagshandlung hat an mich die Bitte gerichtet, das Werk einer strengen Kritik zu unterwerfen. Gern habe ich mich dieser Aufgabe unterzogen und freue mich nach eingehender Prüfung sagen zu können, dass das Wörterbuch nicht nur sehr sorgfältig gearbeitet ist, dass es alle Zweige unserer Wissenschaft, miteinbegriffen die Hilfswissenschaften, gleichmässig und bis in die neueste Zeit berücksichtigt, sondern dass es auch alle ähnlichen bereits vorhandenen medizinischen französisch-deutschen Wörterbücher durch seine lobenswerte Vollständigkeit weit, weit hinter sich lässt.

Ich kann daher das vorliegende Wörterbuch den Herren Kollegen nur auf das Wärmste empfehlen.

Villaret.

Dieses Buch verdankt seine Entstehung den Anfragen, welche verschiedene deutsche Kollegen auf ihren Studienreisen in Paris an mich gerichtet hatten, ihnen ein Buch zu empfehlen, das gut und kurz eine Verdeutschung von in Kliniken oder sonstigen medizinischen Anstalten gehörten oder in Büchern und Zeitschriften gelesenen französischen fachwissenschaftlichen Ausdrücken geben könnte. Da ein derartiges Wörterbuch, mit medizinischem Verständnis geschrieben, nicht existiert und andererseits die wissenschaftliche Ausbildung der Aerzte sich immer weniger durch politische und sprachliche Grenzpfähle einengen lässt, so habe ich gehofft einem Bedürfnisse nachzukommen und habe es versucht mit diesem Buche einen Raum, der mir eine Lücke schien, auszufüllen.

Es war nicht immer leicht festzustellen, wo die gewöhnliche Sprache aufhört und wo die medizinischen Ausdrücke anfangen. Gehört doch die Hygiene unzweifelhaft ins Gebiet der Medizin, und diese greift tief in alles ein, was um den Menschen besteht und was um ihn geschieht, so dass fast der gesamte Wortschatz der Sprache der Hygiene dienstpflichtig ist. Um aber dem Buche nicht den Stempel eines medizinischen Werkes zu nehmen, durfte nur das Wichtigste daraus hier aufgeführt werden. Aehnlich liegt es mit den Naturwissenschaften, sie sind unzertrennlich mit der Medizin verbunden. Ich habe sie eingehend berücksichtigt, doch konnte nicht alles miteinbegriffen werden, um dieses Wörterbuch nicht unpraktisch und unhandlich für den Arzt zu gestalten. Dagegen glaube ich die Ausdrücke und Bezeichnungen im Gebiete der inneren Medizin, Chirurgie und Geburtshilfe, der Anatomie, Physiologie und Entwicklungsgeschichte, der Pathologie und Bakteriologie, der Arzneimittellehre und Toxikologie, der gerichtlichen Medizin und Psychiatrie, der Augenheilkunde und der übrigen wissenschaftlichen Spezialfächer ziemlich vollständig wiedergegeben zu haben. Auch die Zahnheilkunde und die Tierarzneilehre fanden Berücksichtigung.

Schliesslich ist noch zu erwähnen, dass die medizinische Sprache, gleich wie die medizinische Wissenschaft, keine feststehende, beharrende ist, sondern fortwährenden Wandelungen unterliegt. Mit jeder Entdeckung entstehen neue Worte, jede frische Auffassung und Theorie bringt neue Ausdrucksweisen und Schlagwörter mit, während gleichzeitig auf der anderen Seite mit veralteten Doktrinen, mit aufgegebenen Operationen und verlassenen Behandlungsweisen viele Worte und Bezeichnungen der Vergangenheit und Vergessenheit anheimfallen, die einem Wörterbuche nur als Ballast anhängen würden.

So musste denn eine Auswahl gemacht werden; ob ich die richtige getroffen, das mögen die Kollegen entscheiden, die dieses Buch zu Rate ziehen werden.

Während der Deutsche in der medizinischen Sprache eine Vorliebe für lateinische Ausdrücke hat, sucht der Franzose im Gegenteil alles Fremde auszumerzen oder in französisch klingende Worte überzuführen. Häufig musste ich daher französische Ausdrücke in lateinischer Uebersetzung wiedergeben, weil ein entsprechendes deutsches Wort nicht existiert oder nicht die nötige Begriffsschärfe besitzt. Besonders gilt dies für die Anatomie. Glücklicherweise besteht nunmehr in Deutschland eine einheitliche anatomische Nomenklatur in lateinischer Sprache, welche von der anatomischen Gesellschaft auf ihrer 9. Versammlung in Basel angenommen wurde und die im „Archiv für Anatomie und Physiologie 1895, Supplementband zur anatomischen Abteilung" niedergelegt ist. Ich habe mich durchweg an diese Nomenklatur gehalten. Massgebend für die französischen Bezeichnungen war mir der Dictionnaire usuel des sciences médicales par A. Dechambre, Matthias Duval, L. Lereboulet, Paris 1897. Für Wiedergaben auf psychiatrischem Gebiete habe ich aus Des variétés cliniques de la folie en France et en Allemagne par J. Roubinowitsch, Paris 1896, geschöpft. In rein sprachlicher Beziehung habe ich häufig folgende Werke zu Rate gezogen: Nouveau Dictionnaire illustré par P. Larousse, Paris 1896; Nouveau Dictionnaire national de la langue française par Bescherelle aîné, Paris 1887, und Encyclopädisches Wörterbuch der französischen und deutschen Sprache von Sachs-Villatte, Berlin 1897.

Ueberall da, wo mir die deutsche oder lateinische Uebersetzung ein seltenes, weniger bekanntes Wort zu sein schien, habe ich erklärende Zusetzungen gemacht und hoffe so dem Leser ein etwaiges weiteres Nachschlagen in einer medizinischen Terminologie erspart zu haben.

Paris, im Januar 1898.

P. Schober.

Erklärung der Zeichen und Abkürzungen.

A. Allgemeine Zeichen und Abkürzungen.

m.   Hauptwort männlichen Geschlechtes, Substantivum generis masculini.
f.   Hauptwort weiblichen Geschlechtes, Substantivum generis feminini.
v.   Zeitwort, Verbum.
adj.   Eigenschaftswort, Adjectivum; oder adjectivisches Participium.
adj. femin Femininform des Adjectivum.
adv.   Umstandswort, Adverbium.
plur.   Mehrzahl, Pluralis.
pr.   Eigennamen, Nomen proprium.

~   bedeutet die Wiederholung des Schlagwortes.
=   gibt einen gleichbedeutenden Ausdruck der gleichen Sprache an.
:   bedeutet die Uebersetzung in die andere Sprache.
::   bedeutet in Ermangelung einer Uebersetzung die Umschreibung in der anderen Sprache.
—   Strich am Ende eines deutschen Wortes ersetzt die zweite Hälfte eines zusammengesetzten Hauptwortes, dessen erste Hälfte die Uebersetzung eines Eigenschaftswortes ist, z. B. nasal: Nasen—.
( )   runde Klammern enthalten erläuternde Zusätze.
[ ] [ ]   durch sich folgende eckige Klammern sind der Kürze halber zwei ähnliche, jedoch in Bezug auf den Unterschied unverkennbare, Uebersetzungen zu einer einzigen zusammengezogen z. B. grand [petit] muscle rond: M. teres major [minor] ist zusammengezogen aus grand muscle rond: M. teres major und aus petit muscle rond: M. teres minor.

abrev.   Abreviatur, Abkürzung.
cfr.   confer, vergleiche.
engl.   englisches, im Französischen gebräuchliches, Wort.
etc.   etcaetera, und so weiter.
fig.   figürlich, bildlich.
gew.   gewöhnlich.
invet.   veraltet.
lat.   lateinisches, im Französischen gebräuchliches, Wort.
opp.   im Gegensatz zu.
rar.   selten gebrauchtes Wort.

vulg.	nur in der Volkssprache gebräuchliches Wort.
w. cfr.	woselbst vergleiche.
W. cfr.	Weiteres vergleiche.
z. B.	zum Beispiel.

B. Medizinische Abkürzungen.

Art.	Arteria, arterielles Blutgefäss, Schlagader.
Lig.	Ligamentum, Band.
N.	Nervus, Nerv.
M.	Musculus, Muskel.
Mm.	Musculi, Muskeln.
V.	Vena, Vene, venöses Blutgefäss, Blutader.

anat.	Bezeichnung aus dem Gebiete der Anatomie.
chem.	„ „ „ „ „ Chemie.
chir.	„ „ „ „ „ Chirurgie.
embryol.	„ „ „ „ „ Embryologie.
hyg.	„ „ „ „ „ Hygiene.
int.	„ „ „ „ „ inneren Medizin.
leg.	„ „ „ „ „ gerichtlichen Medizin.
obst.	„ „ „ „ „ Geburtshilfe.
ophthal.	„ „ „ „ „ Augenheilkunde.
pharm.	„ „ „ „ „ Arzneikunde.
physic.	„ „ „ „ „ Physik.
physiol.	„ „ „ „ „ Physiologie.
psych.	„ „ „ „ „ Psychiatrie.
veterin.	„ „ „ „ „ Tierarzneikunde.

[Bibliotheksstempel: BIBLIOTHÈQUE NATIONALE · B. N. · ESTAMPES]

A.

aa *abrev. pharm.* = aa p. e. = ana parties égales: zu gleichen Teilen.

abaisse-langue *m.* Zungenspatel.

abaissement *m.* Senkung; ‿ de la pression sanguine: Sinken des Blutdruckes; ‿ de la pointe du coeur: Verschiebung der Herzspitze nach abwärts; ‿ thermique: Herabsetzung der Temperatur.

abaisser *v. zu* abaissement.

abaisseur *m.* Herabdrücker, Depressor; *anat.* ‿ de l'aile du nez = muscle myrtiforme: M. depressor septi; ‿ de l'angle des lèvres = muscle triangulaire des lèvres: M. triangularis oris; ‿ de l'oeil = muscle droit inférieur: M. rectus inferior.

abarticulaire *adj. cfr.* goutte.

abasie *f.* Unvermögen zu Gehen.

abâtardir *v.* entarten.

abattage *m.* Schlachten.

abattement *m.* Mattigkeit, Abgeschlagenheit.

abattoir *m.* Schlachthaus.

abattre *v.* schlachten.

abcès *m.* Abscess, Eitergeschwulst; *chir.* ‿ migrateur: Senkungsabscess; ‿ en bouton de chemise *cfr.* bouton.

abdomen *m.* Unterleib, Bauch, Abdomen.

abdominal *adj. zu* abdomen.

abdomino-génital *adj. cfr.* abdomino-scrotal.

abdomino-scrotal *adj.* muscle ‿: M. cremaster; grand nerf ‿ = nerf abdomino-génital supérieur: N. iliohypogastricus; petit nerf ‿ = nerf abdomino-génital inférieur: N. ilioinquinalis.

abducteur *m.* Abzieher, Abduktor; *anat.* long [court] ‿ du pouce: M. abductor pollicis longus [brevis]; ‿ du petit doigt [orteil]: M. abductor digiti quinti manus [pedis]; ‿ du gros orteil: M. abductor hallucis (ist oft auch mit M. adductor hallucis zu übersetzen, da viele französische Anatomen die Abduktion und Adduktion auf die Körpermittellinie und nicht auf die Achse der Extremität beziehen).

abduction *f.* Abduktion, Wegbewegung.

aberration *f. physic.* Abweichung (des Lichtes).

ablactation *f. rar.* (*gew.* sevrage) Milchentwöhnung.

ablation *f. rar.* Abtragung, Abnahme.

ablepsie *f. rar.* (*gew.* cécité) Blindheit.

ablution *f.* Abwaschung.

abolition *f.* Erlöschen; ‿ des réflexes: Fehlen der Reflexe.

abortif *adj.* abtreibend; *m.* Abtreibungsmittel.

abouchement *m.* Einmündung.

aboucher *v. zu* abouchement.

aboulie *f. psych.* Willenlosigkeit.

aboutissant *m.* Folgeerscheinung, Endglied.

aboutissement *m. vulg.* Durchbrechen eines Eiterherdes nach aussen.

aboyant *adj. int.* toux ‿e: bellender Husten.

abraser *v.* abschaben, abkratzen.

abrasion *f. zu* abraser.

abruption *f.* Abbrechen.

abrutissement *m. psych.* Vertierung.

absence *f.* Abwesenheit; ‿ du réflexe rotulien: Fehlen des Kniereflexes.

absinthe *f.* 1) Absinthpflanze, Artemisia absinthium. 2) aus Absinth hergestellter (in Frankreich äusserst verbreiteter) Schnaps.

absinthisme *m.* Absinthvergiftung.

absolu *adj.* unumschränkt; régime lacté ～: strengste Milchdiät.

absorbable *adj.* aufsaugbar, resorbierbar.

absorbant *adj.* aufsaugend; *m.* Aufsaugemittel.

absorber *v.* aufsaugen, resorbieren.

absorption *f.* Resorption, Absorption; *physic.* bande d'～: (spectroscopischer) Absorptionstreifen.

abstergent *adj.* reinigend; *m.* Reinigungsmittel.

absterger *v.* reinigen, auswaschen.

abstersif *adj. pharm.* zum Reinigen (von Wunden) dienlich.

abstersion *f.* Reinigen, Auswaschen.

abus *m.* Missbrauch; ～ d'alcool: übermässiger Alkoholgenuss.

académie *f.* 1) ～ de médecine: oberstes ärztliches Collegium des französischen Staates, setzt sich aus 100 Mitgliedern, den berühmtesten medizinischen Autoritäten von Paris, zusammen, hält einmal wöchentlich eine wissenschaftliche Sitzung. 2) ～ des sciences: eine der 5 Abteilungen der berühmten Stiftung des Institut de France, welch' letzterem anzugehören als die höchste Auszeichnung für Verdienste auf dem Gebiet der Kunst, Wissenschaft und Litteratur gilt, sie hat nur 8 Sitze für Medizin und Chirurgie, 10 für Anatomie und Zoologie, 10 für Chemie u. s. w., hält ebenfalls einmal wöchentlich eine Sitzung ab.

acajou *m.* Mahagonibaum, Elefantenlausbaum; teinte vieil ～: Farbe von altem Mahagoniholz; *pharm.* noix d'～: Elefantenlaus.

acanthocéphales *m. pl.* Hackenwürmer.

acardie *f.* Herzmangel.

acarien *m.* Milbe.

accablement *m.* Niedergeschlagenheit.

accalmie *f.* freie Zwischenzeit.

accélérateur *adj.* beschleunigend.

accélération *f.* Beschleunigung.

accélérer *v.* beschleunigen.

accès *m.* 1) Anfall; *int.* asystolie par ～: anfallsweise auftretende Herzinsuf-ficienz. 2) Zutritt *hyg.* ～ d'air: Luftzutritt.

accessible *adj.* zugänglich, erreichbar.

accessoire *adj.* Neben—; muscle ～ du long fléchisseur commun des orteils: M. quadratus plantae; nerf ～ du brachial cutané interne *cfr.* brachial; nerf ～ du saphène externe *cfr.* saphène; nerf ～ de Willis *cfr.* Willis.

accessoires *m. plur.* Zuteile.

accident *m.* 1) Unfall; assurance contre les ～s: Unfallversicherung. 2) Erscheinung; les ～s secondaires de la syphilis: die sekundären Syphiliserscheinungen.

accidentel *adj.* gelegentlich.

acclimatation *f.* = acclimatement *m.* Acclimatisation.

acclimater *v.* acclimatisieren.

accolement *m. zu* accoler.

accoler *v.* vereinigen, aneinanderlegen.

accommodation *f. ophthal.* Accommodation (Anpassen des Auges an Bilder verschiedener Entfernung).

accouchement *m.* Geburt; *obst.* ～ provoqué: künstlich eingeleitete Geburt; ～ forcé: gewaltsame Beendigung der Geburt.

accoucher *v.* entbinden, niederkommen.

accoucheur *m.* Geburtshelfer.

accoucheuse *f. rar.* Hebamme (*geu.* sage-femme).

accoupler *v.* begatten (von Tieren).

accoutumance *f.* Gewöhnung.

accroissement *m.* Wachstum, Zunahme.

accroître *v.* wachsen, zunehmen.

accroupir *v.* niederhocken, sich zusammenkauern.

accumulation *f.* Ansammlung; *pharm.* ～ des médicaments: kumulative Wirkung der Arzneimittel.

acéphale *adj.* kopflos.

acéphalocystes *m. plur. invet.* Wasserblase, Hydatide, Echinococcusblase.

acescence *f.* säuerliche Beschaffenheit, Neigung zum Sauerwerden.

acescent *adj.* säuerlich, sauer werdend.

acétabule *m.* Gelenkpfanne, Acetabulum.

acétanilide *m. pharm.* Antifebrin, Acetanilid.

acétate *m.* essigsaures Salz; *pharm.* liqueur d'~ de potasse: Liquor kalii acetici.

acété = **acéteux** *adj.* essigsauer.

acétique *adj.* acide ~: Essigsäure.

acétolat *m. pharm.* durch Destillation mit Essig gewonnenes Präparat.

acétolature *f. pharm.* durch Maceration mit Essig gewonnenes Präparat.

acétolé *m. pharm.* Essig, welcher pharmaceutische Substanzen gelöst enthält.

acétomel *m.* = acétomellé *m. pharm.* = oxymel *w. cfr.*

acétone *f. chem.* Aceton, Brenzessiggeist (Aldehyd von sekundärem Alkohol).

acétonurie *f.* Acetonausscheidung im Harne.

Achille *pr. anat.* tendon d'~: Achillessehne, Tendo calcaneus.

acholie *f.* Verminderung (oder Aufhebung) der Gallenbildung.

achondroplasie *f.* zwergartige Körperbeschaffenheit infolge mangelhafter Knorpelbildung.

achorion *m. int.* ~ Schönleinii :: Favuspilz.

achromatiser *v.* farblos machen.

achromatisme *m. physic.* Achromatismus (Beseitigung der Farbenzerstreuung).

achromatopsie *f.* Farbenblindheit.

acide *m.* Säure; *chem.* ~ azotique *ou* nitrique: Salpetersäure; ~ phénique: Karbolsäure; ~ nitro-muratique: Königswasser; *physiol.* ~s biliaires: Gallensäuren.

acidifère *adj.* säurehaltig.

acidifiable *adj.* in Säure umwandelbar.

acidifier *v.* ansäuern, sauer machen.

acidité *f.* Schärfe, Säure.

acidule *adj.* säuerlich; eaux ~s: Sauerbrunnen.

acidulé *adj.* angesäuert; boissons ~es: angesäuerte Getränke.

aciduler *v.* säuerlich machen.

acier *m.* Stahl.

acineux *adj.* beerenartig, acinös.

acmastique *adj. invet.* fièvre ~:: regelmässig ansteigendes und abfallendes Fieber.

acmé *f.* Höhestadium. ~

acné *f.* Acne, Finnenausschlag; ~ rosacée: Acne rosacea, Kupferfinne.

aconit *m. pharm.* Eisenhut, Aconitum.

aconitate *m. pharm.* akonitsaures Salz.

aconitique *adj. pharm.* acide ~: Akonitsäure.

acoustico-malléen *adj. anat.* muscle ~ = muscle externe du marteau: M. laxator tympani (unbeständiger Muskel, der in der Glaser'schen Spalte verlaufen soll).

acoustique *adj.* Hör—; cornet ~: Hörrohr (für Schwerhörige).

acoustique *f.* Lehre vom Schall.

âcre *adj.* scharf, bitter.

âcreté *f.* Schärfe, Herbe.

acrodynie *f.* Acrodynie (Schmerz in den gipfelnden Körperteilen).

acromégalie *f.* Acromegalie (Riesenwuchs der gipfelnden Körperteile).

acromial *adj.* Schulter—; *anat.* artère ~e: Ramus acromialis arteriae thoracoacromialis.

acromio— *adj. obst. cfr.* position.

acromion *m.* Acromium, Schulterhöhe.

acromio-thoracique *adj. anat.* artère ~: Art. thoracoacromialis.

acrophobie *f. psych.* Furcht vor hohen Orten.

acroposthite *f. invet.* Entzündung der Vorhaut.

actif *adj.* wirksam; *pharm.* principe ~: wirksamer Bestandteil.

actinomycose *f.* Strahlenpilzerkrankung, Actinomycosis.

action *f.* Wirkung, Einfluss; ~ à distance: Fernwirkung.

actuel *adj.* gegenwärtig; état ~: Status praesens.

acuité *f.* 1) *ophthal.* ~ visuelle: Sehschärfe. 2) akutes Auftreten, Heftigkeit.

acuminé *adj.* zugespitzt, gegipfelt.

acupressure *f. invet. chir.* Akupressur (Blutstillung mittelst einer eingespiessten Nadel, welche die Arterie komprimiert).

acupuncture *f.* Stichelung.

Adam *pr. anat.* pomme d'_: Adamsapfel, Prominentia laryngea.

adamantin *adj.* diamantartig; *anat.* couche _e des dents: Schmelz (oder Email) der Zähne; cordon _ *cfr.* cordon.

adaption *f. rar.* = accommodation *w. cfr.*

Addison *pr. int.* maladie d'_ = maladie bronzée: Addison's Bronzekrankheit.

adducteur *m.* Heranzieher, Adduktor; *anat.* premier *ou* moyen _: M. adductor longus: second *ou* petit _: M. adductor brevis; troisième *ou* grand _: M. adductor magnus: _de l'oeil: M. rectus internus; _ du pouce: M. adductor pollicis; _ du gros orteil: M. adductor hallucis (ist oft auch mit abductor hallucis zu übersetzen, der viele französische Anatomen die Abduktion und die Adduktion auf die Körpermittellinie und nicht auf die Achse der Extremität beziehen); _ du petit doigt: M. abductor digiti quinti manus.

adduction *f.* Heranbewegung, Adduktion.

adélomorphe *adj.* kaum sichtbar; *anat.* cellules _s:: Hauptzellen (der Magendrüsen).

adénie *f. int.* Drüsenerkrankung, Drüsenhypertrophie.

adénite *f.* Drüsenentzündung.

adénoïde *adj.* drüsenartig.

adénome *m.* Adenom, Drüsenepithelgeschwulst.

adénopathie *f.* Drüsenerkrankung.

adhérence *f.* Verwachsung, Adhäsion.

adhésif *adj.* anhaftend; *int.* péricardite adhésive: Verwachsungspericarditis; *pharm.* emplâtre _: Heftpflaster.

adhésion *f.* Beitritt (*z. B.* zu einer Gesellschaft; *opp.* adhérence *w. cfr.*).

adipeux *adj.* fettig; *anat.* tissu _: Fettgewebe.

adipocire *f.* Leichenwachs.

adipome *m. rar.* Fettgeschwulst (*gew.* lipome).

adipose *f.* Fettsucht.

adipsie *f.* Durstlosigkeit.

adjacent *adj.* anliegend.

adjonction *f.* Zufügen.

adjuvant *m. pharm.* Hilfsmittel.

administration *f.* 1) Verwaltung. 2) Verabreichung eines Mittels.

administrer *v. zu* administration.

adolescence *f.* Jünglingsalter.

adossement *m.* Aufeinanderpassen, Aneinanderlegen.

adosser *v. zu* adossement.

adoucissant *adj. pharm.* mildernd; *m.,* milderndes Mittel.

adragante *f. pharm.* Tragant (Gummiart).

adulte *m.* ein am Ende der Wachstumsperiode Angelangter.

adultération *f.* Verfälschung, Verunreinigung.

adustion *f.* Anbrennen, leichtes Kauterisieren.

adventice *adj.* hinzukommend; *anat.* tunique _: Tunica adventitia, äusserste Gefässhaut.

adynamie *f.* 1) Kraftlosigkeit. 2) *int.* typhöser mit grosser Schwäche verbundener Zustand.

adynamique *adj. zu* adynamie.

aérage *m.* = aération *f. hyg.* Lüftung, Ventilation.

aéré *adj.* lufthaltig; chambre bien _e: gut gelüftetes Zimmer.

aérien *adj.* voies _nes: Luftwege.

aériforme *adj.* luftförmig.

aériser *v.* in gasförmigen Zustand überführen.

aérobie *f.* Pilz, welcher (nach Pasteur) notwendig Sauerstoff zum Leben braucht (opp. anaérobie, Pilz, welcher ohne Sauerstoff leben kann).

aérophobie *f.* Angst vor Zugluft (*z. B.* bei der Hundswut).

aérothérapie *f.* Behandlung der Kranken durch komprimierte oder verdünnte Luft.

aesthésie *f.* = esthésie *f. rar.* (*gew.* sensibilité), Gefühl.

aesthésiomètre *m.* = esthésiomètre *m.*

(Weber'scher) Zirkel zur Bestimmung der Hautsensibilität.

affadissement *m.* Geschmacksverlust.

affaiblir *v.* schwächen.

affaiblissement *m.* Entkräftung.

affaissement *m.* Entkräftung, Einsinken.

affaisser *v.* schwächen; s'⌣ hinsinken.

affamé *adj.* hungrig.

affection *f.* Affektion, Krankheit.

afférent *adj.* zuführend.

affinité *f.* Verwandtschaft; ⌣ chimique: chemische Verwandtschaft.

afflux *m.* Zufluss, Blutandrang.

affrontement *m. zu* affronter.

affronter *v.* aufeinanderpassen, aneinanderlegen.

affusion *f.* Begiessung.

a frigore *lat.* Erkältungs—; *int.* pneumonie ⌣: Erkältungspneumonie.

agacement *m.* ⌣ des dents: Empfindlichwerden der Zähne.

agalactie *f.* Milchmangel.

agaric *m.* Blätterschwamm, Agaricus.

agaricine *f.* wirksamer Bestandteil aus Agaricus.

âge *m.* Alter; ⌣ mûr: reifes Alter; *obst.* ⌣ de retour: Menopause.

agénésie *f.* Entwickelungshemmung.

agent *m.* Agens, Träger einer Wirkung; ⌣ pathogène: Krankheitserreger; ⌣ provocateur: veranlassendes (auslösendes) Agens.

agglomération *m. zu* agglomérer.

agglomérer *v.* anhäufen, zusammendrängen.

agglutinable *adj.* leicht verklebend, leicht verheilend.

agglutinant *adj. int.* réaction ⌣ e: (Widals) verklebende Reaktion des Blutserum.

agglutinatif *adj. pharm.* verklebend, emplâtre ⌣:: eine besondere Art von Heftpflaster; *m.* Klebemittel.

agglutination *f.* Verkleben, Zusammenheilen.

agglutiner *v.* verkleben, verheilen.

aggravation *f.* Verschlimmerung.

aggraver *v.* verschlimmern.

agissant *adj.* wirksam.

agitant *adj. int.* paralysie ⌣ e: Schüttellähmung, Paralysis agitans.

agitation *f.* Aufgeregtheit.

agité *m. psych.* unruhiger Geisteskranker.

agiter *v.* bewegen, umschütteln.

aglobulie *f. int.* Verminderung der Zahl der roten Blutkörper.

aglutition *f. invet.* Unvermögen zu schlucken.

agminé *adj.* zusammengehäuft; *anat.* follicules ⌣ s: Peyersche Drüsengruppen, Noduli lymphatici aggregati.

agneau *m.* Lamm.

agonie *f.* Todeskampf.

agonique *adj. zu* agonie.

agoraphobie *f. psych.* Platzangst.

agrandir *v.* vergrössern.

agraphie *f.* Agraphie, Unvermögen zu schreiben.

agrégé *adj.* zugeteilt; *m.* = professeur ⌣ à la faculté de médecine: Privatdozent (ausserordentlicher Professor) der Medizin.

agrie *f. vulg.* bösartige Flechte.

aï *m.* = ténosite crépitante: krepitierende Sehnenscheidenentzündung, Tendovaginitis crepitans.

aichmophobie *f. psych.* Angst vor spitzen Gegenständen.

aide *m.* Gehilfe, Assistent.

aide-major *m. cfr.* militaire.

aide-mémoire *m.* kurzes Nachschlagebuch.

aigre *adj.* sauer.

aigreur *f.* saures Aufstossen, Sodbrennen.

aigu *adj.* akut, spitz.

aiguille *f.* 1) Nadel, Punktionsnadel, feines Messer, feine Lanzette; ⌣ à coudre [tricoter]: Näh-[Strick-]Nadel; *chir.* ⌣ à sutures: Nadel zur Wundnaht; ⌣ de Reverdin:: gestielte Nadel (zur Wundnaht); ⌣ creuse = ⌣ tubulée: Hohlnadel; ⌣ de la seringue de Pravaz: Kanüle der Pravazschen Spritze; ⌣ à vaccin: Impflanzette. 2) Nadelförmiger Krystall.

aiguiser *v.* schärfen.

ail *m.* Lauch, Knoblauch.

aile *f.* Flügel; en ⌐s: flügelförmig; *anat.* ⌐s du nez: Nasenflügel.

ailé *adj.* geflügelt; *int.* omoplates ⌐es: flügelartig abstehende Schulterblätter.

aileron *m.* flügelartiger Fortsatz; *anat.* les 3 ⌐s du ligament large: die 3 Fortsätze des breiten Mutterbandes (für Ovarium, Tube und Lig. rotundum).

ailette *f.* flügelförmiger Ansatz.

aimant *m.* Magnet.

aimantation *f.* Magnetisierung.

aine *f. anat.* Leiste, Leistenbeuge.

ainhum *m.* in Brasilien heimische Krankheit (besonders charakterisiert durch die Spontangangrän der kleinen Zehe).

air *m.* 1) Luft; *hyg.* ⌐ neuf: frische Luft; séjour au grand ⌐: Aufenthalt in freier Luft. 2) Aussehen, Miene.

airain *m.* Erz; *int.* bruit d'⌐: metallisches Geräusch.

aire *f.* 1) Hof; *int.* alopécie en aires = aire alopécique = pelade: Area Celsi, Alopecia areata. 2) Fläche; *obst.* ⌐ du détroit supérieur: Ebene des Beckeneinganges.

aisances *f. plur.* lieux d'⌐ = cabinet d'⌐: Abtritt.

aisselle *f.* Achsel; creux de l'⌐: Achselhöhle.

Aix-la-Chapelle *pr.* Aachen.

Aix-les-Bains *pr.* Badeort mit heissen Schwefelquellen in Savoyen.

ajouter *v.* hinzufügen.

ajuster *v.* anpassen.

alaire *adj.* flügelförmig; *anat.* portion ⌐ du sphénoïde: Keilbeinflügel.

alalie *f.* = aphasie *w. cfr.*

alanguissement *m.* Hinsiechen.

albinisme *m.* Leukosis, Albinismus.

albinos *m.* Albino, Kakerlake.

albuginée *f. anat.* weisse Haut, Albuginea; ⌐ de l'oeil: Sklerotica.

albugineux = albuginé *adj.* weisslich.

albugo *m. ophthal.* leichter Hornhautfleck.

albumine *f.* Eiweiss.

albumineux *adj.* eiweissartig; *pharm.* eau albumineuse: Eiweisswasser (4 Eiweiss auf 1000 Wasser); *int.* dégénérescence albumineuse :: Koagulationsnekrose.

albuminoïde *adj.* eiweissähnlich.

albuminurie *f.* Eiweissharnen, Albuminurie.

alcalescence *f.* alkalische Beschaffenheit.

alcali *m.* Alkali; *pharm.* les ⌐s caustiques: die Aetzalkalien; ⌐ volatil: Salmiakgeist; sel ⌐: kohlensaures Kali (oder Natron).

alcaligène *adj. chem.* alkalibildend; *m.* Alkalibildner.

alcalin *adj. chem.* alkalisch; *m.* Alkalie, alkalisches Mittel.

alcaliser *v.* alkalisch machen.

alcaloïde *m.* Alkaloid.

alchimie *f.* Alchimie, Goldmacherkunst.

alcool *m.* Alkohol; *pharm.* ⌐ dilué [rectifié]: verdünnter [rektifizierter] Alkohol.

alcoolat *m. pharm.* durch Destillation mit Alkohol gewonnenes Präparat.

alcoolate *m. chem.* Verbindung des Alkohols mit einem Metalle.

alcoolature *f. pharm.* durch Maceration mit Alkohol gewonnenes Präparat.

alcoolé *m. pharm.* Alkohol, welcher wirksame Substanzen gelöst enthält.

alcoolique *adj. zu* alcool.

alcooliser *v.* alkoholisch machen, Alkohol zusetzen.

alcoolisme *m.* Alkoholintoxikation, Alkoholismus.

alcoomètre *m. ou* alcoolomètre *m.* Alkoholmesser, Weinwage.

aldéhyde *f. chem.* Aldehyd (höhere Oxydationsstufe des Alkohols).

Alep *pr. int.* bouton d'⌐ *cfr.* bouton.

aleurone *f.* Klebermehl.

Alexander *pr. chir.* opération d'⌐ :: Verkürzung der Ligamenta rotunda uteri.

alexipharmaque *adj. invet. pharm.* giftwidrig; *m.* Gegengift.

alèze *f. ou* alaize *f.* Untertuch.

algalie *f. invet.* Katheter.

algide *f.* eiskalt.

algidité *f.* Kälte.

algue *f.* Alge.

alibile *adj.* nahrhaft, resorbierbar.
aliénation *f.* ~ mentale: Geisteskrankheit.
aliéné *adj.* geisteskrank; *m.* Geisteskranker.
aliéniste *m.* = médecin ~: Irrenarzt.
aliforme *adj.* flügelförmig.
aliment *m.* Nahrungsmittel; *hyg.* ~ complet [partiel]:: Nahrungsmittel, das alle [nur einige] für den Körper notwendige Bestandteile enthält; ~ d'épargne: Sparmittel.
alimentaire *adj. zu* aliment; substance ~: Nahrungsmittel; *int.* vomissements ~s: Erbrechen von Genossenem.
alimentation *f.* Ernährung.
alimenter *v.* ernähren, versorgen, unterhalten.
alité *adj.* bettlägerig.
aliter *v.* s'~: bettlägerig sein.
alkermès *m. pharm.* électuaire ~ = confection ~:: mit Cochenille gefärbte Latwerge.
allaitement *m. zu* allaiter.
allaiter *v.* säugen, stillen.
allantoïde *f. embryol.* Allantois, Harnsack.
allemand *adj.* deutsch; *pharm.* eau-de-vie ~e = teinture de jalap composée:: drastisches Abführmittel.
alliacé *adj.* knoblauchartig.
alliage *m.* Legierung.
allongement *m.* Verlängerung.
allonger *v.* verlängern, strecken.
allopathie *f.* Allopathie (*opp.* homéopathie *w. cfr.*).
aloès *m. pharm.* Aloë.
aloétine *f. pharm.* wirksamer Bestandteil in der Aloë.
aloétique *adj. pharm.* acide ~: Aloësäure.
aloïne *f. pharm.* wirksamer Bestandteil in der Aloë.
alopécie *f.* Haarausfall; ~ en aires *cfr.* aire.
alphos *m. invet.* = vitiligo *w. cfr.*
altérant *adj. pharm.* umstimmend; *m.* umstimmendes Mittel.
altération *f.* Veränderung, krankhafte Veränderung, Verschlechterung.
altéré *adj. zu* altération; *vulg.* durstig.

alternative *f.* Wechsel; ~s de diarrhée et de constipation: Durchfall abwechselnd mit Verstopfung.
alterne *adj.* abwechselnd; *int.* hémiplégie ~: gekreuzte Lähmung.
altitude *f.* Höhe; cure d'~: Höhenkur.
altruisme *m.* Altruismus (*opp.* Egoismus).
alumine *f.* Alaunerde.
alumineux *adj.* alaunartig.
alun *m.* Alaun.
alvéole *m.* Alveolus, kleine Höhle; *anat.* ~ dentaire: Knochenaushöhlung der Kiefer, in welcher der Zahn sitzt, Zahnalveole.
alvin *adj.* Unterleib betreffend; évacuation alvine: Kotentleerung.
amadou *m. chir.* Zunder, Wundschwamm.
amaigrir *v.* abmagern.
amaigrissement *m.* Abmagerung.
amande *f.* Mandel; amande douce [amère]: süsse [bittere] Mandel.
amarescent *adj.* bitterlich.
amaril *m. int.* microcoque ~:: Bacillus des gelben Fiebers.
amas *m.* Haufen.
amaurose *f.* Amaurosis, Blindheit, schwarzer Star.
ambiant *adj.* umgebend.
ambitieux *adj.* ehrgeizig; *psych.* délire ~: Grössenwahn.
amblyope *adj.* schwachsichtig.
amblyopie *f.* Schwachsichtigkeit.
ambre *m.* Bernstein.
ambré *adj.* bernsteinfarbig; jaune-ambré: bernsteingelb.
ambulance *f.* 1) Feldspital, Verbandplatz. 2) Krankenwagen, Hospitalwagen.
ambulant = ambulatoire *adj.* herumziehend, umherwandelnd.
âme *f.* Seele.
Amélie-les-Bains *pr.* Badeort in den französischen Pyrenäen mit heissen Schwefelquellen.
amélioration *f.* Besserung.
améliorer *v.* bessern.
amender *v.* bessern.
amenorrhée *f.* Ausbleiben der Menstruation.

amer *adj.* bitter; *m.* Bittermittel.

amétallite *adj.* keine Mineralbestandteile enthaltend; eaux ⸗s: Wildbäder.

amétrope *adj. zu* amétropie.

amétropie *f.* anormale Lichtbrechung des Auges.

amiante *f.* Asbest.

amibe *f.* Amöbe.

amiboïde = amibiforme *adj.* amöbenartig, amöboid.

amidon *m.* Stärkmehl, Stärke.

amidonné *adj.* stärkehaltig; bande ⸗e: gestärkte Binde; iodure de potassium ⸗: Jodkalistärkekleister.

amincir *v.* verdünnen.

amincissement *m.* Verdünnung.

Ammon *pr. anat.* corne d'⸗: Hippocampus.

ammoniac *adj. cfr.* ammoniaque.

ammoniacal *adj.* ammoniakhaltig.

ammoniaque *f.* = gaz ammoniac: Ammoniak; ⸗ liquide = alcali volatil: Salmiakgeist; chlorhydrate d'⸗ = sel ammoniac: Salmiak.

amnésie *f.* Gedächtnisschwäche.

amnios *m. obst.* Schafhaut, Amnion.

amniotique *adj. zu* amnios; liquide ⸗: Amnionflüssigkeit.

amoindrir *v.* verringern.

amoindrissement *m.* Verkleinerung, Verringern.

amollir *v.* erweichen.

amorce *f.* Reiz, Anlockung.

amorcer *v.* anlocken; *obst.* la tête s'amorce: der Kopf stellt sich ein.

amorphe *adj.* gestaltlos, nicht krystallisierend, amorph.

amovible *adj.* entfernbar.

amovo-inamovible *adj. chir.* bandage ⸗: fixierender Verband, der abgenommen und wieder angelegt werden kann (*z. B.* längsgespaltener Gipsverband).

amphémérine *f. rar.*: Febris quotidiana.

amphiarthrose *f.* Symphyse, straffes Gelenk.

amphorique *adj. int.* souffle ⸗: amphorisches Atmen.

ampliation *f.* Erweiterung.

amplifier *v.* verbreitern, erweitern.

amplitude *f.* Weite; *int.* ⸗ du pouls: Völle des Pulses.

ampoule *f.* 1) *anat.* erweiterte Partie; ⸗ de Vater *cfr.* Vater. 2) Blase, Hautblase. 3) bauchiges Gefäss, bauchiger Apparat, Ballon.

ampoulé *adj.* sackförmig, blasenartig.

amputation *f. chir.* Abtragung, Amputation.

amygdale *f.* Mandel, Tonsille.

amygdalin *adj.* mandelartig; *anat.* noyau ⸗ = ganglion olfactif de Luys: Mandelkern.

amygdaline *f.* Ferment in den bitteren Mandeln.

amygdalite *f.* Mandelentzündung.

amygdalotome *m.* Mandelmesser.

amylacé *adj.* stärkehaltig; *m.* stärkehaltiges Nahrungsmittel.

amylique *adj.* aus Stärkmehl bereitet; alcool ⸗: Amylalkohol, Fuselöl.

amyloïde *adj. int.* dégénérescence ⸗: amyloide Entartung.

amyotrophie *f. int.* Muskelatrophie.

amyotrophique *adj. zu* amyotrophie.

anabatique *adj. invet.* fièvre ⸗: regelmässig ansteigendes Fieber.

anacarde *m. pharm.* Frucht von Anacardium, Acajounuss, Elefantenlaus.

anacardin *ou* anacardique *adj. zu* anacarde.

anacathartique *adj.* = expectorant *w. cfr.*

anachlorhydrie *f. int.* Fehlen von Salzsäure im Magensaft.

anaérobie *f. cfr.* aérobie.

anal *adj.* After—.

analeptique *adj.* stärkend; *m.* Stärkungsmittel.

analgésie *f.* Schmerzlosigkeit.

analgésique *adj.* schmerzlindernd.

analogue *adj.* analog, entsprechend.

analyse *f.* 1) chemische Untersuchung; ⸗ des urines: Harnuntersuchung. 2) Bericht, Auszug, Uebersicht; faire l'⸗ d'un livre: ein Referat über ein Buch machen.

analyser *v. zu* analyse.

analyseur *m.* = ⸗ polariscopique = polariscope *u. cfr.*

anamnèse *f.* Anamnese, Vorgeschichte des Kranken.
anamnestique *adj. zu* anamnèse.
anaphrodisiaque *adj.* Geschlechtstrieb mildernd; *m.* Geschlechtstrieb herabsetzendes Mittel.
anaphrodisie *f.* Geschlechtsabneigung.
anaplastie *f.* Wiederbildung auf operativem Wege.
anarthrie *f.* Sprachstörung, Artikulationstörung (durch Hypoglossuslähmung).
anasarque *f.* Hautwassersucht, allgemeines Oedem der Haut.
anaspadias *m. chir.* Epispadie, Fissura urethralis superior.
anastomique *adj.* zusammenmündend.
anastomose *f.* Zusammenmündung.
anastomoser *v.* zusammenmünden.
anatomie *f.* Anatomie; ~ générale = ~ microscopique: allgemeine Anatomie, Histologie.
anatomique *adj.* anatomisch.
anatomiste *m.* Anatom.
anchylops *m. invet.* Thränensackgeschwulst.
anchylostome *m. cfr.* ankylostome.
anconé *adj. anat.* Ellenbogen—; muscle ~: M. anconaeus.
ancyroïde *adj.* ankerförmig; *anat.* apophyse ~ *rar.* (*gew.* apophyse coracoïde): Rabenschnabelfortsatz, Processus coracoïdeus scapulae; cavité ~ ou digitale du cerveau: Hinterhorn des Seitenventrikels, Cornu posterius ventriculi lateralis cerebri.
Andersch *pr. anat.* ganglion d'~: Ganglion petrosum.
Anderson *pr. pharm.* pilules d'~ *cfr.* écossais.
androgyne *adj.* Zwitter—
androgynie *f.* Zwitterbildung.
androphobie *f. psych.* Furcht vor Männern.
anémie *f.* Blutmangel, Anämie; ~ pernicieuse progressive: progressive perniciöse Anämie.
anencéphale *adj.* hirnlos; *m.* hirnlose Missgeburt.
anesthésie *f.* Unempfindlichkeit, Anästhesie.

anesthésier *v.* anästhesieren, unempfindlich machen.
anesthésique *adj.* anästhesierend, unempfindlich machend.
anètique *adj.* = rémittent *w. cfr.*
anévrysmal *adj. zu* anévrysme.
anévrysme *m.* Aneurysma, Pulsadergeschwulst; *int.* ~ actif [passif] du coeur: Herzhypertrophie [Herzdilatation].
anfractueux *adj.* unregelmässig beschaffen, buchtig.
anfractuosité *f. zu* anfractueux.
angéiologie = angiologie *f.* Lehre von den Gefässen.
angélique *f. pharm.* Angelika, Angelikawurzel; *adj.* pilules ~ s. :: angelika- und aloëhaltige Abführpillen.
angicholite *f.* Entzündung der Gallengänge in der Leber.
angiectasie *f.* Gefässerweiterung.
angileucite *f.* Lymphangitis, Lymphgefässentzündung.
angine *f.* Rachenentzündung, Bräune, Angina; ~ couenneuse *ou* diphthéritique *ou* maligne *ou* suffocante: Rachendiphtherie, Angina diphtheritica; ~ de poitrine: Angina pectoris.
angineux *adj. zu* angine.
angiolithique *adj.* sarcome ~: Psammom.
angiome *m.* = tumeur érectile: Gefässgeschwulst, Angiom.
anglais *adj.* englisch; *pharm.* sel ~ :: Glaubersalz, schwefelsaure Magnesia.
angle *m.* Winkel; ~ rentrant [saillant]: offener [geschlossener] Winkel; ~ aigu [obtus]: spitzer [stumpfer] Winkel; *anat.* grand [petit] ~ de l'oeil: innerer [äusserer] Augenwinkel.
angoissant *adj.* ängstigend; douleur ~e: mit Angstgefühl verbundener Schmerz.
angoisse *f.* Angst, Angstgefühl.
angulaire *adj. zu* angle; *anat.* muscle ~ de l'omoplate: M. levator scapulae.
angustie *f.* Enge; *obst.* ~ pelvienne: Beckenenge.
angusture *f. pharm.* Angusturarinde.
anhélation *f.* Dyspnöe, Keuchen.
anhiste *adj.* strukturlos.

anhydre *adj. chem.* wasserlos, ohne Krystallwasser.

anhydride *m. chem.* Anhydrid, Säure ohne Wassermolekül.

anilide *m. chem.* Anilinverbindung.

aniline *f. chem.* Anilin.

animal *m.* Tier; *adj.* tierisch; *physiol.* chaleur ⁓e: tierische Wärme.

animalcule *m.* kleines Tier; ⁓ spermatique *rar.* (*gew.* spermatozoïde): Samentierchen, Spermatozoon.

animer *v.* 1) lebhaft bewegen, 2) beleben; élements animés: Lebewesen, 3) innervieren.

aniridie *f.* = iridérémie *f. ophthal.* (angeborener) Mangel der Regenbogenhaut.

anis *m.* Anis.

aniser *v.* mit Anis würzen.

anisométropie *f. ophthal.* ungleichmässiges Lichtbrechen beider Augen.

anisotrope *adj. physic.* doppellichtbrechend.

ankyloblépharon *m.* partielle Verwachsung der Augenlider.

ankyloglosse *m.* Verwachsung der Zunge.

ankylose *f.* Gelenkverwachsung, Gelenksteifigkeit.

ankyloser *v.* verwachsen, unbeweglich werden.

ankylostome *m.* Ankylostomum (Eingeweidewurm); ⁓ duodénal *ou* dochmie duodénale: Dochmius duodenalis (Darmwurm der Gotthardtunnelarbeiter).

anneau *m.* Ring; ⁓x des ciseaux: Griffe der Schere; *chir.* couteau en ⁓: Ringmesser; *physic.* ⁓x colorés: (Newtons) Farbenringe; *anat.* ⁓ inquinal *ou* sus-pubien: Leistenring; ⁓ crural *ou* fémoral: Schenkelring; ⁓ du 3e adducteur *ou* canal de Hunter: Adduktorenschlitz, Canalis adductorius.

annelé *adj.* geringelt.

annélides *m. plur.* Ringwürmer.

annexe *f.* Anhängsel; *obst.* ⁓s de l'utérus: Gebärmutteradnexe (Eileiter und Eierstock); ⁓s du foetus:: Mutterkuchen und Eihäute.

annulaire *adj.* ringförmig; doigt ⁓: Ringfinger; *anat.* protubérance ⁓ = pont de Varole: Varolsbrücke; ligament ⁓ du radius: Lig. annulare radii.

anode *f. physic.* Anode, positiver Pol.

anodyn *ou* anodin *adj.* 1) schmerzstillend, 2) indolent, reizlos.

anodynie *f.* schmerzloser Zustand.

anomal *adj.* regelwidrig.

anomalie *f.* Regelwidrigkeit.

anonyme *adj.* unbenannt; *anat.* os ⁓: Hüftbein: artère ⁓ *rar.* (*gew.* tronc brachio-céphalique): Art. anonyma; tronc artériel ⁓ = tronc coeliaque: Art. coeliaca.

anorexie *f.* Appetitlosigkeit.

anse *f.* Henkel, Schlinge; *anat.* ⁓ intestinale: Darmschlinge; ⁓ oméga = S. iliaque: S. Romanum; ⁓ nerveuse de l'hypoglosse: Ansa hypoglossi; ⁓ mémorable de Wrisberg *cfr.* Wrisberg; ⁓ de Henle: Henlesche Schleife (in der Niere).

antagonisme *m.* Entgegenwirkung, Antagonismus.

antagoniste *m.* Antagonist; *anat.* entgegenwirkender Muskel; *pharm.* Gegenmittel.

antalgique *adj.* schmerzlindernd.

antécédents *m. plur.* Anamnese, Krankenvorgeschichte.

ante cibum *lat. pharm.* pilules ⁓:: Aloe und Chinaextrakt haltende Abführpillen.

antéflexion *f.* ⁓ de l'utérus: Knickung der Gebärmutter nach vorne, Anteflexion.

antéro-postérieur *adj.* diamètre ⁓: gerader Durchmesser, Durchmesser von vorne nach hinten.

antéversion *f.* ⁓ de l'utérus: Beugung der Gebärmutter nach vorne, Anteversion.

anthelix *m. anat.* Gegenleiste der Ohrmuschel, Anthelix.

anthelminthique *adj.* wurmabtreibend; *m.* Wurmmittel.

anthère *f. pharm.* Staubbeutel (der Blüten).

anthracosis *f.* Kohlenstaubinhalationskrankheit, Anthracosis.

anthrax *m.* 1) *gew.* = ⁓ bénin *ou* simple: Karbunkel. 2) = charbon = pustule maligne = ⁓ malin non pestilentiel: Milzbrand. 3) = ⁓ malin pestilentiel = charbon de la peste: Pestbeule.

anthropologie *f.* Lehre vom Menschen, Anthropologie.

anthropomagnétisme *m.* tierischer Magnetismus.

anthropomorphe *adj.* menschenähnlich.

anthropophage *m.* Menschenfresser.

anthropophobie *f. psych.* Angst vor Menschen.

antiacide *adj.* säureneutralisierend.

antiadite *f. invet.* Mandelentzündung.

antiaphrodisiaque *adj.* Geschlechtserregung mildernd.

antiapoplectique *adj. vulg.* gegen den Schlagfluss dienend.

antibrachial *adj.* den Vorderarm betreffend.

anticardium *m.* Herzgrube.

anticipant *adj.* fièvre ⁓e: anteponierendes Fieber (bei Malaria).

antidartreux *adj. vulg.* Flechten vertreibend.

antidote *m.* Gegengift, Gegenmittel.

antifébrile *adj.* fieberwidrig.

antifébrine *m.* Antifebrin, Acetanilid.

antifermentescible *adj.* gärungswidrig.

antilaiteux *adj. vulg.* milchabtreibend.

antileptique *adj. invet.* ableitend.

antimoine *m.* Antimon.

antimonial *adj.* Antimonium—.

antimoniate *m. chem.* Antimonsalz.

antipéristaltique *adj.* mouvement ⁓: rückläufige Kontraktion (des Magens oder Darmes).

antiphlogistique *adj.* fieberwidrig.

antiprurigineux *adj.* fäulniswidrig.

antipsorique *adj.* krätzewidrig.

antiputride *adj.* fäulniswidrig.

antipyrétique *adj.* fieberwidrig.

antipyrine *f. pharm.* Antipyrin.

antirabique *adj.* hundswutwidrig.

antiscorbutique *adj.* scorbutwidrig.

antiscrophuleux *adj.* scrophulosewidrig.

antisepsie *f.* Antisepsis.

antiseptique *adj.* fäulniswidrig, antiseptisch.

antispase *f. invet.* Gegenreizung, Ableitung.

antispasmodique = antispastique *adj.* krampfwidrig.

antistrumeux *adj. vulg.* kropfwidrig.

antisudoral *adj.* schweisswidrig.

antithénar *m.* = hypothénar *w. cfr.*

antithermique *adj.* fieberwidrig.

antitragus *m. anat.* Gegenbock der Ohrmuschel, Antitragus.

antre *m.* Höhle; *anat.* ⁓ de Highmore: Sinus maxillaris.

anurie *f.* Anurie, Harnverhaltung.

anus *m.* After; *chir.* ⁓ contre nature: widernatürlicher After, Anus praeternaturalis.

anxiété *f.* Bangigkeit; ⁓ précordiale: Präcordialangst.

anxieux *adj.* ängstlich.

aorte *f. anat.* Aorta.

aortique *adj. zu* aorte.

aortite *f.* Entzündung der Aorta.

apathie *f.* Leidenschaftslosigkeit, Gleichgültigkeit.

apepsie *f.* Verdauungsunfähigkeit.

aperceptibilité *f.* Fähigkeit aufzufassen.

apéritif *adj.* eröffnend, abführend; *m.* appetitanregender Schnaps.

aphasie *f.* Aphasie, Unvermögen zu sprechen.

aphasique *adj. zu* aphasie.

aphone *adj.* stimmlos, klanglos.

aphonie *f.* Stimmlosigkeit.

aphrodisiaque *adj.* geschlechtstrieberregend; *m.* geschlechtstrieberregendes Mittel.

aphrodisie *f.* krankhaft gesteigerter Geschlechtstrieb.

aphte *m. ou* aphthe *m.* Aphthe.

aphtheux *adj. zu* aphthe.

aplasie *f.* Bildungshemmung; *int.* ⁓ lamineuse progressive:: durch halbseitige progressive Gesichtsatrophie charakterisierte Krankheit.

aplati *adj.* abgeplattet; pied ⁓ = pied plat: Plattfuss.

aplatissement *m.* Abplattung.

aplomb *m.* senkrechte Stellung; *obst.*

la tête est d'~ sur le détroit supérieur: der Kopf steht senkrecht
über dem Beckeneingang.

apnée *f.* Atemnot, Atemmangel.

apocathartique *adj.* stark abführend;
m. starkes Abführmittel.

apode *adj.* fusslos.

apo-hyal *m. cfr.* hyoïdien.

apolaire *adj.* apolar, keinen Fortsatz
habend.

aponévrose *f.* Aponeurose, Sehnenhaut.

aponévrotique *adj. zu* aponévrose.

apophyse *f. anat.* Fortsatz, Processus;
~ articulaire: Gelenkfortsatz; ~ basilaire: Pars basilaris ossis occipitalis;
~ d'Ingrassias *cfr.* Ingrassias; ~ de
Raw *cfr.* Raw.

apoplectique *adj. zu* apoplexie.

apoplexie *f.* 1) Bluterguss in die
Körpergewebe; ~ pulmonaire [ré-
nale]: Lungen- [Nieren-] Blutung;
~ placentaire [rétinienne] Placenta-
[Netzhaut-] Blutung. 2) plötzlicher
Verlust von willkürlicher Bewegung
und Gefühl, Schlagfluss, Schlaganfall; ~ séreuse: Schlag durch akutes
Hirnödem; ~ nerveuse:: Schlag ohne
nachweisbare anatomische Ursache.

apostase *f. invet.* Abscessbildung, Abscess.

apostème *ou* apostume *m. invet.* Abscess.

apostumer *v. invet.* eitern, vereitern.

apothicaire *m. invet.* Apotheker.

apozème *m.* Arzneitrank (welcher
mehr wirksame Substanz enthält
als die tisane und weniger als die
potion).

appareil *m.* Apparat; *chir.* ~ plâtré
[silicaté]: Gips- [Wasserglas-] Verband; ~ à extension continue: Zugverband; ~ suspensif: Suspensionsapparat; *anat.* ~ lacrymal: Thränen-
apparat; maladies de l'~ digestif
[circulatoire]: Krankheiten des
Darmtraktus [der Kreislauforgane];
physic. ~ à glissement de Dubois-Raymond: Dubois-Raymonds
Schlittenapparat.

apparent *adj.* scheinbar; mort ~e:
Scheintod; (*opp.* mort réelle: wirk-

licher Tod); origine ~e d'un nerf
cfr. origine.

apparition *f.* Auftreten, Erscheinen.

appel *m.* Aufruf; *hyg.* cheminée d'~:
Saugschacht, Dunstrohr; feu d'~:
Lockfeuer.

appendice *m.* Anhängsel; *anat.* ~
xyphoïde: Schwertfortsatz, Processus xyphoideus sterni; ~ vermiculaire: Wurmfortsatz, Processus ver-
miformis caeci.

appendicite *f.* Appendicitis, Wurm-
fortsatzentzündung.

appétence *f.* Begierde, Instinkt.

appéter *v.* instinktmässig begehren.

appétit *m.* 1) Appetit, Hunger. 2) Gelüste, Trieb; ~ sexuel: Geschlechtstrieb.

application *f. obst.* ~ du forceps:
Zangenanlegung.

appliquer *v.* anlegen, anwenden.

apposition *f.* Anlagerung.

appréciable *adj.* nachweisbar, erkenntlich.

apprêté *adj.* gaze ~e: gesteifte Gaze.

approprié *adj.* régime ~: passende
Diät.

appui *m.* point d'~: Stützpunkt.

âpre *adj.* rauh, herb; *anat.* ligne ~
du fémur: Linea aspera femoris.

âpreté *f.* Rauhigkeit.

apyrétique *adj.* fieberfrei.

apyrexie *f.* Fieberlosigkeit, fieberfreie
Zeit.

aqueduc *m.* Wasserleitung; *anat.* ~
ou canal de Fallope = canal inflexe
du rocher: Canalis facialis **ossis**
temporalis.

aqueux *adj.* wässerig.

arabique *adj. pharm.* gomme ~: Gummi
arabicum.

arachnitis *f. ou* arachnoïtes *f. int.*
Entzündung der Spinnwebenhaut,
Arachnitis.

arachnoïde *f. anat.* Arachnoidea,
Spinnwebenhaut.

arachnoïdien *adj. zu* arachnoïde.

araigné *adj.* spinnenartig; *anat.* cellules
~es:: multipolare Zellen.

araignée *f.* Spinne.

Aranzi *pr. anat.* canal veineux d'~

cfr. veineux; tubercule ou nodule d'_ *cfr.* Morgagni; ventricule d'_ *cfr.* ventricule.

arborescent *adj.* baumartig verzweigt.

arborisation *f.* baumartige Verzweigung; *anat._* vasculaire: Gefässverzweigungen; _ terminale: Nervenverzweigung in der Endplatte auf quergesteiften Muskelfasern.

arbre *m.* Baum; *anat._* de vie du cervelet: Arbor vitae cerebelli; _ de vie du col de l'utérus = lyre de la cavité du col: Plicae palmatae cervicis.

arbuste *m.* = arbrisseau *m.* Strauch.

arc *m.* Bogen; *int._* diastaltique: Reflexbogen; *embryol._* s aortiques: Aortenbögen; _s viscéraux *cfr.* viscéral; *anat._* du colon: Querdarm, Colon transversum; *ophthal._* sénile: Gerontotoxon, Greisenbogen (der Hornhaut).

arcade *f.* Bogen; *anat._* fémorale *ou* crurale = ligament de Fallope *ou* de Poupart: Poupartsches Band, Lig. inquinale; _ orbitaire: Margo supraorbitalis; _ sourcilière: Augenbrauenbogen, Arcus superciliaris; _ palmaire profonde [superficielle]: Arcus volaris profundus [superficialis].

arcane *m.* Geheimmittel.

arceau *m.* = cerceau *w. cfr.*

archet *m.* Geigenbogen.

arciforme *adj.* bogenförmig.

arctation *f. invet.* Verengerung, Striktur.

arcuation *f.* Einbiegung, Verbiegung.

ardoise *f.* Schiefer.

ardoisé *adj.* schiefrig; gris-ardoisé: schiefergrau.

arénation *f.* Sandbad.

aréolaire *adj. zu* aréole; *anat.* tissu _: Zellgewebe.

aréole *f.* Hof, Masche; _ *ou* auréole du mamelon: Warzenhof.

aréomètre *m.* Flüssigkeitswage.

arête *f.* 1) Gräte. 2) Kante.

argent *m.* 1) Silber. 2) Geld.

argentate *m. chem.* Silbersalz.

argenté *adj.* silbern.

argile *f.* Ton, Tonerde.

argileux *adj.* tonartig, Ton—.

Argyl-Robertson *pr. int.* signe d'_:: mangelnde Pupillarverengerung auf Lichteinfall bei Erhaltensein der Pupillenreaktion auf Accommodation.

argyrie *f.* Argyrosis (Blauschwarzfärbung der Haut und Schleimhäute durch chronische Silbervergiftung).

aride *adj.* trocken.

aridité *f.* Dürre, Trockenheit.

armature *f.* Fassung von Instrumenten.

arme *f.* Waffe; _ à feu: Schusswaffe; _s blanches:: Hieb- und Stichwaffen.

armé *adj.* bewaffnet; taenia _: Taenia solium; expectation _e:: exspectative Behandlung, die jedoch zum eventuellen sofortigen Eingreifen vorbereitet ist.

armée *f.* Heer; fièvre des _s:: Petechialtyphus.

arnica *f. pharm.* Arnika, Wohlverlei.

Arnold *pr. anat.* ganglion d'_:: Ganglion oticum.

aromatique *adj.* aromatisch, wohlriechend; *pharm.* espèces _s: aromatische Kräuter, Species aromaticae; *m.* aromatisches Mittel.

arome *m.* Aroma, Wohlgeruch.

arquebusade *f.* eau d'_ *vulg.*:: Schwefelsäure und Alkohol enthaltendes Wundwasser.

arrachement *m.* Ausreissen, Wegreissen.

arracher *v.* ausreissen; _ une dent: einen Zahn ziehen.

arrêt *m.* Hemmung; *int.* nerf d'_: Hemmungsnerv; _ du coeur: Herzstillstand; *chir.* _ à crémaillère: Sperrhaken.

arrière-bouche *f.* Rachen.

arrière-cavité *f.* Hintergrund, hinterer Hohlraum; *anat._* des épiploons: Bursa omentalis; _ des fosses nasales: hintere Nasenhöhle, Pars nasalis pharyngis.

arrière-faix *m.* Nachgeburt.

arrière-fond *m.* Hintergrund; *anat._* de la cavité cotyloïde: Fossa acetabuli.

arrière-gorge *f.* Rachen.

arriéré *adj.* enfants ⸗s: geistig zu- rückgebliebene Kinder.

arrow-root *m. engl.* Arrowroot (Stärk- mehl verschiedener Pflanzen).

arséniate *m. chem.* Salz der Arsensäure.

arsénic *m.* Arsenik; oxyde blanc d'⸗ *cfr.* arsénieux.

arsénical *adj.* arsenhaltig; intoxication ⸗e: Vergiftung mit Arsenik; *pharm.* poudre ⸗e faible *ou* d'Anton Dubois :: schwache Aetzpaste; poudre ⸗e forte *ou* du frère Côme *ou* de Rous- selot :: starke Aetzpaste.

arsénicaux *m. plur.* Arsenikmittel, Arsenikverbindungen.

arsénicisme *m.* Arsenikvergiftung.

arsénieux *adj. chem.* acide ⸗ = oxyde blanc d'arsénic: arsenige Säure, weisser Arsenik.

arséniophage *m.* Arsenikesser.

arsénique *adj. chem.* acide ⸗: Arsen- säure.

arsénite *m. chem.* Salz der arsenigen Säure.

arséniure *f. chem.* Verbindung des Arsens mit einem anderen Element.

art *m.* Kunst; ⸗ dentaire: Zahnheil- kunde; ⸗ de formuler: Arzneiver- ordnungslehre.

artère *f.* Arterie, Pulsader, Schlagader.

artérialisation *f.* = hématose: Um- wandlung des venösen Blutes in arterielles Blut.

artériel *adj. zu* artère; *embryol.* canal ⸗: Ductus arteriosus Botalli (zwi- schen Aorta und Pulmonalis, *opp.* trou de Botal: Loch zwischen beiden Herzvorhöfen).

artérieux *adj. anat.* veine artérieuse *rar.* (*gew.* artère pulmonaire): Arteria pulmonalis.

artério-fibrose *f.* Arterienatherom.

artériole *f.* kleine Arterie.

artériotomie *f.* Schlagadereröffnung.

artério-veineux *adj.* anévrysme ⸗:: aus traumatisch entstandener Ver- bindung zwischen Arterie und Vene hervorgegangenes Aneurysma.

artérite *f.* Arterienentzündung.

arthralgie *f.* Gelenkschmerz.

arthrite *f.* Gelenkentzündung; ⸗ fon-

gueuse = tumeur blanche: tuber- kulöse Gelenkentzündung; ⸗ sèche = ⸗ déformante: Arthritis defor- mans.

arthritique *adj.* arthritisch, gichtisch; fièvre ⸗:: Fieber des akuten Gicht- anfalls.

arthritisme *m.* 1) = diathèse arthriti- que: krankhafte Disposition zu Stoff- wechselerkrankungen (wie beson- ders zu Gicht, Gelenkrheumatismus, Gallen- und Nierensteinen, Asthma, Neuralgien, Fettsucht und Zucker- harnruhr), 2) die aus obiger Disposi- tion hervorgehenden Krankheiten.

arthrocace *f. invet.* Gelenkleiden.

arthrodie *f. anat.* Gelenk mit ebenen Berührungsflächen.

arthropathie *f.* Gelenkerkrankung.

article *m.* 1) *invet.* Gelenk. 2) Ab- schnitt, Artikel.

articulaire *adj. zu* articulation.

articulation *f.* 1) Gelenk. 2) Gliede- rung; ⸗ de la langue: Articulierung der Sprache. 3) *obst.* Schluss; ⸗ du forceps: Schluss (Schliessen) der Zange.

articuler *v. zu* articulation.

artificiel *adj.* künstlich.

arythénoïdien *ou* arythénoïde *adj. anat.* Giesbecken—.

arythmie *f.* unregelmässige Folge.

arythmique *adj. zu* arythmie.

As *ophthal. abrev. aus* astigmatisme *w. cfr.*

asbeste *m. rar.* (*gew.* amiante) Asbest.

ascaride *m.* Spulwurm, Ascaris.

ascendant *ou* ascensionnel *adj.* auf- steigend; mouvement ascensionnel de l'utérus: Heraufsteigen der Ge- bärmutter.

ascension *f.* Erhebung, Anstieg; ⸗ thermique: Anstieg der Temperatur; ligne d'⸗ d'une courbe: aufsteigen- der Schenkel einer Kurve; ⸗ de montagnes: Besteigung von Bergen.

ascite *m.* Bauchwassersucht.

ascitique *adj. zu* ascite.

asepsie *f.* Asepsis, Freisein (Frei- machen) von krankhaften Keimen.

aseptique *adj.* aseptisch.

aseptiser *v.* desinfizieren, keimfrei machen.

asexe *adj.* geschlechtslos.

asialie *f.* Mangel an Speichel.

asiatique *adj.* *pharm.* pilules ‿s:: arsenhaltige Pillen.

asile *m.* 1) Kleinkinderbewahranstalt, Pflegeanstalt. 2) ‿ d'aliénés: Irrenanstalt.

asode *adj.* *invet.* fièvre ‿: Schleimfieber, Gallenfieber, gastrisches Fieber.

asperge *f.* Spargel.

asperger *v.* besprengen, benetzen.

aspergille *m.* Aspergillus (Pilz).

aspergillose *f.* Erkrankung durch den Aspergilluspilz (besonders der Lungen).

aspersion *f.* ‿ d'eau froide: Bespritzen mit kaltem Wasser.

asphyxie *f.* Asphyxie, Atemlosigkeit, Ersticken.

asphyxier *v.* den Atem benehmen, ersticken.

asphyxique *adj.* *zu.* asphyxie.

aspirateur *adj.* ponction aspiratrice: Aspirationspunktion; *m.* Aspirationsapparat, Aspirationsspritze.

aspiration *f.* Ansaugen.

asporulé *adj.* keine Sporen bildend.

assainissement *m.* Sanierung Asanierung, Verbesserung der Gesundheitsbedingungen (eines Hauses, einer Stadt u. s. w.).

assiette *f.* Teller.

assimilation *f.* Assimilation (Umwandlung der von aussen eingeführten Nahrungstoffe in Stoffe des eigenen Körpers).

assimiliable *adj.* assimilierbar.

assion *m.* *cfr.* ions.

assis *adj.* sitzend; position ‿e: sitzende Haltung.

assistance *f.* 1) Anwesenheit, Zugegensein. 2) Beistand Hilfe; l'‿ publique: die Orts-Armen- und -Krankenpflege.

association *f.* Vereinigung; maladies par ‿ microbienne: Mischinfectionen.

assoupir *v.* s'‿: einschlummern.

assoupissement *m.* Schlummer, Schläfrigkeit.

assouplir *v.* geschmeidig machen.

assuetude *f.* Gewöhnung.

assurance *f.* ‿ sur la vie: Lebensversicherung.

astasie *f.* Unvermögen zu stehen.

astasie-abasie *f.* Unvermögen zu stehen und zu gehen (Krankheitsform meist von hysterischer Natur).

astérion *m.* *anat.* Warzenfontanelle, Fonticulus mastoideus.

asternal *adj.* côte ‿e = fausse côte: falsche Rippe, Costa spuria.

asthénie *f.* Schwäche, Kraftlosigkeit.

asthénique *adj.* *zu* asthénie.

asthmatique *adj.* *zu* asthme.

asthme *m.* Asthma, Engbrüstigkeit; ‿ de foin *ou* d'été: Heufieber, Heuasthma; ‿ thymique: Glottiskrampf.

astigmatique *adj.* *zu* astigmatisme.

astigmatisme *m.* Astigmatismus, fehlerhafte Beschaffenheit des Auges durch ungleiche Grösse der verschiedenen Hornhautradien.

astigmomètre *m.* Instrument zur Bestimmung des Astigmatismus.

astragale *m.* *anat.* Sprungbein, Talus, Astragalus.

astraphobie *f.* *psych.* Angst vor Blitz und Gewitter.

astriction *f.* Adstriction, Zusammenziehung.

astringent *adj.* adstringierend, zusammenziehend.

asymétrie *f.* ungleichmässige Beschaffenheit beider Seiten.

asymétrique *adj.* *zu* asymétrie.

asynclitisme *m.* *obst.* *cfr.* synclitisme.

asynergie *f.* mangelhafte Coordination, mangelhaftes Zusammenwirken.

asystolie *f.* Herzinsufficienz.

atavique *adj.* *zu* atavisme.

atavisme *m.* Vererbung, Rückschlag.

ataxie *f.* *int.* 1) Unordnung, Incoordination. 2) Typhöser mit Delirien und Aufgeregtsein verbundener Zustand. 3) = ‿ locomotrice progressive: Rückenmarkschwindsucht, Tabes dorsalis.

ataxique *adj.* *zu.* ataxie.

ataxo-adynamie *f.* typhöser Zustand, der mit Delirien und Aufgeregtsein wie auch mit sehr grosser Schwäche verbunden ist.

ataxo-adynamique *adj. zu* ataxo-adynamie.

atélectasie *f.* unvollkommene Ausdehnung der Lungen (besonders des Neugeborenen), Atelectase.

athéromasie *f.* atheromatöse Degeneration.

athéromateux *adj. zu* athérome.

athérome *m.* 1) Breigeschwulst, Grützbeutel. 2) = _ artériel: Arterienatherom, fettige Degeneration der Arterienwandung.

athétose *f.* Athetose, Muskelzuckungen (besonders an den Fingern).

athrepsie *f.* Pädatrophie, progressive Entkräftung und Abmagerung der kleinen Kinder.

athrepsique *adj. zu* athrepsie.

atlas *m. anat.* Atlas, 1. Halswirbel.

atloïde *ou* atloïdien *adj. zu* atlas.

atloïdo-axoïdien *adj. anat.* articulation _ne: Gelenk zwischen Atlas und Epistropheus (1. und 2. Halswirbel).

atome *m. chem.* Atom.

atonie *f.* Erschlaffung, Schwäche.

atonique *adj.* erschlafft, schlaff.

atrésie *f.* Imperforation, Fehlen einer Oeffnung.

atrophie *f.* Atrophie, ungenügende Ernährung.

atrophier *v.* s'_: atrophieren, absterben.

atrophique *adj.* atrophisch, schlecht ernährt.

atropine *f. pharm.* Atropin, Alcaloid der Belladonna (Tollkirsche).

attache *f.* Insertion (eines Muskels), Anheftung.

attaque *f.* Anfall.

atteindre *v.* befallen; le côté atteint: die kranke Seite.

attelle *f.* Schiene; _ plâtrée: Gipsschiene.

attentat *m. leg.* _ aux moeurs: Sittlichkeitsverbrechen.

atténuation *f.* Verdünnung, Abschwächung.

atténuer *v.* abschwächen.

attitude *f.* Haltung; _ vicieuse: fehlerhafte Haltung.

attouchement *m.* Berühren; _s avec le nitrate d'argent: Höllensteinbetupfungen.

attraction *f. physic.* _ électrique: elektrische Anziehung (*opp.* répulsion: Abstossung).

attrition *f.* Zerreibung.

auditif *adj.* Gehör—; *anat.* conduit _ externe [interne]: Meatus acusticus externus [internus]; nerf _: N. acusticus.

audition *f.* Hören.

augmentation *f.* Vergrösserung, _ de volume: Volumszunahme.

aura *m.* Aura, Gefühl eines aufsteigenden Dampfes (vor dem hysterischen oder epileptischen Anfall).

auréole *f.* Hof; vésicule entourée d'une _ rouge: von rotem Hof umgebene Blase; _ du mamelon *cfr.* aréole.

auriculaire *adj.* Ohr—; *anat.* appendice _: Herzohr, Auricula; artères _s antérieures: Rami auriculares anteriores arteriae temporalis superficialis; artère _ postérieure: Art auricularis posterior; facette _: Facies auricularis (ossis ilei); muscle _ antérieur [supérieur, postérieur]: M. auricularis anterior [superior, posterior]; nerf *ou* branche _: N. auricularis magnus.

auriculaire *m.* = doigt _: kleiner Finger.

auricule *f. anat,* Herzohr, Auricula.

auriculo-temporal *adj. anat.* nerf _: Ohrschläfennerv, N. auriculotemporalis.

auriculo-ventriculaire *adj. anat.* orifice _: Herzostium zwischen Hof und Vorhof, Ostium venosum.

aurification *f.* Goldplombierung (der Zähne).

aurigineux *adj.* fièvre aurigineuse *rar.* (*gew.* jaunisse): Gelbsucht.

auscultation *f.* Auskultation, Behorchen.

ausculter *v.* auskultieren, behorchen.

Autenrieth *pr. pharm.* pommade d'_: *cfr.* stibié.

autoclave *m.* verschliessbarer Kochtopf, Dampfsterilisationsapparat.
autogenèse *ou* autogénie *f.* Selbstzeugung.
autoinfection *f.* Selbstinfection.
autointoxication *f.* Selbstvergiftung.
automnal *adj.* Herbst—; ictère ~: Spätjahrsgelbsucht.
autopepsie *f.* Selbstverdauung.
autoplastie *f.* Autoplastik (operative Deckung von Substanzverlusten durch Gewebe des Patienten selbst).
autopsie *f.* Leichenöffnung, Section, Autopsie.
autosuggestion *f.* Selbstsuggestion.
avaler *v.* schlucken, hinunterschlucken; ~ de travers: sich verschlucken, sich überschlucken.
avant-bouche *f. rar.* (*gew.* vestibule de la bouche): Vestibulum oris (zwischen Lippen und Zähnen gelegener Mundteil).
avant-bras *m.* Vorderarm, Antibrachium.
avant-coin *m. anat.* Praecuneus (im Hirn).
avant-coureur *m.* Vorbote.
avant-mur *m. anat.* Vormauer, Claustrum (im Hirn).
avarié *adj.* verdorben.
aveugle *adj.* blind.
avivement *m.* Anfrischen.
aviver *v.* anfrischen.
avoine *f.* Hafer.
avortement *m. obst.* Fehlgeburt, Abortus; ~ ovulaire:: Fehlgeburt bis zur 3. Woche; ~ embryonnaire:: Fehlgeburt bis zum 3. Monat; ~ foetal:: Fehlgeburt bis zum 6. Monat.
avorter *v.* fehlgebären, abortieren.
avorton *m.* Abgängling, durch Fehlgeburt ausgestossene Frucht.
avulsion *f.* Abreissen, Wegreissen.
axe *m.* Achse; grand ~: Längsachse; petit ~: Querachse.
axile *adj. zu* axe.
axillaire *adj.* Achsel—; *anat.* nerf [artère] ~: N. [Art.] axillaris.
axis *m.* Epistropheus, 2. Halswirbel.
axonge *f.* Schweinefett, Schmalz.
Az *chem. abrev. aus* azote *w. cfr.*

azotate *m. chem.* = nitrate: salpetersaures Salz.
azote *m.* Stickstoff.
azoté *adj.* stickstoffhaltig.
azoteux *adj. chem.* acide ~: salpetrige Säure.
azotique *adj. chem.* acide ~: Salpetersäure.
azotite *m. chem.* = nitrite: salpetrigsaures Salz.
azoturie *f.* Azoturie, vermehrte Ausscheidung von stickstoffhaltigen Bestandteilen im Harn.
azoturique *adj. zu* azoturie; diabète ~: essentielle Stickstoffharnruhr.
azygos *adj.* unpaar; *anat.* muscle ~ de la luette: M. uvulae; grande [petite] veine ~: V. azygos [hemiazygos].
azyme *adj.* ungesäuert; pain ~: Oblate.
azymique *adj.* gärungswidrig.

B.

bacillaire *adj. zu* bacille.
bacille *m.* Stäbchen, Bacillus; ~ virgule: Kommabacillus.
bacillose *f. rar.* Tuberkulose.
bactéridie *f.* Bakteridie (Bacillenart); ~ charbonneuse: Milzbrandbacillus, Bacillus anthracis.
bactérie *f.* Bakterie.
bactériens *m. plur. ou* bactériacées *f. plur.* = vibrioniens: Bakterien.
badigeonnage *m.* Pinseln.
badigeonner *v.* pinseln.
Bagnères-de-Luchon *pr.* Badeort in Frankreich nahe der spanischen Grenze, mit heissen Schwefelquellen.
baguette *f.* Stäbchen; ~ de verre: Glasstab.
baie *f.* Beere.
baignoire *f.* Badewanne.
bâillement *m.* Gähnen.
bâiller *v.* gähnen.
bâillon *m.* Knebel.
bain *m.* Bad; *chem.* ~-marie *m.*: Wasserbad.
balafre *f.* Hiebwunde im Gesicht, Schmarre.
balai *m.* Besen.

balance *f.* Wage.

balancement *m.* Schwingung.

balanite *f. ou* balano-posthite *f.* Eichel-tripper, Balanitis.

balayer *v.* auskehren.

balbutiement *m.* Stammeln.

balbutier *v.* stammeln, stottern.

baleine *f.* 1) Walfisch. 2) Fischbein.

balle *f.* Kugel.

ballon *m. obst.* Ballon, Dilatations-instrument; *chem.* bauchige Flasche.

ballonnement *m.* ⁓ du ventre: starkes Aufgetriebensein des Leibes.

ballonner *v.* kugelig auftreiben.

ballottement *m.* Ballottieren, Schnellen.

balnéaire *adj.* Bade—; station ⁓: Badeort.

balnéation *f.* Baden; ⁓ vaginale: Scheidenausspülung.

balsamique *adj.* balsamisch; *m.* balsamisches Mittel.

bancal *adj. vulg.* krummbeinig.

bandage *m.* 1) Verband; ⁓ de corps: Brustbinde, Bauchbinde; *chir.* ⁓ d'Esmarch: Esmarchscher Schlauch; ⁓ à la saignée: Aderlassbinde; ⁓ amidonné *ou* de Seutin: Verband mit gestärkten Binden. 2) Bandage; ⁓ herniaire: Bruchband.

bande *f.* Band, Binde; *chir.* ⁓ élastique [plâtrée]: Gummi- [Gips-] Binde; ⁓ à deux globes: zweiköpfige Binde; *physic.* ⁓ d'absorption *cfr.* absorption.

bandeau *m.* Binde, Kopfbinde; ⁓ frontal: Stirnbinde (des Kehlkopf-spiegels).

bandelette *f.* kleine Binde, kleiner Streif; *chir.* ⁓ de diachylon = ⁓ agglutinative: Heftpflasterstreifen; *anat.* ⁓ géminée = trigone cérébral: Hirngewölbe, Fornix; ⁓ de l'hippocampe: Fimbria hippocampi *W. cfr.* bordant; ⁓ semi-circulaire *cfr.* semi-circulaire; ⁓ optique: Tractus opticus.

bander *v.* verbinden.

barbe *f.* Bart; *anat.* ⁓s du calamus: Area acustica fossae rhomboïdalis.

barbu *adj.* bärtig, behaart.

Barèges *pr.* Badeort in den französischen Pyrenäen mit heissen Schwefelquellen.

Bartholin *pr. anat.* glande de ⁓ *cfr.* vulvo-vaginal.

baryte *f. chem.* Bariumoxyd.

baryum *m. ou* barium *m.* Baryum, Baryummetall.

bas *m.* Strumpf.

basal *adj.* Grund—; *anat.* membrane ⁓e antérieure *ou* de Bowman: Lamina elastica anterior corneae; membrane ⁓e postérieure *ou* de Demours *ou* de Descemet: Lamina elastica posterior corneae.

basané *adj.* sonnenverbrannt.

bascule *f.* Schaukel, Waage.

basculer *v.* schaukeln, kippen.

base *f.* Basis; *chem.* Base (*opp.* Säure).

Basedow *pr. int.* maladie de ⁓ = goître exophthalmique: Basedow-sche Krankheit.

basement membrane *m. engl.* hyaline Grundmembran.

bas-fond *m.* Tiefe; *anat.* ⁓ de la vessie: Fundus vesicae.

basilaire *adj. anat.* apophyse ⁓: Pars basalis ossis occipitalis; artère *ou* tronc ⁓: Art. basilaris; lame *ou* membrane ⁓: Lamina basilaris (labyrinthi).

basilicon *m. ou* basilicum *m. pharm.* = onguent ⁓: Königsalbe, Unguentum basilicum.

basilique *adj. anat.* veine ⁓: V. basilica.

basio-glosse *adj. anat.* muscle ⁓: die vom Zungenbeinkörper entspringende Partie des M. hyoglossus (*opp.* muscle ceratoglosse: die von den Hörnern des Zungenbeins entspringende Partie des M. hyoglossus).

basiotribe *m. obst.*: dreiarmiges Instrument, mit welchem der Schädel perforiert und sodann samt Basis zermalmt wird.

basiotripsie *f.* Anwendung des basiotribe *w. cfr.*

basique *adj. chem.* basisch.

bassin *m.* 1) *anat.* Becken, Pelvis. 2) *chir.* Becken, Schale, Eiterbecken.

bassine *f.* 1) *chir.* kleines metallisches Becken. 2) *veterin.* mal de ⁓ = mal de vers:: Krankheit der Seidenraupen-(Kokon-)Arbeiter.

bassinet *m. anat.* ⁓ du rein: Nierenbecken, Pelvis renalis.

bas-ventre *m.* Unterleib.

bâtard *m.* Bastard.

bateau *m.* Schiff; ventre en ⁓: kahnförmig eingezogener Bauch.

bâtonnet *m.* Stäbchen; *anat.* ⁓s de la rétine: stäbchenförmige Zellen der Netzhaut.

battement *m.* Schlagen, Pulsieren; ⁓s de coeur: Herzklopfen; ⁓s hépatiques: Leberpuls.

battre *v.* schlagen; gaze battue: gekrüllte Gaze.

baudruche *f.* Goldschlägerhäutchen.

Bauhin *pr. anat. cfr.* valvule.

baume *m.* Balsam.

bave *f.* Speichel, Geifer.

béant *adj.* klaffend, offenstehend.

bec *m.* Schnabel; *chem.* ⁓ de Bunsen: Bunsenbrenner; *chir.* fracture en ⁓ de flûte: Flötenschnabelfraktur; *obst.* ⁓ des cuillers du forceps: Spitze der Zangenlöffel; *anat.* ⁓ du calamus scriptorius: Obex; ⁓ du corps calleux: Splenium corporis callosi; ⁓ de l'olécrane: Spitze des Olecranon; ⁓ du sphénoïde: Rostrum sphenoïdale.

bec-de-lièvre *m.* Hasenscharte.

béchique *adj.* hustenstillend.

bégayement *m.* Stottern.

bégayer *v.* stottern.

bègue *adj.* stotternd; *m.* Stotterer, Stammler.

Bell *pr. int.* paralysie de ⁓ *cfr.* paralysie.

belladonne *f. pharm.* Tollkirsche, Belladonna.

bellon *m. vulg.* Bleikolik.

Belloste *pr. pharm.* pilules de ⁓ *cfr.* Sédillot.

belonéphobie *f. psych.* Furcht vor Nadeln.

bénignité *f.* Gutartigkeit.

bénin *adj.* gutartig; tumeur bénigne: gutartige Geschwulst.

benjoin *m. pharm.* Benzoëharz.

benzine *f.* Benzine, Benzol.

benzoate *m. pharm.* benzoesaures Salz.

benzoïque *adj. pharm.* acide ⁓: Benzoësäure.

benzol *f. rar.* (*gew.* benzine): Benzol.

béquille *f.* Krücke.

bercean *m.* Wiege.

Berck-sur-Mer *pr.* französisches Seebad für skrofulöse Kinder am Kanal.

béribéri *m.* Beriberi (skorbutähnliche Krankheit der farbigen Rasse).

berlue *f.* Fleckensehen, Funkensehen, Geblendetsein.

Berthollet *pr. pharm.* sel de ⁓ = chlorate de potasse *cfr.* chlorate.

Bertin *pr. anat.* colonnes de ⁓ *cfr.* colonne; cornets de ⁓ *cfr.* cornet; ligament de ⁓: Lig. ileofemorale.

besace *f.* Zwerchsack, Bettelsack; ventre en ⁓: zwerchsackförmiger Bauch, Hängebauch.

besicles *f. plur.* Brille; ⁓ protectrices: Schutzbrille.

besoin *m.* Bedürfnis; ⁓ d'aller à la selle: Stuhldrang.

bestialité *f.* = sodomie *u. cfr.*

betterave *f.* Runkelrübe.

beurre *m.* Butter.

Biarritz *pr.* französisches Seebad und Winterstation am Fusse der Pyrenäen.

biberon *m.* Saugflasche.

bicarbonate *m. chem.* doppeltkohlensaures Salz; *pharm.* ⁓ de soude: Natron bicarbonicum.

biceps *m.* zweiköpfiger Muskel; *anat.* ⁓ brachial [crural]: M. biceps brachii [femoris].

Bichat *pr. anat.* grande fente cérébrale de ⁓: Fissura transversa cerebri.

biche *f.* Hirschkuh; *chir.* pied de ⁓:: „geisfuss"artiges Instrument.

bichlorure *m. chem.* Chlorid; *pharm.* ⁓ de mercure: Quecksilberchlorid, Sublimat (*opp.* protochlorure de mercure: Quecksilberchlorür, Kalomel(.

bicipital *adj.* zweiköpfig; *anat.* gouttière *ou* coulisse ⁓e: Sulcus intertubercularis humeri; tubérosité ⁓e: Tuberositas radii.

bicoque *f.* Baracke.

bicorne *adj.* zweihörnig.

bicuspide *ou* bicuspidé *adj. rar. (gew.* mitral): zweizipfelig.

bidenté *adj.* pince ⌣e: zweihakige Pincette.

bière *f.* 1) Bier. 2) Sarg.

bifide *adj.* zweispaltig.

bifurcation *f.* Zweiteilung.

biiodure *m. chem.* Jodid (*opp.* protoiodure: Jodür).

bilan *m.* Abschluss; ⌣ de la nutrition: Stoffwechselbilanz.

bile *f.* Galle.

biliaire *adj.* Gallen—; calculs ⌣s: Gallensteine.

bilieux *adj.* gallsüchtig, gallig.

biliphéique *adj. int.* ictère ⌣: hepatogener Icterus (*opp.* ictère hémaphéique: hämatogener Icterus).

bilobé *adj.* zweilappig.

bimane *adj.* zweihändig; *m.* Zweihänder.

bimorphe *adj. chem.* fähig 2 verschiedene Formen anzunehmen.

binaire *adj. chem.* aus 2 Grundstoffen bestehend.

binocle *m. chir.* Verband um beide Augen.

binoculaire *adj.* mit beiden Augen.

biologie *f.* Biologie, Lebenswissenschaft.

bioxyde *m. chem.* Oxyd (*opp.* monoxyde: Oxydul).

bipolaire *adj. anat.* mit 2 Fortsätzen versehen; *obst.* version ⌣: kombinierte Wendung.

biréfringent *adj. physic.* doppeltlichtbrechend.

bisannuel *adj.* zweijährig.

biseau *m.* schräg verlaufender Rand; couper en ⌣: schräg durchschneiden.

Biskra *pr. int.* bouton de ⌣ *cfr.* bouton.

bismuth *m. pharm.* Wismuth; sousazotate *ou* sous-nitrate de ⌣: Bismuthum subnitricum.

bissac *m.* = besace *w. cfr.*

bistouri *m.* Bistouri, chirurgisches Messer.

bitartrate *m. chem.* doppeltweinsaures Salz.

bitume *m.* Bitumen, Erdpech, Asphalt.

bitumer *v.* asphaltieren.

bitumineux *adj.* erdpechartig.

bivalve *adj.* zweiklappig.

bivitellin *adj. obst.* zweieiig.

blafard *adj.* blass, fahl.

blanc *adj.* weiss; *chir.* armes blanches *cfr.* arme; coup de feu à ⌣: Blindschuss; *vulg.* mal ⌣: Panaritium; tumeur blanche *cfr.* tumeur; *obst.* oedème ⌣ douloureux: Phlegmasia alba dolens; pertes *ou* flueurs blanches: Weissfluss; *vulg.* perdre en ⌣: Weissfluss haben; *int. vulg.* fièvre blanche: Bleichsucht; *anat.* ligne blanche: Linea alba (abdominis); *pharm.* ⌣ de baleine: Wallrat; eau blanche: Bleiwasser.

blanchâtre *adj.* weisslich.

blastème *m. invet.* Keimsaft, Keimstoff.

blastoderme *m.* Keimhaut.

blastodermique *adj. zu* blastoderme.

blatte *f.* Schabe, Motte.

Blaud *pr. pharm.* pilules de ⌣: Blauds Eisenpillen.

blé *m.* Korn.

blennophthalmie *f.* gonorrhoische Augenentzündung.

blennorrhagie *f.* Tripper, Gonorrhoe, Blennorrhagie.

blennorrhagique *adj. zu* blennorrhagie.

blennorrhée *f.* Nachtripper.

blépharite *f.* Augenlidentzündung.

blépharoplastie *f.* operative Wiederherstellung des Augenlides.

blépharoptose *f.* Herabsinken des Lides, Ptosis.

blépharospasme *m.* Lidkrampf.

blépharostat *m.* Lidhalter.

blésité *f.* fehlerhaftes Aussprechen der weichen Konsonanten an Stelle der harten.

blessure *f.* Wunde.

bleu *adj.* blau; *int.* maladie ⌣e: Cyanose; *pharm.* pilules ⌣es *cfr.* Sédillot; ⌣ de Prusse: Berliner Blau.

bleuâtre *ou* bleuté *adj.* bläulich.

bleuir *v.* blaufärben.

bloc *m.* Haufen; les cellules s'atrophient en ⌣ et non successivement: die Zellen gehen haufenweise und nicht einzeln zu Grunde.

bobine *f.* Spule, Drahtspirale, Induktionsapparat.

bobo *m.* *vulg.* alles was nicht normal ist, wie Schmerz, Geschwulst, Geschwür u. s. w.

bocal *m.* Glassgefäss mit weiter Oeffnung.

Bock *pr. anat.* nerf de ∼ *cfr.* pharyngien.

bock *m.* eine Art von Irrigator mit Handhabe.

boeuf *m.* 1) Ochse. 2) Ochsenfleisch.

bois *m.* Holz, Gehölze.

boisson *f.* Getränke.

boîte *f.* Schachtel; ∼ cranienne: Schädelkapsel; ∼s de Petri: Petrischen Glasschalen (zu Kulturen).

boiter *v.* hinken.

boiteux *adj.* hinkend.

boîtier *m.* Verbandkasten.

bol *m.* 1) *physiol.* ∼ alimentaire:: die im Mund geformte, zum Verschlucktwerden bereiteSpeisekugel. 2) *pharm.* grosse Pille, Bolus. 3) rundliche Schale, Schüssel.

bomber **r.** sich vorwölben.

bondir *v.* hüpfen; *int.* pouls bondissant: hüpfender Puls.

Bonnet *pr. cfr.* gouttière.

bonnet *m.* Haube, Nachthaube; *chir.* Kopfverband mit dem dreieckigen Tuche.

borate *m. chem.* borsaures Salz.

borax *m.* Borax.

borborygme *m.* Bauchkollern.

bordant *ou* bordé *adj. anat.* corps ∼ = corps frangé = bandelette *ou* taenia de l'hippocampe: Fimbria hippocampi.

bore *m. chem.* Bor.

borgne *adj.* einäugig; *chir.* fistule ∼: blind endigende Fistel; *anat.* trou ∼ du frontal: Foramen caecum ossis frontalis; trou ∼ de Morgagni: Foramen caecum linguae; trou ∼ de Vicq d'Azyr: Foramen caecum medullae oblongatae.

borico-potassique *adj.* tartrate ∼ *cfr.* tartrate.

borique *adj.* acide ∼: Borsäure.

bosse *f.* Buckel, Höcker, Beule, Tuber; ∼ nasale: Glabella.

bosselé *adj.* höckerig.

bosselure *f.* höckerige Beschaffenheit.

bossu *adj.* buckelig.

bot *adj.* pied-bot *cfr.* pied.

Botal *pr. anat.* trou de ∼ *cfr.* trou.

bothriocéphale *m.* Bothryocephalus (Eingeweidewurm).

bothrion *m. invet.* Hornhautgeschwür.

Botot *pr.* eau de ∼ *cfr.* dentifrice.

botulisme *m.* Wurstvergiftung, Fleischvergiftung.

boucage *m.* Bibernell.

bouche *f.* 1) Mund; cuillerée à ∼: Esslöffel voll. 2) *hyg.* Oeffnung; ∼ de chaleur: Wärmeeintritt der Luftheizung.

boucher *v.* verstopfen, zustopfen.

bouchon *m.* Pfropfen; ∼ muqueux: Schleimpfropfen.

boucle *f.* 1) Ring, Locke. 2) *veterin.* geschwürige Maulentzündung des Rindes und Schweines.

boudin *m.* Blutwurst.

boue *f.* Schmutz; ∼ minérale: Schlamm; bain de ∼: Moorbad, Schlammbad; ∼ splénique: Milzpulpa.

bouffée *f.* par ∼s: ruckweise; ∼s de chaleur: ruckweiser Hitzeandrang.

bouffir *v.* anschwellen.

bouffissure *f.* Aufgedunsenheit, leichtes Oedem.

bougie *f.* 1) Kerze. 2) *chir.* Harnröhrensonde, Bougie; ∼ exploratrice: Untersuchungssonde; ∼ dilatante: Erweiterungssonde. 3) *pharm.* Harnröhrenstäbchen, Bougie (Arzneipräparat zum Einführen in die Harnröhre). 4) *hyg.* ∼ de Chamberland: Chamberlandscher Filtriercylinder.

bouillie *f.* Brei.

bouillon *m.* Fleischbrühe.

boule *f.* Kugel; *chir.* bougie à ∼: Sonde mit kugelförmigem Knopf; *int.* ∼ hystérique: Globus hystericus (Gefühl einer aufsteigenden die Kehle zuschnürenden Kugel); *pharm. invet.* Arzneikugel (die man in ein Glas Wasser tauchte, bis dieses sich davon färbte, darauf wurde es als eau de boule innerlich, meist gegen

Chlorose, oder äusserlich als Wundwasser gebraucht).

bouleau *m.* Birke; tisane de feuilles de ˷ : Birkenblätterthee.

boulette *f.* Kügelchen.

boulimie *f.* Heisshunger.

Boulogne-sur-Mer *pr.* französisches Seebad am Kanal.

bouquet *m. anat.* ˷ de Riolan :: die vom Processus styloideus ausgehenden Bänder u. Muskeln (Lig. stylomandibulare, Lig. stylohyoideum, M. stylohyoideus, M. styloglossus, M. stylopharyngeus).

bourbillon *m.* Eiterpfropf.

Bourbonne-les-Bains *pr.* Badeort mit warmen alkalisch salinischen Quellen im Osten von Frankreich.

Bourboule *pr. cfr.* La Bourboule.

bourdonnement *m.* Summen, Schwirren.

bourdonnet *m. chir.* Wicke, Charpierolle, kleiner Tampon.

bourgeon *m.* 1) Knospe, Sprosse. 2) *chir.* ˷ charnu: Granulation, Fleischwärzchen. 3) *embryol.* Wulst, Lappen; ˷ frontal: Stirnlappen.

bourgeonnement *m.* Sprossen.

bourgeonner *v.* sprossen.

Bourgogne *pr.* poix de ˷ *cfr.* poix.

bourrelet *m.* Wulst; *anat.* ˷ cotyloïdien: Labrum glenoidale; ˷ du corps calleux: Splenium corporis callosi.

bourrer *v.* vollstopfen.

bourse *f.* 1) Schleimbeutel. 2) Stipendium. 3) ˷s *plur.*: Hodensack, Scrotum.

boursouflement *m. ou* boursouflure *f.* Aufgedunsenheit.

boursoufler *v.* anschwellen.

boussole *f.* Kompass.

bout *m.* Ende, Stück, Endstück; ˷ du nez *vulg.* (*gew.* lobule du nez): Nasenspitze; *obst.* ˷ de sein: Warzenhütchen.

bouton *m.* Knopf; *vulg.* jede pathologische Erhabenheit auf der Haut; ˷ de fièvre: Herpes febrilis; *chir.* abcès en ˷ de chemise: hemdknopfförmiger Abscess (*d. h.* aus 2 verschieden grossen kommunizieren-

den Höhlen gebildeter Abscess); suture à ˷ : Perlnaht; *int.* ˷ *ou* clou *ou* ulcère d'Alep :: endemische durch Geschwürsbildung an den Extremitäten charakterisierte Krankheit der heissen Länder, (je nach dem Ort des Auftretens auch ˷ de Biskra, ˷ de Delhi, ˷ de Lindh etc. genannt).

boutonné *adj.* geknöpft.

boutonneux *adj.* mit knopfförmigen Erhabenheiten versehen.

boutonnière *f.* 1) Knopfloch; knopflochförmige Oeffnung. 2) *chir.* äusserer Harnröhrenschnitt, Urethrotomia externa.

bovidés *m. plur.* Rindergattung.

bovine *adj.* tuberculose ˷ : Rindertuberkulose.

Bowmann *pr. anat.* membrane de ˷ *cfr.* basal.

boyau *m. vulg.* Darm; râclures de ˷ : häutige Darmabgänge.

brachial *adj.* Arm—; *anat.* artère ˷e *ou* humérale: Art. brachialis; muscle ˷ antérieur: M. brachialis anterior; nerf ˷ cutané = nerf ˷ cutané interne: N. cutaneus antibrachii medialis; nerf accessoire du ˷ cutané interne: N. cutaneus brachii medialis.

brachio-céphalique *adj. anat.* tronc ˷ : Art. anonyma.

brachycéphale *m. et adj. zu* brachycéphalie.

brachycéphalie *f.* kurze Beschaffenheit des Schädels, Brachycephalie.

bradyfibrine *f.* langsam gerinnendes Fibrine.

bradypepsie *f.* langsame Verdauung.

bradyphasie *f. psych.* langsames Aussprechen von Worten.

bradytrophique *adj. int.* diathèse ˷ :: Neigung zu Stoffwechselerkrankungen.

brancard *m.* Krankentrage.

brancardier *m.* Krankenträger.

branche *f.* 1) Zweig. 2) les ˷s des ciseaux [du forceps]: die Branchen der Schere [der Zange].

branchial *adj. zu* branchies.

branchies *f. plur.* Kiemen.

branlement *m.* ˷ de tête: Kopfwackeln.

branler *v.* wackeln.

bras *m.* Arm, Oberarm.

brayer *m.* Bruchband.

brèche *f.* Bresche, Incisionsöffnung, Defekt.

brechet *m.* *vulg.* Brustbein.

bredouillement *m.* Stottern.

bredouiller *v.* stottern.

bregma *m.* grosse Fontanelle, Stirnfontanelle, Fonticulus frontalis.

bregmatique *adj.* *zu* bregma.

breuvage *m.* Arzneitrank (für Tiere).

bride *f.* Adhärenz, Band, Strang.

brièveté *f.* Kürze.

Bright *pr.* *int.* maladie de ⁓ : Brightsche Nierenkrankheit.

brightique *adj.* nierenkrank; *m.* Nierenkranker.

brightisme *m.* Symptomenkomplex der Brightschen Krankheit.

brise-pierre *m.* Steinzermalmer.

briser *v.* zerbrechen.

broche *f.* lange Nadel, Spiessnadel; douleurs en ⁓ : nadelförmig zirkumskripte Schmerzen (z. B. beim runden Magengeschwür).

broiement *m.* Zermalmen.

bromate *m.* *chem.* bromsaures Salz.

brome *m.* Brom.

bromé *adj.* bromhaltig.

bromhydrate *m.* *chem.* = bromure: Bromwasserstoffsalz, Bromür.

bromhydrique *adj.* *chem.* acide ⁓ : Bromwasserstoffsäure.

bromidrose *f.* stinkender Schweiss.

bromique *adj.* acide ⁓ : Bromsäure.

bromisme *m.* Bromvergiftung.

bromure *m.* *chem.* Bromür; ⁓ de potassium: Bromkalium.

bronchectasie *f.* Bronchiektasie (Erweiterung der Luftröhrenäste).

bronches *f.* *plur.* Bronchien, Luftröhrenäste, Bronchi.

bronchiole *f.* kleiner Bronchus.

bronchique *adj.* Luftröhren—; *int.* sécrétions ⁓s: Bronchialsekret; souffle ⁓ : Bronchialatmen.

bronchite *f.* Bronchitis, Luftröhrenentzündung.

bronchophonie *f.* *int.* = voix tubaire: Bronchophonie.

broncho-pneumonie *f.* Bronchopneumonie, lobuläre Pneumonie.

bronchorrhagie *f.* Luftröhrenblutung.

bronchorrhée *f.* Luftröhrenschleimfluss.

bronzé *adj.* *int.* maladie ⁓e d'Addison: Addisons Bronzekrankheit.

brossage *m.* Bürsten.

brosse *f.* Bürste.

brownien *adj.* mouvement ⁓ :: Brownsche Molekularbewegung.

Brownisme *m.* Brownsche Theorie (nach welcher die Krankheiten in einer Verminderung der Lebensreize bestehen).

broyer *v.* zermalmen, zerreiben.

bruit *m.* Geräusch, Ton; *int.* ⁓ de coeur: Herzton (*opp.* souffle de coeur : Herzgeräusch); ⁓ respiratoire : Atemgeräusch; ⁓ vésiculaire: Vesicularatmen (*opp.* souffle bronchique : Bronchialatmen); ⁓ de galop *etc.* *cfr.* galop *etc.*

brûlure *f.* Verbrennung, Brandwunde.

brun *adj.* braun; *pharm.* emplâtre ⁓ = onguent de la mère *cfr.* mère.

brunissoir *m.* Glätter (der Zahnärzte).

Brunner *pr.* *anat.* glandes de ⁓ : Glandulae duodenales, Brunnersche Drüsen.

brusque *adj.* plötzlich, ungestüm.

brut *adj.* roh; *pharm.* opium ⁓ : rohes Opium, Opium purum.

bruyant *adj.* geräuschvoll.

bruyère *f.* Heidekraut.

bubon *m.* Bubo, Drüsengeschwulst.

bubonocèle *f.* Leistenhernie, welche in der Leistenbeuge eine Geschwulst bildet (*opp.* oschéocèle : Hernie im Hodensacke).

buccal *adj.* Mund—; par la voie ⁓e: durch den Mund, per os.

buccinateur *m.* Kaumuskel, M. buccinator.

bulbaire *adj.* bulbär, das verlängerte Mark betreffend; *int.* paralysie ⁓ : Bulbärparalyse.

bulbe *m.* Bulbus, Zwiebel; *anat.* ⁓ de l'oeil: Augapfel; ⁓ olfactif: Bulbus olfactorius; ⁓ rhachidien: verlängertes Mark, Medulla oblongata; ⁓ de l'urèthre: Bulbus urethrae, Harn-röhrenzwiebel; ‿ du vagin: Bulbus vestibuli, Schwellkörper des Vorhofs.

bulbeux *adj. zu* bulbe; *anat.* artère bulbeuse = artère transverse du périnée: Art. perinei.

bulbo-caverneux *adj.* muscle ‿: M. bulbocavernosus.

bulle *f.* Blase; râles à grosses [moyennes, petites] bulles: gross- [mittelgross-, klein-] blasige Rasselgeräusche.

bulleux *adj.* blasig; fièvre bulleuse: Pemphigus.

Bunsen *pr.* bec de ‿ *cfr.* bec.

burin *m. chir.* Stichel (der Zahnärzte).

Bussang *pr.* eisenhaltige Quelle in den französischen Vogesen.

butyrate *m. chem.* buttersaures Salz.

butyromètre *m.* Instrument zur Bestimmung des Buttergehaltes in der Milch.

buvard *adj.* papier ‿: Löschpapier.

C.

cabinet *m.* 1) ‿ du médecin: ärztliches Sprechzimmer. 2) *vulg.* aller au ‿: zum Abort gehen.

cachalot *m. pharm.* Pottwal.

cachectique *adj. zu* cachexie.

cachet *m.* Oblate, Cachet.

cachetisant *adj.* herunterbringend.

cachexie *f.* Kachexie, schlechter Ernährungszustand.

cachou *m. pharm.* Katechu.

cacochymie *f. invet.* schlechte Beschaffenheit der Säfte.

cadavéreux *adj.* leichenartig.

cadavérique *adj.* Leichen—; position ‿ de la corde vocale: Leichenstellung des Stimmbandes; rigidité ‿: Leichenstarre.

cadavre *m.* Leichnam; gras de ‿s: Leichenfett.

cade *m. pharm.* Juniperus, Wacholder; huile de ‿: Oleum cadinum, Kadeöl.

cadencé *adj.* rhythmisch.

cadmie *f. cfr.* tuthie.

caduc *adj.* hinfällig; *vulg.* mal ‿: Fallsucht, Epilepsie.

caducité *f.* Hinfälligkeit.

caduque *f.* (*ou* épione *f. ou* périone *m. rar.*) *obst.* Decidua; ‿ utéro-placentaire = ‿ inter-utéro-placentaire: Decidua serotina; ‿ ovulaire *ou* réfléchi: Decidua reflexa; ‿ utérine: Decidua vera.

caecal *adj. zu* caecum.

caecotomie *f.* Anlegung eines widernatürlichen Afters am Blinddarm.

caecum *m.* Blinddarm, Caecum.

café *m.* Kaffee.

caféate *m. chem.* kaffeesaures Salz.

caféine *f. pharm.* Koffeïn.

cage *f.* Käfig; ‿ thoracique: Brustkasten.

cagneux *adj. chir.* genou ‿: Genu valgum, X-Bein, Bäckerbein.

caillé *adj.* geronnen.

caillot *m. physiol.* Blutgerinnsel, Blutkuchen; ‿ blanc = couenne: Speckhaut.

caisse *f. anat.* ‿ du tympan: Paukenhöhle.

caisson *m.* Kastenwagen; ‿ de pharmacie: Kriegsapotheke; ‿ d'ambulance: Krankenwagen.

cal *m.* 1) Callus, Knochennarbe. 2) *vulg.* = durillon *w. cfr.*

Calabar *pr. pharm.* fève de ‿: Calabarbohne.

calcaire *adj.* kalkig, kalkhaltig; phthisie ‿ *invet.*:: durch Kalkkonkretionen in den Lungen charakterisierte Schwindsucht.

calcanéen *adj. zu* calcanéum.

calcanéum *m. anat.* Fersenbein, Calcaneus; petite apophyse du ‿: Sustentaculum tali; grande apophyse du ‿:: der die Gelenkfläche für das Würfelbein tragende Teil des Fersenbeines.

calcification *f.* Verkalkung.

calcifier *v.* verkalken.

calcination *f.* Ausglühen.

calcique *adj.* kalkig.

calcul *m.* Stein; ‿ biliaire: Gallenstein.

calculeux *adj.* steinig; *m.* Steinkranker.

caléfaction *f.* Erwärmung.

calibre *m.* Kaliber, Lichtweite.

calice *m.* Kelch; *anat.* ᴗs du rein: Nierenkelche, Calyces renales.

caliciforme *adj.* kelchförmig; *anat.* papilles ᴗs: Papillae vallatae (linguae).

calisaya *m. pharm.* gelbe Chinarinde.

calleux *adj.* schwielig; *anat.* corps ᴗ: Corpus callosum, Hirnbalken; circonvolution du corps ᴗ: Gyrus fornicatus.

callosité *f.* Schwiele.

calmant *adj.* beruhigend; *m.* Beruhigungsmittel.

calomel *m.* Kalomel, Quecksilberchlorür.

calorie *f. physic.* Kalorie, Wärmeeinheit.

calorifère *m.* Heizapparat.

calorification *f.* Wärmebildung.

calorifique *adj.* wärmebildend.

calorique *m.* Wärme.

calotte *f.* Käppchen; *anat.* ᴗ aponévrotique: Galea aponeurotica; ᴗ du crâne: Schädeldach; ᴗ des pedoncules du cerveau: Tegmentum, Haube.

calus *m. vulg.* Schwiele.

calvitie *f.* Kahlheit, Kahlköpfigkeit.

camisole *f.* Wams; *psych.* ᴗ de force: Zwangsjacke.

camomille *f. pharm.* Kamille.

camp *m.* Lager; fièvre des ᴗs:: Petechialtyphus.

campagne *m.* Feldzug; hôpital de ᴗ: Feldlazaret.

camphorate *m. chem.* kampfersaures Salz.

camphorique *adj.* acide ᴗ: Kampfersäure.

camphre *m. pharm.* Kampfer.

camphré *adj.* kampferhaltig; alcool ᴗ: Spiritus camphoratus, Kampfergeist.

camus *adj.* nez ᴗ: Stumpfnase.

canal *m.* Kanal, Gang; ᴗ artériel, cholédoque *etc. cfr.* artériel, cholédoque *etc.*

canaliculaire *ou* canaliculé *adj.* kanalförmig.

canalicule *m.* kleiner Kanal; ᴗ d'Havers: Haverssches Knochenkanälchen.

canard *m.* Ente; démarche de ᴗ *cfr.* démarche.

cancer *m.* Krebsgeschwulst, Krebs als allgemeine Bezeichnung; *W.cfr.* carcinome et épithéliome.

cancéreux *adj.* krebsig; suc ᴗ: Krebsmilch, Krebssaft.

cancroïde *m. cfr.* épithéliome.

canin *adj.* ris *ou* rire ᴗ *cfr.* rire; *anat.* dent ᴗe: Eckzahn, Dens caninus; fosse ᴗe: Fossa canina (maxillae); muscle ᴗ: M. caninus (faciei).

canitie *f.* Ergrauen.

canne *f.* Stock; ᴗ à sucre: Zuckerrohr.

cannelé *adj.* gerinnt; sonde ᴗe: Hohlsonde.

cannelle *f.* Zimmet.

cantharide *f. pharm.* spanische Fliege.

cantharidien *adj. zu* cantharide; vésicatoire ᴗ: Spanischfliegenpflaster, Kantharidenpflaster.

canule *f.* Kanüle, Hohlnadel.

caoutchouc *m.* Kautschuk; ᴗ durci: Hartgummi; bande de ᴗ: Gummibinde.

capacité *f.* Fähigkeit; *physiol.* ᴗ vitale: vitale Capacität, maximale Atemluftmenge; *leg.* ᴗ civile: Dispositionsfähigkeit.

capeline *f. chir.* haubenartiger Verband; ᴗ d'Hippocrate: Mitra Hippocratis.

capillaire *adj.* haarförmig; vaisseau ᴗ: Kapillare; pouls ᴗ: Kapillarpuls.

capillarité *f. physic.* Haarröhrchenwirkung, Kapillarität.

capiteux *adj.* zu Kopfe steigend, berauschend.

capitonnage *m.* Polstern.

capitonner *v.* polstern.

capsulaire *adj.* Kapsel—; *ophthal.* cataracte ᴗ: Kapselstar; *anat.* artères ᴗs: Arteriae suprarenales, Nebennierenarterien.

capsule *f.* 1) Kapsel; *anat.* ᴗs surrénales: Nebennieren, Glandulae suprarenales; ᴗ de Tenon *cfr.* orbito-oculaire. 2) *chem.* Abdampfschale, Porzellanschale.

capuchon *m.* Kapuze; ᴗ de caoutchouc: Gummikappe; *embryol.* ᴗ céphalique [caudal] de l'amnios: Kopf-[Schwanz-] Scheide des Amnion.

carabin *m. vulg.* Student der Medizin.

caramel *m.* Karamel, gebrannter Zucker.

carbazotate *m. chem.* pikrinsaures Salz.

carbazotique *adj. chem.* acide ⁓ *ou* picrique: Pikrinsäure.

carbonate *m. chem.* kohlensaures Salz; ⁓ de soude: Soda.

carbonculaire *adj.* maladie ⁓ *rar.* (*gew.* charbon): Milzbrand.

carbone *m.* Kohlenstoff; oxyde de ⁓: Kohlenoxyd.

carbonique *adj.* acide ⁓: Kohlensäure.

carbonisation *f.* Verkohlung.

carburateur *m.* flüchtiges Oel enthaltender Apparat (z. B. das Flüssigkeit enthaltende Glasgefäss des Paquelinschen Thermokauter).

carbure *m. chem.* Verbindung des Kohlenstoffes mit einem anderen Elemente.

carburé *adj. zu* carbure; hydrogène ⁓: Kohlenwasserstoff.

carcinomateux *adj. zu* carcinome.

carcinome *m.* Carcinom, Typus der Krebsgeschwülste (*opp.* epithéliome et cancroïde); wird eingeteilt in: 1) ⁓ fibreux *ou* squirrhe: Scirrhus, harter Krebs. 2) ⁓ encéphaloïde *ou* médullaire *ou* mou: Markschwamm. 3) ⁓ muqueux *ou* colloïde: Gallertkrebs. 4) ⁓ mélanique: melanotisches Carcinom, Pigmentkrebs.

carcinose *f.* Carcinosis, Verallgemeinerung der Krebserkrankung, multipler Krebs.

cardia *m.* Mageneingang, Cardia.

cardialgie *f.* Magenkrampf.

cardiaque *adj.* Herz; *anat.* artères ⁓s: Kranzarterien, Arteriae coronariae cordis.

cardinal *adj.* hauptsächlich; *embryol.* veines ⁓es: (die 4) Kardinalvenen.

cardiomalacie *f.* Herzerweichung.

cardio-pulmonaire *adj.* Herz und Lungen betreffend.

carène *f.* Kiel.

caréné *adj.* gekielt.

carie *f.* Karies, Knochenfrass.

carié *ou* carieux *adj.* kariös.

carmin *m.* Karmin.

carminatif *adj.* windtreibend; *m.* Blähungsmittel.

carnassiers *m. plur.* Fleischfresser.

carné *adj. zu* chair; alimentation ⁓e: Fleischnahrung.

carnification *f.* Umwandlung in einen fleischartigen Zustand.

carnifié *adj.* verfleischt.

carnivore *adj.* fleischfressend; *m.* Fleischfresser.

carnosité *f. invet.* Fleischwärzchen.

caroncule *f.* Fleischwärzchen, Karunkel; *anat.* ⁓ lacrymale: Caruncula lacrimalis; ⁓s myrtiformes: Carunculae hymenales; ⁓s papillaires *ou* papilles rénales: Papillae renales; ⁓ de l'urèthre: Crista urethralis.

carotide *f. anat.* Carotis, Halsschlagader; artère ⁓ primitive: Carotis communis; artère ⁓ externe [interne]: Carotis externa [interna].

carotidien *adj. zu* carotide.

carotique *adj.* sommeil ⁓: lethargischer Schlaf.

carpe 1) *m.* Handwurzel, Carpus. 2) *f.* Karpfe; *chir.* langue de ⁓:: „Geisfuss" ähnliches Instrument der Zahnärzte.

carphologie *f.* das Greifen nach imaginären Gegenständen im Delir.

carpien *adj.* Handwurzel—.

carrageen *m. pharm.* Carrageen, isländisches Moos.

carré *adj.* viereckig; *anat.* muscle ⁓ du menton: M. quadratus labii inferioris; muscle ⁓ pronateur: M. pronator quadratus; muscle ⁓ lombaire: M. quadratus lumborum; muscle ⁓ crural: M. quadratus femoris; muscle ⁓ du pied = chair carrée: M. quadratus plantae; lobe ⁓ du foie: Lobus quadratus hepatis.

carreau *m. vulg.* Unterleibsschwindsucht.

carrefour *m.* Zusammenmündung.

cartilage *m.* Knorpel.

cartilagineux *adj.* knorpelig.

cartilaginiforme *adj.* knorpelartig.

carton *m.* Pappe, Karton.

carus *m.* tiefer Schlaf, tiefes Coma.
caryocinèse *f. ou* karyokynèse *f.* Karyokinesis, indirekte Kernteilung.
cas *m.* Fall, Krankheitsfall.
cascarille *f. pharm.* Kaskarillenrinde.
caséeux *adj.* käsig.
caséification *f.* Verkäsung.
caséine *f.* Käsestoff, Kaseïn.
cassant *adj.* brüchig.
casse *f. pharm.* Cassia.
Cassérius *pr. anat.* nerf perforant de ⁓: N. musculocutaneus; muscle perforé de ⁓: M. coracobrachialis.
cassion *m. cfr.* iones.
cassis *m.* 1) schwarze Johannisbeere. 2) Schnaps mit schwarzer Johannisbeere bereitet.
cassure *f. pharm.* Bruchfläche; l'aloès est de ⁓ brillante: die Aloe bricht in glänzende Stücke.
castoréum *m.* Bibergeil, Castoreum.
castration *f.* Kastration, Entmannung.
cataclysme *m. invet.* Klystier.
cataire *adj. int.* frémissement ⁓: Katzenschnurren.
catalepsie *f.* Starrsucht.
cataleptique *adj. zu* catalepsie.
catalyse *f. cfr.* catalytique.
catalytique *adj.* force ⁓ *ou* catalyse: Auflösungsvermögen, Zersetzungsvermögen.
cataménial *adj.* Menstruation—.
cataphora *f.* komatöser Schlaf.
cataplasme *m.* Breiumschlag, Kataplasma.
cataplexie *f. invet.* Schlaganfall.
cataracte *f.* grauer Star, Katarakt.
cataracter *v.* se ⁓: den grauen Star bekommen.
catarrhal *adj.* katarrhalisch.
catarrhe *m.* Katarrh, Schleimfluss; ⁓ d'été: Heufieber.
catarrheux *adj.* katarrhalisch, zu Katarrh geneigt.
catgut *m. engl.* Katgut (chirurgisches Nähmaterial aus Katzendarm bereitet).
cathartique *adj.* abführend; *pharm.* acide ⁓: Kathartinsäure (wirksamer Bestandteil verschiedener Abführmittel); *m.* abführendes Mittel.

cathémerine *f. rar.* Febris quotidiana.
cathérétique *adj.* ätzend.
cathéter *m.* Leitungssonde, Sondierkatheter (*opp.* sonde: gewöhnlicher Katheter zum Wasserablassen).
cathétérisme *m.* 1) Katheterismus, Einführen des Katheters. 2) Sondieren, Einführen von Sonden (in Harnröhre, Thränennasenkanal etc.).
cathode *f. physic.* Kathode, negativer Pol.
cauchemar *m.* Alpdrücken, Herzbeklemmung.
caudal *adj.* Schwanz—.
caudé *adj.* geschwänzt; *anat.* noyau ⁓: Nucleus caudatus, geschweifter Kern.
causalité *f.* Ursächlichkeit.
causticité *f.* Aetzkraft, Beizkraft.
caustique *adj.* ätzend, brennend; *pharm.* potasse ⁓ en crayons: Aetzkalistift, Kali causticum fusum; *m.* Aetzmittel.
cautère *m.* 1) *pharm.* Aetzmittel; ⁓ actuel:: Glüheisen; ⁓ potentiel:: chemisches Aetzmittel; pierre à ⁓s *cfr.* pierre. 2) Fontanelle, künstliche Eiterung.
Cauterets *pr.* Badeort mit heissen Schwefelquellen in den französischen Pyrenäen.
cautérisation *f.* Kauterisieren, Brennen, Aetzen; ⁓ transcurrente: Brennen in Parallelstreifen; ⁓ ponctuée = ignipuncture = pointes de feu: punktförmiges Brennen.
cautériser *v.* brennen, ätzen.
cave *adj.* hohl; *anat.* veine ⁓: V. cava, Hohlvene.
caverne *f. int.* Höhle, Kaverne.
caverneux *adj. zu* caverne; *int.* respiration caverneuse: kavernöses Atmen, Höhlenatmen; voix caverneuse: Pectoriloquie; *anat.* corps ⁓: Schwellkörper, Corpus cavernosum; tissu ⁓: erektiles Gewebe; artère caverneuse: Art. bulbi urethrae; sinus ⁓: Sinus cavernosus.
cavitaire *adj. int.* signes ⁓s: Höhlensymptome, Kavernensymptome.
cavité *f.* Höhlung.

cécité *f.* Blindheit; *int.* ⁓ verbale: Wortblindheit; ⁓ psychique: Seelenblindheit.

cécum *m.* = caecum *w. cfr.*

ceinture *f.* Leibbinde; douleurs en ⁓: Gürtelschmerzen.

célation *f. leg.* Verheimlichung (von Schwangerschaft oder Geburt).

Célestins *pr.* Name eines Brunnens in Vichy.

célibat *m.* Ehelosigkeit.

célibataire *m.* unverheirateter Mann.

cellulaire *adj.* Zell-; tissu ⁓: Zellgewebe, Bindegewebe.

cellule *f.* Zelle.

celluleuse *f.* Bindegewebshaut.

celluleux *adj.* zellig.

cellulite *f.* Zellengewebsentzündung.

cellulo-formatif *adj.* zellbildend.

cément *m. anat.* Zement, Wurzelrinde des Zahnes.

cendre *f.* Asche.

cendré *adj.* grau, aschgrau; *anat.* tubercule ⁓: Tuber cinereum (im Hirn).

cénesthésie *f.* Gemeingefühl.

centaurée *f. pharm.* Centaurea, Flockblume.

central *adj.* in der Mitte gelegen; *anat.* artère ⁓e de la rétine: Art. centralis retinae.

centre *m.* Mittelpunkt; *physic.* ⁓ de gravité: Schwerpunkt; *anat.* ⁓ ovale de Vieussens: Centrum ovale cerebri.

centrifugation *f.* Centrifugieren.

centrifuge *adj.* centrifugal (vom Mittelpunkt weggerichtet).

centripète *adj.* centripetal (dem Mittelpunkt zugerichtet).

céphalalgie *f. ou* céphalée *f.* Kopfschmerz; ⁓ frontale: Stirnkopfschmerz.

céphalématome *m.* Kopfblutgeschwulst (der Neugeborenen).

céphalique *adj.* Kopf—; *anat.* veine ⁓: V. cephalica.

céphalo-pharyngien *adj.* muscle ⁓:: die obere Partie des M. constrictor pharyngis superior.

céphalo-rhachidien *adj.* liquide ⁓: Cerebrospinalflüssigkeit.

céphalotome *m. obst.* Perforatorium.

céphalotomie *f. obst.* Perforation des Schädels.

céphalotribe *m. obst.* Kephalotrib (zangenähnliches Instrument zum Zermalmen des Schädels).

céphalotripsie *f. obst.* Anwendung des Kephalotrib.

céracé *adj.* wachsartig.

cérat *m. pharm.* Wachssalbe.

cératoglosse *adj. cfr.* basio-glosse.

cérato-hyal *cfr.* hyoïdien.

cerceau *m.* Reif, Schutzbogen (um kranke Teile gegen den Druck der Bettdecken zu schützen).

cerclage *m.* Umreifen.

cercle *m.* Kreis; *physiol.* ⁓ de sensation: Tastkreis; *physic.* ⁓s colorés: Farbenringe.

cercueil *m.* Sarg.

céréales *f. plur.* Getreide.

cérébelleux *adj.* Kleinhirn—; *anat.* artère cérébelleuse inférieure et postérieure [inférieure et antérieure, supérieure]: Art. cerebelli inferior posterior [inferior anterior, superior]; pédoncules cérébelleux *cfr.* pédoncules.

cérébral *adj.* Hirn—; *vulg.* fièvre ⁓e: Hirnentzündung; *anat.* artère ⁓e antérieure [moyenne, postérieure]: Art. cerebri anterior [media, posterior]; protubérance ⁓e: Pons Varoli; trigone ⁓ *cfr.* trigone; *m.* Hirnkranker.

cérébreux *adj. vulg.* hirnerhitzend, zu Kopfe steigend.

cérébrite *f. rar.* (*gew.* encéphalite): Hirnentzündung.

cérébro-spinal *adj.* Hirn und Rückenmark—.

céréolé *m.* Salbenpräparat, welches Wachs und Oel als Basis enthält.

cerise *f.* Kirsche; *pharm.* queues de ⁓: Kirschenstiele.

certificat *m.* ⁓ médical: ärztliches Zeugnis.

cérumen *m.* Ohrschmalz, Cerumen.

cérumineux *adj. zu* cérumen.

céruse *f.* = blanc de ⁓: Bleiweiss, kohlensaures Blei.

cerveau *m.* Hirn, Cerebrum; rhume de ~: Schnupfen.
cervelet *m.* Kleinhirn, Cerebellum.
cervelle *f. vulg.* Hirn; se brûler la ~: sich eine Kugel vor den Kopf schiessen.
cervical *adj.* Nacken—; *anat.* artère ~e ascendante [profonde, transverse]: Art. colli ascendens [profunda, transversa]; nerf ~ transverse: N. cutaneus colli.
cervico-mastoïdien *adj. anat.* muscle ~: M. splenius capitis.
césarien *adj. obst.* opération ~ne: Kaiserschnitt.
cessation *f.* Aufhören.
cestoïdes *m. plur.* Bandwürmer.
cétine *f.* Hauptbestandteil des Walrats.
chaîne *f.* Kette; *chir.* scie à ~: Kettensäge.
chaînette *f.* kleine Kette; en ~s: kettenartig angeordnet.
chair *f.* Fleisch (im Tierkörper; *opp.* viande: Fleisch als Nahrungsmittel); ~ de poule: Gänsehaut; *anat.* ~ carrée *cfr.* carré.
chaire *f.* Lehrstuhl, Professur.
chalazion *m. ophthal.* Hagelkorn, Chalazium.
chaleur *f.* Wärme; *physiol.* ~ animale: tierische Wärme; *hyg.* chambre de ~: Wärmekammer (der Luftheizung); *int.* coup de ~: Hitzschlag.
chalumeau *m.* Lötrohr.
chalybé *adj.* eisenhaltig; eaux ~es: Eisenwasser.
chambre *f.* Kammer; ~ noir: Dunkelzimmer; *ophthal.* ~ antérieure [postérieure] de l'oeil: vordere [hintere] Augenkammer; *physiol.* ~ humide graduée (de Malassez):: Zählkammer (zur quantitativen Bestimmung der Blutkörperchen); *physic.* ~ claire: Camera lucida (Zeichenapparat zum Mikroskop).
chambré *adj.* eau ~e: Wasser von Zimmertemperatur.
chamois *m.* Gemse; couleur ~: gemsfarben; peau de ~: Waschleder.
champ *m.* Feld; ~ opératoire: Operationsfeld; *anat.* ~s de Cohnheim: Cohnheimsche Felder (des Muskelquerschnittes); *ophthal.* ~ visuel: Gesichtsfeld.
champagne *m.* = vin de ~: Champagnerwein, Sect; ~ frappé: Sect in Eis.
champignon *m.* Pilz, Schwamm.
chanceler *v.* schwanken; le malade debout chancelle: der Kranke schwankt beim Stehen.
chancre *m.* Schanker, fressendes Geschwür; ~ induré [mou]: harter [weicher] Schanker.
chancrelle *f.* = chancroïde *m.* weicher Schanker.
chancreux *adj. zu* chancre.
change *m. zu* se changer; *obst.* table de ~: Wickeltisch.
changer *v.* se ~: Kleider wechseln.
chanvre *m.* Hanf.
chapelet *m.* Rosenkranz; en ~: rosenkranzförmig.
charbon *m.* 1) Kohle; ~ animal: Tierkohle; ~ de bois: Holzkohle; ~ de terre: Steinkohle; asphyxie par le ~: Kohlenoxydvergiftung. 2) = maladie charbonneuse = pustule maligne: Milzbrand. 3) = ~ de la peste = anthrax malin pestilentiel: Pestbeule. 4) *rar.* (*gew.* anthrax): Karbunkel.
charbonneux *adj.* maladie *ou* fièvre charbonneuse: Milzbrand.
charcuterie *f.* Wurstwaren, Wurstwarenhandlung.
charge *f. veterin.* Pflaster (für Pferde).
chargé *adj.* langue ~e: belegte Zunge; urine ~e d'albumine: eiweisshaltiger Urin; nerf ~ sur une sonde: Nerv, unter dem eine Sonde durchgesteckt ist.
chariot *m.* Wagen; *physic.* Schlittenapparat.
charlatan *m.* Quacksalber.
charlatanisme *m.* Quacksalberei.
charnière *f.* Gewinde; *anat.* articulation en ~: Winkelgelenk; *obst.* ~ occipitale:: knorpelige Stelle zwischen Hinterhauptsloch und Schuppe am Schädel des Fötus, welche geringe Bewegung erlaubt.
charnu *adj.* fleischig; *chir.* granulations ~es: Fleischwärzchen, Granu-

lationen; *anat.* colonnes ‿es du coeur *cfr.* colonnes.

charpente *f.* Gerüste; ‿ osseuse: Knochenskelett.

charpie *f.* Scharpie, zerzupfte Leinwand.

chas *m.* Oehre; *chir.* aiguille à ‿ à ressort: Nadel mit federnder Oehre.

chasse *f. hyg.* ‿ d'eau: Wasserspülapparat.

chassie *f.* Augenbutter.

chassieux *adj.* triefäugig.

châtaigne *f.* (essbare) Kastanie.

château d'eau *m. hyg.* Wasserreservoir.

Châtel-Guyon *pr.* Badeort mit heissen alkalisch-salinischen Quellen im Centrum von Frankreich.

chaton *m.* Fassung (eines Edelsteins); *anat.* Platte des Ringknorpels.

chatonné *adj.* eingeschlossen, eingelassen.

chatonnement *m. obst.* ‿ du placenta: Incarceratio placentae (Zurückbehaltung der Nachgeburt durch Krampf des Muttermundes).

chatouillement *m.* Kitzeln.

chatouiller *v.* kitzeln.

châtrer *v.* kastrieren.

châtrure *f.* Kastrieren, Kastration.

chaud *adj.* heiss; abcès ‿: heisser Abscess.

chaudepisse *f. vulg.* Tripper.

chaud et froid *m. vulg.* Erkältung.

chauffage *m.* Heizung; ‿ à l'air chaud: Heissluftheizung; ‿ à la vapeur: Dampfheizung.

chauve *adj.* kahl, kahlköpfig.

chauve-souris *f.* Fledermaus.

chaux *f.* Kalk, Kalkoxyd; *chem.* ‿ vive: Aetzkalk; ‿ éteinte: gelöschter Kalk; hypochlorite de ‿: Chlorkalk; lait de ‿: Kalkmilch; *pharm.* eau de ‿: Kalkwasser.

chef *m.* 1) Vorstand, Chef; ‿ de clinique:: erster Assistent einer Universitätsklinik. 2) *anat.* Muskelkopf; le long et le court ‿ du biceps: Caput longum et breve musculi bicipitis. 3) Bindenende; bande à plusieurs ‿s: Binde mit mehrfach gespaltenen Enden.

cheiloplastie *f.* operative Wiederbildung der Lippe.

chéloïde *f.* Keloid (Geschwulst durch Hypertrophie der Lederhaut).

cheminée *f.* Kamin.

chémosis *f. ophthal.* Chemosis, Konjunktivalödem.

chêne *m.* Eiche.

chènevis *m.* Hanfsamen.

chétif *adj.* mager, elend.

chevauchement *m.* Reiten, Superposition (der Fragmente beim Knochenbruch).

chevaucher *v. zu* chevauchement.

chevelu *adj.* cuir ‿: behaarte Kopfhaut.

chevelure *f.* Kopfhaar, Behaarung.

chevestre *m.* Capistrum, Unterkieferverband.

cheveu *m.* Kopfhaar; *vulg.* mal aux ‿x: Katzenjammer.

cheville *f.* Bolzen, Pflock; *vulg.* Fussknöchel.

chèvre *f.* Ziege.

chevrotant *adj. int.* meckend; voix ‿e, *cfr.* voix.

chevrotement *m. int.* Mecken *cfr.* voix.

chevrotin porte-musc *m.* Moschustier.

Cheyne-Stockes *pr. int.* phénomène respiratoire de ‿: Cheyne-Stockessches Atmen (an Intensität und Frequenz fortwährend ab- und zunehmendes Atmen).

chiasma *m.* Chiasma, Kreuzung, Kommissur.

chiastre *m. invet. chir.* Xförmiger Verband für Olecranonfrakturen.

chicorée *f.* Cichorie; ‿ sauvage: Wegwarte; ‿ endive: Endivie, Endiviensalat.

chicot *m.* Stumpf eines Zahnes.

chiendent *m. pharm.* Queckengras, Triticum repens.

chiffonnier *m.* Lumpensammler.

chimie *f.* Chemie.

chimique *adj.* chemisch.

chimiste *m.* Chemiker.

china *m.* Chinarinde.

chiquer *v.* priemen, Tabak kauen.

chiragre *m. invet.* Handgicht.

chirurgical *adj.* chirurgisch.

chirurgie *f.* Chirurgie; petite ‿: 1) Verband- und Instrumentenlehre. 2) Kleine Chirurgie.

chirurgien *m.* 1) *gew.* Spezialarzt für Chirurgie. 2) *rar.* Wundarzt. 3) ~-dentiste *cfr.* dentiste.

chloasma *m.* Chloasma, Hautpigmentierung (schwangerer Frauen).

chloral *m. pharm.* Chloral; hydrate de ~: Chloralhydrat.

chloralique *adj. zu* chloral.

chlorate *m. chem.* chlorsaures Salz; ~ de potasse: chlorsaures Kali.

chlore *m. chem.* Chlor.

chloreux *adj. chem.* acide ~: chlorige Säure.

chlorhydrate *m. chem.* salzsaures Salz; *pharm.* ~ d'ammoniaque = chlorure d'ammonium: Salmiak; ~ de morphine: Morphinum muriaticum.

chlorhydrique *adj. chem.* acide ~: Salzsäure, Chlorwasserstoffsäure.

chlorique *adj. chem.* acide ~: Chlorsäure.

chlorite *m. chem.* Salz der chlorigen Säure.

chloro-anémie *f.* chlorotisch-anämischer Zustand (unbestimmter Ausdruck).

chloroforme *m.* Chloroform.

chloroformer *r.* chloroformieren.

chloroformisation *f.* Chloroformieren.

chlorose *f.* Chlorose, Bleichsucht.

chlorotique *adj.* bleichsüchtig.

chlorure *m. chem.* Chlorür, Verbindung des Chlor mit einem Metall; ~ ferreux: Eisenchlorür; ~ ferrique = perchlorure de fer: Eisenchlorid; ~ de sodium; Chlornatrium, Kochsalz; ~ de zinc: Chlorzink; ~ de chaux, de soude, de potasse *cfr.* hypochlorite.

choc *m.* Stoss, Choc; ~ du coeur: Herzstoss.

chocolat *m.* Schokolade.

choix *m.* Wahl; opération de ~: Vorzugsoperation.

cholagogue *adj.* gallentreibend.

cholalique *adj. physiol.* acide ~: Cholalsäure (der Galle).

choléate *m. physiol.* = taurocholate *m.* taurocholsaures Salz.

cholécystenterostomie *f. chir.* Anlegen einer Gallenblasen-Darm-Fistel.

cholécystite *f.* Gallenblasenentzündung.

cholédochotomie *f. chir.* Aufschneiden des Gallengangs.

cholédoque *adj. anat.* conduit *ou* canal ~: Gallengang, Ductus choledochus.

cholélithiase *f.* Gallensteinkrankheit.

cholémie *f.* Cholämie, Vergiftung durch Gallenresorption.

choléra *m.* = choléra morbus: Cholera; ~ asiatique [sporadique]: Cholera asiatica [nostras].

cholérine *f.* choleraartige Diarrhöe.

cholérique = cholériforme *adj.* choleraartig.

cholestérine *f.* Cholestearin, Gallenfett.

cholique *adj. physiol.* acide ~ = acide glycocholique *cfr.* glycocholique.

cholurie *f.* Galleharnen, Cholurie.

chondrine *f.* Chondrin, Knorpelleim.

chondrite *f.* Knorpelentzündung.

chondro-glosse *adj.* muscle ~: M. chondroglossus.

chondroïde *adj.* knorpelähnlich.

chondrome *m.* Knorpelgeschwulst.

chondroplaste *m.* Knorpelkapsel.

Chopart *pr.* articulation de ~: Gelenk zwischen der 1. und 2. Reihe der Fusswurzelknochen; opération de ~:: Exartikulation in diesem Gelenke.

chorée *f.* = danse de Saint Guy: Chorea, Veitstanz.

choréiforme *adj.* Chorea-artig.

choréique *adj. zu* chorée.

chorial *adj. zu* chorion.

chorioïdien *adj. zu* choroïde; artère ~ne: Art. chorioidea (cerebri); artères ~nes de l'oeil *cfr.* ciliaire; toile ~ne: Tela chorioidea (ventriculi quarti).

chorioïdite *f.* Gefässhautentzündung des Auges.

chorion *m.* 1) *anat.* Lederhaut, Corium (besonders der Schleimhäute). 2) *embryol.* Chorion, mittlere Eihülle, mittlere Fruchthaut.

choroïde *f.* Gefässhaut des Auges, Chorioidea; *adj.* plexus ~s: Plexus chorioidei (ventriculorum cerebri).

chou-fleur *m.* Blumenkohl; *chir.* Blumenkohlgewächs.

chromate *m. chem.* chromsaures Salz.

chromatine *f. cfr.* nucléine.

chromatique *adj.* färbbar, Farben—.

chromatophore *ou* chromatoblaste *m.* Pigmentzelle.

chromatopsie *f.* Farbensehen.

chrome *m. chem.* Chrom.

chromhidrose *f.* gefärbter Schweiss.

chromique *adj. chem.* acide ~: Chromsäure.

chromopsie *f.* Farbensehen.

chronicité *f.* chronischer Verlauf.

chronique *adj.* chronisch.

chrysarobine *f. pharm.* Chrysarobin, Goapulver.

chrysophanique *adj. pharm.* acide ~: Chrysophansäure (wirksamer Bestandteil verschiedener Abführmittel).

chuchotement *m.* Flüstern.

chute *f.* Fall; ~ des cheveux: Haarausfall; ~ du rectum: Mastdarmvorfall; ~ de la paupière supérieure: Herabsinken des oberen Augenlides, Ptosis; *obst.* ~ du cordon: Nabelschnurvorfall; *hyg.* tuyau de ~: Fallröhre, Abtrittröhre.

chyle *m.* Chylus, Milchsaft.

chyleux *adj. zu* chyle.

chylifère *adj.* vaisseaux ~s: Milchsaftgefässe.

chylurie *f.* Absonderung von fettigen Massen im Urin.

chyme *m.* Speisebrei, Chymus.

chymosine *f.* = pepsine *w. cfr.*

cicatrice *f.* Narbe; ~ déprimée: eingezogene Narbe; ~ ombilicale: Nabel.

cicatriciel *adj.* Narben—.

cicatricule *f.* kleine Narbe.

cicatrisation *f.* Vernarbung.

cicatriser *v.* vernarben.

cicutaire *f. pharm.* Schierlingsgewächs.

cicuté *adj.* Schierling—.

cicutine *f.* = conéine = conicine *pharm.* Alkaloid des Schierlings.

cidre *m.* Apfelwein.

ciel *m.* Himmel; *chir.* section à ~ ouvert: offene Durchschneidung (*opp.* section sous-cutanée: subkutane Durchschneidung).

cigare *m.* Zigarre.

cigarette *f.* Zigarette.

ciguë *f.* Schierling.

cil *m. anat.* Augenwimper, Wimperhaar; épithélium à ~s vibratils: Wimperepithel.

ciliaire *adj. anat.* canal ~ *ou* de Schlemm *ou* de Fontana: Canalis venosus sclerae; corps ~: Corpus ciliare; muscle ~: M. ciliaris; artères ~s courtes postérieures *ou* chorioïdiennes: Arteriae ciliares posteriores breves; artères ~s longues *ou* grandes iriennes [courtes antérieures *ou* petites iriennes]: Arteriae ciliares posteriores longae [anteriores].

cilié *adj.* gewimpert.

ciment *m.* Kitt, Kittsubstanz.

cimetière *m.* Kirchhof.

cimifuge *adj.* wanzenvertreibend.

cinabre *m. ou* cinnabre *m.* krystallinischer Zinnober.

cinchonétine *f.* cinchonicine *f.* cinchonidine *f.* cinchonine *f.* cinchotine *f. pharm.* Stoffe aus der Chinarinde.

cinéfier *ou* cinériser *v.* veraschen.

cinésialgie *f.* schmerzhafte Muskelkontraktion.

cinésie *f. ou* cinésiologie *f. ou* cinésithérapie *f.* Anwendung von Massage und Gymnastik zu Heilzwecken.

cinnamique *ou* cinnamylique *adj. chem.* acide ~: Zimmtsäure.

circiné *adj.* kreisförmig.

circoncision *f.* Beschneidung.

circonférence *f.* Umkreis, Umfang.

circonflexe *adj.* umgebogen; *anat.* artère ~ iliaque: Art. circumflexa ilium superficialis; artère ~ de l'épaule antérieure [postérieure]: Art. circumflexa humeri anterior [posterior]: artère ~ de la cuisse externe [interne]: Art. femoris lateralis [medialis]; nerf ~ du bras: N. axillaris.

circonscrire *v.* se ~: umschrieben sein, umschrieben werden.

circonscrit *adj.* umschrieben, zirkumscript.

circonvoisin *adj.* herumliegend.
circonvolution *f.* Windung; *anat.* Hirnwindung.
circuit *m. physic.* elektrischer Kreis.
circulaire *adj.* Kreis—.
circulation *f.* Kreislauf; grande [petite] ~: grosser [Lungen-] Kreislauf.
circulatoire *adj.* Kreislauf—; appareil ~: Kreislauforgane.
circumduction *f.* Kreisbewegung.
cire *f.* Wachs.
ciré *adj. zu* cire; toile ~: Wachstuch.
cireux *adj.* wachsartig; *int.* dégénérescence cireuse: wächserne Degeneration.
cirrhose *f.* Cirrhose, Sklerose, Verhärtung; *int.* ~ du foie: Lebercirrhose.
cirsocèle *f. invet.* (*gew.* varicocèle): Wasserbruch.
cirsoïde *adj.* anévrysme ~: Aneurysma cirsoideum (Geschwulst aus geschlängelten und erweiterten Arterien bestehend).
cisailles *f. plur.* grosse Schere, Knochenschere, Gipsschere.
ciseau *m.* Meissel.
ciseaux *m. plur.* Schere; *chir.* ~ droits [courbes]: gerade [krumme] Schere.
citerne *f.* Regenwasserbehälter; *anat.* ~ ou réservoir de Pequet: Cisterna chyli, Lymphbehälter (am Aortenschlitz des Zwerchfells gelegen).
citrate *m. chem.* zitronensaures Salz.
citrin *adj.* zitronenfarbig.
citrique *adj. chem.* acide ~: Zitronensäure.
citron *m.* Zitrone.
civette *f.* Zibettier.
civière *f.* Tragbahre.
claire-voie *f. chir.* spéculum à ~: gefenstertes Speculum.
clairière *f.* Lichtung; *int.* alopécie en ~s: Area Celsi.
clamp *m. engl. chir.* Klammer, Stielklammer.
clapotement *m. int.* bruit de ~: Plätschergeräusch.
clapoter *v.* plätschern.
claquement *m.* Klatschen; ~ de dents: Zähneklappern.

claudicant *adj.* hinkend.
claudication *f.* Hinken.
claustrophobie *f. psych.* Angst vor geschlossenen Räumen.
claveau *m.* = clavelée *f. veterin.* Schafblattern.
claviculaire *adj. zu* clavicule.
clavicule *f.* Schlüsselbein, Clavicula.
claviforme *adj.* keulenförmig.
clef *f.* Schlüssel; *chir.* ~ à dents: Zahnschlüssel.
clignement *m. ou* clignotement *m.* Blinzeln.
clignoter *v.* blinzeln; membrane clignotante: Membrana nictitans, Blinzhaut (der Vögel).
climat *m.* Klima.
climatérique *adj.* années ~s: Wechseljahre, Anni climacterici.
cliniciat *m.* Stellung eines chef de clinique *cfr.* clinique.
clinique *f.* Klinik; chef de ~: erster Assistent einer Universitätsklinik; professeur de ~ médicale [chirurgicale, d'accouchements]: Professor der Medizin [Chirurgie, Geburtshilfe].
clinique *adj.* klinisch.
clinoïde *adj. anat.* apophyses ~s: Processus clinoidei.
clisagre *m. invet.* Gicht im Sternoclaviculargelenk.
clitoridien *adj. zu* clitoris.
clitoris *m. anat.* Kitzler, Clitoris.
cloaque *m.* 1) Kloake, Abführkanal. 2) *anat.* Kloake, gemeinsames Ende des Urogenital- und Darmtractus (bei Reptilien).
cloche *f. physic.* Glocke, Recipient.
cloison *f.* Scheidewand; *anat.* ~ transparente: Septum pellucidum (cerebri).
cloisonnement *m.* Abteilung durch Scheidewände.
clonique *adj.* klonisch; *int.* convulsions ~s: mit Erschlaffung abwechselnde Krämpfe (*opp.* convulsions toniques: Krämpfe mit ununterbrochener Muskelkontraktion).
Cloquet *pr. anat.* ganglion de ~:: im Schenkelkanal zwischen Vene und

Gimbernatschem Bande gelegene Lymphdrüse.

clos *adj.* geschlossen; follicules ⁔: geschlossene Follikel; vase clos: abgeschlossenes Gefäss, abgeschlossener Hohlraum.

clôture *f. physic.* Schluss; secousse de ⁔: (elektrische) Schliessungszuckung.

clou *m.* 1) Nagel; *int.* ⁔ hystérique: Clavus hystericus, umschriebener hysterischer Kopfschmerz. 2) Furunkel. 3) ⁔ d'Alep, de Biskra *etc. cfr.* bouton. 4) *pharm.* kegelförmiges Arzneipräparat zu Räucherungen. 5) *pharm.* eau de ⁔s = eau ferrée: Eisenwasser.

clysoir *m.* Klystierschlauch.

clysopompe *f.* Klystierspritze.

clystère *m. rar. (gew.* lavement): Klystier.

coagulabilité *f.* Gerinnungsvermögen.

coagulable *adj.* gerinnbar.

coagulation *f.* Gerinnung; nécrose de ⁔: Koagulationsnekrose.

coaguler *v.* gerinnen.

coalescence *f.* Verwachsung.

coaltar *m. engl.* Coaltar (eine Art Steinkohlenteer).

coaltarisation *f. hyg.* Ausfüllung der Zwischendecken mit Coaltar.

coaptation *f.* Einrichtung, Zusammenpassung.

coarctation *f. invet.* Verengerung.

cobalt *m. chem.* Kobalt.

cobaye *m.* = cochon d'Inde: Meerschweinchen.

cocaïne *f. pharm.* Kokaïn.

coccygien *adj. anat.* Steiss—.

coccygodynie *f.* Steissbeinschmerzhaftigkeit.

cochléaire *adj.* schneckenförmig gedreht.

cochleé *f. anat.* = limaçon de l'oreille *cfr.* limaçon.

cochon *m.* Schwein; ⁔ d'Inde: Meerschweinchen.

coco *m.* Kokosnuss.

cocon *m.* 1) kleiner Ballen. 2) Seidenraupengespinst.

coction *f.* Kochung; *fig.* 2. Stadium.

(*opp.* crudité: 1. Stadium einer Krankheit).

codéine *f. pharm.* Codeïn.

codex *m.* le ⁔ medicamentarius: das (französische) Arzneibuch, Pharmacopoea (gallica).

coecum *m.* = caecum *w. cfr.*

coeliaque *adj. anat.* artère *ou* tronc ⁔: Art. coeliaca.

coeliotomie *f. chir.* operative Eröffnung der Bauchhöhle.

coeloma *m. invet.* eine Art von Hornhautgeschwüren.

coelome *m. embryol.* Coelom, Pleuroperitonealhöhle.

coenesthésie *f.* = cénesthésie *f. w. cfr.*

coenure *m.* Hirnblasenwurm (welcher die Drehkrankheit der Schafe verursacht), Scolex der Taenia coenurus.

coeur *m.* Herz.

coexistence *f.* Mitbestehen.

cogner *v.* se ⁔: sich anstossen, anschlagen.

cohérence *f. ou* cohésion *f.* Kohäsion, innerer Zusammenhang.

coiffe *f. anat. rar. (gew.* calotte): Haube (der Hirnschenkel).

coiffer *v.* bedecken.

coin *m.* Keil; *anat.* circonvolution du ⁔: Cuneus.

coïncidence *f.* Zusammenfallen, Gleichzeitigkeit.

coing *m.* Quitte.

coït *m.* Beischlaf, Coitus.

col *m.* Hals; *anat.* ⁔ de l'utérus: Cervix uteri.

colature *f. pharm.* Durchseihen, Durchgeseihtes.

colchicine *f. pharm.* wirksamer Bestandteil der Herbstzeitlose.

colchique *m. pharm.* Herbstzeitlose, Colchicum auctumnale.

cold-cream *m. engl. pharm.* Cold-cream-Salbe; Unguentum leniens.

coli-bacille *m.* Bacterium coli commune.

colique *f.* Kolik, Leibschneiden.

colique *adj. anat.* Colon—; artères ⁔s: Arteriae colicae.

colite *f.* Grimmdarmentzündung, Colitis.

collatéral *adj.* Seiten—; *anat.* artère ~e: Zweigarterie, Art. collateralis (*opp.* artère terminale: Endarterie, Art. terminalis).

colle *f.* Leim; *pharm.* ~ de poisson: Hausenblase.

collecté *adj.* angesammelt.

collecteur *adj. hyg.* bassin ~: Sammelbehälter.

collection *f.* Ansammlung, Exsudat; ~ purulente: Eiterherd.

collement *m.* Verkleben.

coller *v.* kleben, verkleben.

collerette *f.* Krause, Halskrause.

Colles *pr. anat.* ligament de ~:: Lig. inquinale reflexum.

collet *m.* Hals, halsförmige Einschnürung; *anat.* ~ du bulbe rhachidien:: leichte Einschnürung an der Grenze des Rückenmarks und verlängerten Markes; ~ du bulbe de l'urèthre:: leichte Einschnürung der (normalen) Harnröhre an der Grenze der Pars cavernosa und membranacea.

collier *m.* Halsband; *chir.* Halsverband, Extensionsverband des Halses (der seine Stütze auf den Schultern hat, *opp.* minerve *w. cfr*).

colliquatif *adj.* zerschmelzend, verflüssigend, erschöpfend; *int.* fièvre colliquative = fièvre hectique *cfr.* hectique; diarrhée colliquative: erschöpfender Durchfall.

colliquation *f.* Verflüssigung; nécrose de ~: Colliquationsnecrose.

collodion *m. chem.* Kollodium, Schiessbaumwollenäther.

colloïde *adj.* gallertig; tumeur ~ *cfr.* carcinome; *physic.* corps ~s: Kolloidsubstanzen (*opp.* corps cristalloïdes).

collutoire *m.* Mundwasser, Gurgelwasser.

collyre *m.* Augenwasser, Augenmittel.

colobome *m. ophthal.* Koloboma, angeborene Augenspalte.

Cologne *pr.* eau de ~: Kölnisches Wasser.

colon *ou* côlon *m.* Grimmdarm, Kolon.

colonie *f.* (Bakterien-) Kolonie.

colonne *f.* Säule; *anat.* ~s charnues du coeur: Trabeculae carneae cordis, Herzbalken; ~s ou pyramides de Bertin: Columnae renales.

colopexie *f. chir.* Annähen des Kolon an die (vordere) Bauchwand.

colophane *f.* Geigenharz, Kolophonium.

coloquinte *f. pharm.* Koloquinte.

colorabilité *f.* Färbbarkeit.

colorable *adj.* färbbar.

coloration *f.* Färbung.

colorer *v.* färben; le pouvoir colorant du sang: die Färbekraft des Blutes.

colotomie *f. chir.* Anlegung eines widernatürlichen Afters am Kolon.

colpeurynter *m. obst.* Kolpeurynter, Ballon zur Scheidenerweiterung.

colpite *f.* Scheidenentzündung.

colpocoeliotomie *f. chir.* Eröffnung der Bauchhöhle von der Scheide aus.

colpohysterotomie *f. chir.* Abtragung der Gebärmutter von der Scheide aus.

colporrhaphie *f. chir.* Scheidennaht.

columelle *f. anat.* Spindel der Ohrschnecke, Modiolus.

columnisation *f.* ~ du vagin:: straffes Austamponieren des gesamten Scheidengewölbes.

coma *m.* Koma, krankhafter Schlafzustand.

comateux *adj. zu* coma; fièvre comateuse:: eine Art pernitiöses Malariafieber.

combinaison *f.* = combiné *m. chem.* Verbindung.

comburant *adj.* zur Verbrennung geeignet.

combustibilité *f.* Brennbarkeit.

combustible *adj.* brennbar.

combustion *f.* Verbrennen.

Côme *pr. pharm.* poudre du frère ~ *cfr.* arsénical.

comédon *m.* Mitesser, Acne punctata.

comitial *adj.* mal ~: Epilepsie.

commémoratifs *m. plur.* Krankenangaben, Anamnese.

comminuer *v.* in kleine Stücke zerbrechen,

comminutif *adj. chir.* fracture comminutive: Fraktur mit Zersplitterung (oder Zermalmung) der Bruchenden.

commissural *adj. zu* commissure.

commissure *f.* Verbindung, Kommissur.

commotion *f.* Erschütterung.

communicant *adj. anat.* artère ‿e de Willis: Art. communicans posterior (cerebri).

commutateur *m. physic.* Umschalter.

compact *adj.* dicht, derb; *anat.* substance ‿e des os: feste (kompakte) Knochensubstanz.

compas *m.* Zirkel, Tastzirkel.

compensateur *adj.* ausgleichend, aufwiegend; *int.* hypertrophie compensatrice: kompensatorische Hypertrophie.

compensation *f.* Kompensation, Ausgleichung.

compère-loriot *m. vulg.* Gerstenkorn, Hordeolum.

complémentaire *adj.* ergänzend; *physiol.* air ‿: Komplementärluft.

complexe *adj.* zusammengesetzt, kompliziert.

complexion *f.* Körperbeschaffenheit.

complexité *f.* Zusammengesetztheit.

complexus *m. anat.* muscle grand ‿ ou trachélo-occipital: M. semispinalis capitis; muscle petit ‿ ou trachélo-mastoïdien: M. longissimus capitis.

complication *f.* Verwickelung, Zwischenfall.

composé *adj.* zusammengesetzt.

composé *m.* chemische Verbindung.

compresse *f.* Kompresse, als Verband aufgelegte Leinwand.

compresseur *adj. anat.* muscle ‿ du nez: Pars transversa musculi nasalis.

compresseur *m. chir.* Arterienkompressionsinstrument.

compressif *adj.* Druck—; pansement ‿: Druckverband.

compression *f.* Zusammendrücken.

comprimer *v.* zusammendrücken; air comprimé: komprimierte Luft.

comprimés *m. plur. pharm.* komprimierte Arzneimittel.

compte-globules *m. physiol.* Blutkörperchenzählapparat.

compte-gouttes *m. pharm.* Tropfenzähler.

conarium *m. anat.* = glande pinéale: Zirbeldrüse.

concassation *f. pharm.* Zerstossen.

concasser *v. pharm.* zerstossen.

concave *adj.* eingebuchtet, hohl, konkav.

concentration *f.* Konzentration, Dichtigkeit.

conception *f.* 1) *physiol.* Auffassen, Erfassen (als geistige Thätigkeit). 2) *obst.* Empfängnis; produit de ‿: Schwangerschaftsprodukt.

concombre *m.* Gurke.

concomitant *adj.* begleitend.

concret *adj.* konkret, greifbar.

concréter *v.* se ‿: hart werden, fest werden.

concrétion *f.* Verhärtung, Ansammlung; ‿s biliaires: Gallensteine.

condensable *adj.* verdichtbar.

condensation *f.* Verdichtung.

condenser *v.* verdichten.

condiment *m.* Würze.

condom *m.* Condom, Präservativ (gegen Geschlechtskrankheiten).

conducteur *m.* Leiter, Führungsonde; *adj. anat.* canaux ‿s des larmes: Thränenkanäle.

conductibilité *f.* Leitungsvermögen.

conduit *m.* Kanal, Leitung; ‿s glandulaires: Drüsenausführungsgänge.

conduite *f.* 1) Betragen. 2) = ‿ à tenir: Verhalten, Verhaltungsmassregeln.

condyle *m. anat.* knopfförmige Knochenverbreitung, Gelenkkopf, Gelenkknorren.

condylien *adj. zu* condyle; articulation ‿ne: Knopfgelenk.

condyloïde *adj.* knopfartig.

condylome *m.* Feigwarze, Kondylom.

cône *m.* Zapfen, Kegel.

conéine *f. cfr.* cicutine.

confection *f. pharm.* Latwerge.

confiné *adj.* air ‿:: in nicht ventilierbarem Raume eingeschlossene Luft.

confinement *m.* Eingeschlossensein in nicht ventilierbarem Raume.

confiture *f.* Eingemachtes.

confluent *adj.* zusammenfliessend; *m. anat.* ‿s du cerveau: Cisternae subarachnoidales.

confortatif *invet. adj.* stärkend; *m.* Stärkungsmittel.

confrication *f. rar.* Zerreiben, Zerdrücken.

confusion *f. psych.* ~ mentale: Wahnsinn (Krafft-Ebing), hallucinatorische Verrücktheit (Westphal), Amentia delirosa (Meynert), akute Verwirrtheit (Kräpelin).

congélation *f.* Erfrieren, Gefrieren; microtome à ~: Gefriermikrotom.

congelé *adj.* gefroren; *anat.* préparation ~e: gefrorenes Präparat.

congénère *adj.* der gleichen Art angehörig; muscles ~s: gleiche Bewegung ausführende Muskeln.

congénital *adj.* angeboren.

congestif *adj.* Blutandrang erzeugend.

congestion *f.* Blutandrang, leichte Entzündung; *chir.* abcès par ~: Senkungsabscess.

congestionner *v.* se ~: Blutandrang haben.

conglober *v.* zusammenballen.

conglomérer *v.* zusammenhäufen.

congluatif *adj.* klebrig machend.

conglutinatif *adj.* zusammenklebend.

conglutination *f.* Verkleben.

conglutiner *v.* verkleben.

conicine *f. cfr.* cicutine.

conicité *f.* Kegelform; *chir.* ~ du moignon:: zuckerhutförmige Beschaffenheit des Amputationsstumpfes.

conique *adj.* konisch, kegelförmig.

conjonctif *adj. anat.* tissu ~ (*ou* connectif *ou* cellulaire *ou* lamelleux *ou* unissant): Bindegewebe; tissu ~ lâche [modelé]: lockeres [straffes] Bindegewebe.

conjonctive *f.* Bindehaut, Conjunctiva.

conjonctivite *f. ophthal.* Bindehautentzündung, Conjunctivitis.

conjugaison *f.* Vereinigung; *anat.* trous de ~:: Intervertebrallöcher (durch welche die Spinalnerven austreten); cartilage de ~:: Knorpelscheibe zwischen Epiphyse und Diaphyse.

conjugué *adj.* gepaart.

connaissance *f.* Bewusstsein.

connecter *v.* verbinden.

connectif *adj.* tissu ~ *cfr.* conjonctif.

connexe *adj.* zusammenhängend.

connexité *f.* Zusammenhang.

connivent *adj. anat.* valvules ~es: Plicae circulares, Kerkringsche Darmfalten.

conoïde *adj.* ligament ~ *cfr.* coracoclaviculaire.

conque *f.* Ohrmuschel.

consanguinité *f.* Blutsverwandtschaft.

conscience *f.* 1) Gewissen. 2) Bewusstsein.

consécutif *adj.* nachfolgend.

conservateur *adj.* erhaltend; *chir.* opération conservatrice: konservative Operation.

conserve *f. pharm.* électuaire simple = saccharolé mou: Latwerge, Arzneikonserve.

consistance *f.* Konsistenz, Härtebeschaffenheit.

consommé *m.* (konzentrierte) Fleischbrühe.

consomptif *invet. adj.* ätzend; *m.* Aetzmittel.

consomption *f.* Auszehrung, Schwindsucht; fièvre de ~: hektisches Fieber.

constipation *f.* Verstopfung, Obstipation.

constiper *v. zu* constipation.

constitution *f.* 1) Allgemeinbeschaffenheit. 2) ~ médicale: Beschaffenheit in Bezug auf Krankheiten, morbider Charakter, Genius epidemicus.

constricteur *m.* Schliessmuskel, Zusammenschnürer; ~ de l'anus: M. sphincter ani; ~ supérieur [moyen, inférieur] du pharynx: M. constrictor pharyngis superior [medius, inferior].

constriction *f.* Zusammenschnürung.

constringent *adj.* zusammenschnürend.

consultation *f.* ärztliche Beratung (in der Sprechstunde des Arztes oder im Hause des Patienten, allein oder mit anderen Aerzten), Konsultation, Visite, Consilium; ~ médico-légale: gerichtsärztliche Oberuntersuchung (gew. durch eine Kommission).

consultations *f. plur.* Sprechstunde.

contage *m.* Ansteckungsstoff, Kontagium.

contagieux *adj.* ansteckend.

contagion *f.* Ansteckung.
contamination *f.* Befleckung, Verunreinigung.
contaminer *v.* beflecken, verunreinigen.
contentif *adj.* festhaltend; *chir.* bandage ᴗ: Fixierverband, Kontentifverband.
contention *f.* Festhalten; *chir.* Fixieren (eines eingerichteten Knochenbruches), Zurückhalten (einer reponierten Hernie).
contenu *m.* Inhalt.
continu *adj.* ununterbrochen, kontinuierlich; *chir.* faire l'extension ᴗe: einen Zugverband anlegen; *physic.* courant ᴗ: kontinuierlicher (galvanischer) Strom.
continuité *f.* Zusammenhang; solution de ᴗ: Kontinuitätstrennung.
contondre *v.* zerquetschen; *leg.* blessure faite avec un instrument contondant: Verletzung durch stumpf wirkendes Instrument.
contour *m.* Umriss; *anat.* lame des ᴗs: äussere Knochenwandung der Ohrschnecke.
contourné *adj.* gewunden; *anat.* tube ᴗ: Tubulus contortus (der Niere).
contracté *adj.* zusammengezogen; *int.* rein ᴗ: Schrumpfniere.
contractile *adj.* zusammenziehbar.
contractilité *f. ou* contractibilité *f.* Zusammenziehungsvermögen.
contraction *f.* Zusammenziehung, Kontraktion; ᴗ fibrillaire: fibrilläre Zuckung; *obst.* ᴗ utérine: Wehe.
contracture *f.* Zusammengezogensein, Kontraktur; *int.* ᴗ des muscles de la nuque: Nackenstarre.
contracturer *v.* zusammenziehen.
contre-coup *m.* Gegenstoss, Rückwirkung.
contre-extension *f. chir.* Gegenzug (z. B. beim Zugverband).
contre-indication *f.* Gegenanzeige, Kontraindikation.
contre-indiqué *adj. zu* contre-indication.
contre-ouverture *f. chir.* Gegenöffnung (zum Drainieren).
contre-poison *m. pharm.* Gegengift.

contre-stimulant *m. pharm.* Gegenreizmittel. *W. cfr.* controstimulation.
contre-stimulus *m. pharm.* Gegenreiz. *W. cfr.* controstimulation.
Contrexéville *pr.* Badeort mit Schwefel- und leicht eisenhaltigen Quellen in den französischen Vogesen.
controstimulant *adj. zu* controstimulation.
controstimulation *f. pharm.* Herabminderung von Krankheit bedingenden Reizen. *W. cfr.* Rasorisme.
controstimuler *v. zu* controstimulation.
contus *adj.* gequetscht; *chir.* plaie ᴗe: Quetschwunde.
contusion *f.* Quetschung.
convalescence *f.* Rekonvalescenz, Wiedergenesung; congé de ᴗ: Erholungsurlaub.
convergence *f.* Zusammenlaufen.
convergent *adj.* zusammenlaufend.
convex *adj.* ausgebuchtet, gewölbt, konvex.
convexité *f.* Konvexität; *int.* meningite de la ᴗ: Convexitätsmeningitis.
convulsif *adj.* krampfhaft.
convulsion *f.* Krampf, Zuckung.
coordination *f.* Koordination, gleichmässiger Ablauf (der Bewegungen).
copahu *m. pharm.* baume de ᴗ: Kopaivabalsam.
copulation *f.* = coït *w. cfr.*
coque *f.* Schale; *pharm.* ᴗ du Levant: Kokkelskörner.
coquelicot *m. pharm.* Ackermohn, Papaver Rhoeas.
coqueluche *f. int.* Keuchhusten.
coqueluchoïde *adj.* keuchhustenartig.
coquille *f.* Schale, Muschel.
cor *m.* Hühnerauge, Leichdorn.
coraco-brachial *adj. anat.* muscle ᴗ: M. coracobrachialis.
coraco-claviculaire *adj. anat.* ligament ᴗ: Lig. coracoclaviculare (setzt sich zusammen aus dem ligament conoïde et trapezoïde: Lig. conoideum et trapezoideum).
coracoïde *adj. anat.* Rabenschnabel—; apophyse ᴗ: Processus coracoideus.
corde *f.* Saite; *anat.* ᴗ vocale: Stimmband; ᴗ du tympan: Chorda tym-

pani; ~ de Weitbrecht: Chorda obliqua membranae interosseae antibrachii; *embryol.* ~ dorsale = notochorde: Rückensaite, Chorda dorsalis.

cordé *adj.* blennorrhagie ~e: Chorda venerea (Knickung des erigierten Penis, infolge periurethraler Infiltrate).

cordial *adj. pharm.* anreizend, stimulierend; *m.* Stärkungsmittel.

cordon *m.* Strang; *hyg.* ~ sanitaire: Sanitätskordon (Absperrung einer infizierten Gegend durch Truppen); *anat.* ~s de la moelle: Rückenmarkstränge; *embryol.* ~ ombilical: Nabelstrang; ~ adamantin: Gubernaculum dentis.

corectopie *f. ophthal.* Unregelmässigkeit der Pupille.

corélysis *f. ophthal.* Lösung der Pupillarverwachsungen.

cornage *m.* Keuchen.

corne *f.* Horn; *anat.* ~ d'Ammon = grand hippocampe = pied d'hippocampe: Ammonshorn, Hippocampus; ~ frontale [sphénoïdale, occipitale]: Vorder [Unter-, Hinter-] Horn (des Seitenventrikels); *pharm.* ~ de cerf = plantain *w. cfr.*; ~ de cerf calcinée: weissgeglühtes Hirschhorn (Knochenasche).

corné *adj.* verhornt; *anat.* lame ~e de la bandelette semicirculaire: Lamina affixa, Hornstreif (im Grosshirn); couche ~e: Hornschicht, Stratum corneum (der Haut); *chem.* argent ~: Hornsilber, Silberchlorür.

cornéal *ou* cornéen *adj. zu* cornée.

cornée *f. ophthal.* 1) = ~ transparente: Cornea, Hornhaut. 2) = ~ opaque: Sklera.

cornet *m.* Hörnchen; 1) ~ acoustique: Hörrohr. 2) ~ à ventouse: Schröpfkopf (besondere Art). 3) *anat.* Muschel; ~s nasaux: Nasenmuscheln, Conchae nasales; ~s sphénoïdales *ou* de Bertin: Keilbeinmuscheln, Conchae sphenoidales.

cornichon *m.* kleine Gurke.

corniculé *adj.* cartilage ~ *ou* de Santo-

rini: Cartilago corniculata, Santorinischer Knorpel (des Kehlkopfes).

cornue *f.* Retorte.

corolle *f.* Blumenkrone.

coronaire *adj.* kranzförmig; *anat.* artère ~ gauche *ou* antérieure [droite *ou* postérieure] du coeur: Art. coronaria sinistre [dextra] cordis; artère ~ stomachique: Art. gastrica sinistra; grande veine ~: V. magna (cordis).

coronal *adj. anat.* os ~: Stirnbein; suture ~e: Kranznaht, Sutura coronalis.

coronoïde *adj.* kranzförmig; *anat.* apophyse ~ du cubitus [du maxillaire inférieur]: Processus coronoideus ulnae [mandibulae].

coronoïdien *adj.* = coronoïde *w. cfr.*; *anat.* fosse ~ne: Fossa coronoidea (humeri).

corps *m.* Körper; le ~ médical: der ärztliche Stand; *chir.* ~ étranger: Fremdkörper; *anat.* ~ calleux, ~ vitreux *etc. cfr.* calleux, vitreux etc.; *chem.* les ~ gras: die Fettstoffe; les ~ hydrocarbonés: die Kohlenwasserstoffe.

corpulence *f. vulg.* Fettleibigkeit.

corpusculaire *adj.* aus kleinsten Körperchen bestehend.

corpuscule *m.* Körperchen; *anat.* ~s amylacés: Corpora amylacea (konzentrisch geschichtete Steinansammlungen *z. B.* in der Prostata); ~ osseux: Knochenkörperchen; ~s du tact: Corpuscula tactus, Meissnersche Tastkörperchen; ~s de Krause: Corpuscula bulboidea, Krausesche Tastkörperchen; ~s de Paccini: Corpuscula lamellosa, Paccinische oder Vatersche Tastkörperchen.

correcteur *adj.* korrigierend, ausgleichend; *ophthal.* lunettes correctrices: korrigierende Brille.

correctif *m. pharm.* Corrigens, geschmackverbesserndes Mittel.

Corrigan *pr. int.* pouls de ~: hüpfender Puls (bei Aorteninsufficienz).

corroboratif *ou* corroborant *adj. pharm.* stärkend; *m.* stärkendes Mittel.

corrosif *adj. pharm.* ätzend; sublimé ~: Aetzsublimat; *m.* Aetzmittel.

corrosion *f.* Aetzung.

corrugateur *adj.* muscle ~ du sourcil = muscle sourcilier *w. cfr.*

corrugation *f.* Runzeln, Faltung.

cortical *adj.* Rinden—.

Corvisart *pr. pharm.* eau laxative de Corvisart = médecine de Napoléon:: Tartarus stibiatus und depuratus enthaltendes Zuckerwasser (0,025 : 30 : 1000).

corymbe *m. pharm.* Dolde.

coryza *m.* Schnupfen.

cosmétique *m.* Schönheitsmittel, Hautmittel.

cosmoline *f.* = vaseline *w. cfr.*

costal *adj.* Rippen—.

costiforme *adj.* rippenähnlich.

costo-abdominal *adj. anat.* muscle ~ = muscle oblique externe *cfr.* oblique.

costo-coracoïdien *adj. anat.* muscle ~ = muscle petit pectoral *cfr.* pectoral.

costo-pubien *adj. anat.* muscle ~ = muscle droit antérieur *cfr.* droit.

côte *f.* Rippe.

côté *m.* Seite.

coton *m.* Baumwolle, Verbandbaumwolle.

cotyle *f.* = cavité cotyloïde: Hüftgelenkshöhle, Acetabulum.

cotylédon *m.* Lappen.

cotyloïde *ou* cotyloïdien *adj. zu* cotyle; *anat.* bourrelet ~: Labrum glenoidale; grande échancrure cotyloïdienne: Incisura acetabuli; sourcil ~:: knöcherner Rand der Gelenkpfanne.

cou *m.* Hals.

couche *f.* Schichte, Lage; *anat.* ~ adipeuse: Fettschicht, Panniculus adiposus; ~ muqueuse *ou* de Malpighi: Schleimschicht der Haut, Stratum germinativum Malpighi; ~ optique: Thalamus; *obst.* fausse ~: Fehlgeburt.

couché *adj.* liegend; position ~e: liegende Haltung.

couches *f. plur.* Wochenbett; femme en ~: Wöchnerin; suites de ~: Wochenbett; retour de ~: Wiedereintritt der Regel (nach dem Wochenbett).

coude *m.* Ellenbogen; pli du ~: Ellenbeuge.

coudé *adj.* geknickt; ciseaux ~s: Knieschere.

cou-de-pied *m.* Fussspanne, Fussgelenksgegend.

coudure *f.* Knickung.

couenne *f.* = caillot blanc: Speckhaut.

couenneux *adj.* speckhäutig; *invet.* angine couenneuse: Rachendiphtherie.

couler *v.* giessen; ~ en crayons: in Stifte giessen.

couleur *f.* Farbe.

couleuvre *f.* Natter, Coluber.

coulisse *f.* Rinne, Falz; ~ bicipitale *cfr.* bicipital.

coup *m.* Schlag; *int.* ~ de chaleur: Hitzschlag; ~ de soleil: Sonnenstich; *vulg.* ~ de sang: Schlag, Schlagfluss; *chir.* ~ de fouet:: subkutane Ruptur von Muskeln oder Sehnen der Wade.

coupe *f.* 1) Schnitt; ~ brillante: glänzende Bruchfläche; ~s sériées: Serienschnitte. 2) Becher, Schale.

couper *v.* 1) schneiden, abschneiden. 2) verdünnen; vin coupé d'eau: mit Wasser verdünnter Wein. 3) coupieren, abortiv behandeln.

couperose *f.* Kupfernase, Acne rosacea.

coupure *f.* Schnittwunde.

courant *m.* Strom; ~ d'air: Luftzug; ~ sanguin: Blutstrom; *chir.* sonde à double ~: doppelläufiger Katheter; *physic.* ~ électrique: elektrischer Strom.

courbature *f.* Zerschlagenheit.

courbaturé *adj.* sich wie zerschlagen fühlend.

courbe *adj.* krumm, gebogen; *anat.* pli ~ *cfr.* pli.

courbe *f.* Kurve.

courbure *f.* Krümmung; *anat.* petite [grande] ~ de l'estomac: Curvatura ventriculi minor [major]; *obst.* ~ céphalique [pelvienne] du forceps: Kopf- [Becken-] Krümmung der Zange.

courge *f.* Kürbis.
courir *v.* laufen; *physiol.* air courant: Respirationsluft.
couronne *f.* Krone; *chir.* ~ du trépan: Trepanenkrone; *int.* ~ de Vénus: Corona venerea (syphilitischer Ausschlag auf der Stirne); ~ de crochets: Hakenkranz (des Scolex); *anat.* ~ du gland: Corona glandis (penis); ~ rayonnante *ou* radiante: Corona radiata, Stabkranz.
cours *m.* Lauf, Bahn; *vulg.* ~ de ventre: Diarrhöe.
course *f.* Laufen, Rennen.
court *adj.* kurz; *anat.* muscle ~ extenseur, supinateur *etc.* *cfr.* extenseur, supinateur *etc.*
coussin *m.* Polster, Kissen.
coussinet *m.* kleines Polster, kleines Kissen.
couteau *m.* Messer.
couturier *m.* *anat.* Schneidermuskel, M. sartorius.
couvée *f.* Brut.
couver *v.* brüten.
couvercle *m.* Deckel.
couveuse *f.* Brutschrank, Brutapparat.
couvre-chef *m.* *invet.* Kopfverband (mit dem dreieckigen oder viereckigen Tuche).
couvre-objet *m.* = lamelle ~: Deckglas.
Cowper *pr.* *anat.* glande de ~ *ou* de Mery: Cowpersche Drüse, Glandula bulbourethralis.
cowpérite *f.* Entzündung der Cowperschen Drüse (beim Tripper).
cowpox *m.* *engl.* Kuhpocken.
coxal *adj.* Hüft—.
coxalgie *f.* Hüftgelenkserkrankung, Hüftgelenksentzündung, Coxalgie, Coxitis.
coxarthrocace *f.* *invet.* Hüftgelenksleiden.
coxypexie *f.* *chir.* Annähen ans Steissbein (des prolabierten Mastdarms).
crachat *m.* Auswurf, Sputum.
crachement *m.* Ausspucken; ~ de sang: Blutspucken.
crachoir *m.* Spucknapf.
crachotement *m.* häufiges Ausspucken.
craie *f.* Kreide.

crampe *f.* Krampf; ~ des écrivains: Schreibkrampf.
crampon *m.* Klammer.
crâne *m.* Schädel.
cranien *adj.* Schädel—; les nerfs ~s: die (12) Hirnnerven.
cranioclaste *m.* *obst.* Kranioklast.
craniotabes *m.* Kraniotabes, Schädelerweichung.
craniotomie *f.* *obst.* Kraniotomie, Kopfperforation.
crapaud *m.* Kröte.
craquement *m.* Knarren, Krachen.
crase *f.* *invet.* Mischung, Krasis.
cratériforme *adj.* kraterförmig.
cravate *f.* 1) Krawatte, Halsverband. 2) *physiol.* ~ de Suisse:: der kleinen Kurvatur parallel verlaufendes Muskelbündel am Magen, welches (beim Hund hauptsächlich) bei seiner Kontraktion den Magen in eine obere kanalförmige und untere sackförmige Hälfte teilt.
crayeux *adj.* kreidig.
crayon *m.* Bleistift, Stift; *pharm.* ~ de nitrate d'argent: Höllensteinstift.
créasote *f.* = créosote, w. *cfr.*
crèche *f.* Krippe, Kleinkinderbewahranstalt.
crémaillère *f.* Stellhaken; arrêt à ~: Sperrhaken.
crémaster *m.* *anat.* = muscle ~: Hängemuskel des Hodens, M. cremaster.
crémation *f.* Leichenverbrennung.
crème *f.* 1) Rahm; ~ de tartre *cfr.* tartre. 2) Schleim; ~ d'orge [de riz]: Gersten- [Reis-] Schleim.
crémeux *adj.* rahmig.
cremnophobie *f.* *psych.* Furcht für Abgrüften.
crénate *m.* *chem.* quellsaures Salz.
crénelé *adj.* gekerbt, gerifft.
crénelure *f.* Kerbung.
crénique *adj.* *chem.* acide ~: Quellsäure.
créosote *f.* Kreosot.
créosoté *adj.* *zu* créosote.
crépitant *adj.* knisternd, krepitierend; *int.* râles ~s: krepitierendes Rasseln, Knisterrasseln.
crépitation *f.* *int.* Knisterrasseln, krepi-

tierendesRasseln; ~ de retour: Crepi-
tatio redux; *chir.* Reiben, Knarren,
Krepitieren (von Bruchenden bei
Frakturen).

cresson *m.* Kresse; ~ de fontaine:
Brunnenkresse.

crétacé *adj.* kreidig.

crête *f.* Kamm, Crista; *anat.* ~ iliaque:
Crista ilei.

crétin *m.* Kretin (körperlich und geistig zurückgebliebener Mensch).

crétineux *adj. zu* crétin.

crétinisme *m.* Kretinismus, Kreti-
nentum.

creuser *v.* aushöhlen; se ~: hohl werden.

creuset *m.* Tiegel.

creux *m.* 1) Höhle; *anat.* ~ de l'aisselle:
Achselhöhle; ~ épigastrique: Herz-
grube, Magengrube; ~ poplité: Kniekehle. 2) *adj.* hohl; dent creuse:
hohler Zahn.

crevasse *f.* Riss, Schrunde.

crever *v.* bersten, zum Bersten bringen.

cri *m.* 1) Schrei; ~ hydrencéphalique,
cfr. hydrencéphalique. 2) Knirschen.

criblé *adj.* durchlöchert, siebförmig;
anat. lame ~e: Lamina cribrosa,
Siebplatte; taches ~es: Maculae
cribrosae (des inneren Ohres).

cribration *f. pharm.* Sieben.

cribriforme *adj.* siebförmig.

crico-aryténoïdien *adj. anat.* muscle ~
latéral [postérieur]: M. cricoary-
tenoideus lateralis [posterior].

cricoïde *adj.* cartilage ~: Ringknorpel.

crico-pharyngien *adj. anat.* muscle ~::
unterer Teil des M. constrictor pharyngis inferior.

crico-thyroïdien *adj. anat.* muscle ~:
M. cricothyreoideus.

crier *v.* 1) schreien. 2) knirschen; ~
sous le couteau: knirschen beim
Durchschneiden.

crin *m.* Rosshaar; *chir.* ~ de Florence::
künstlich hergestelltes Rosshaar;
~ végétal: Seegras.

crise *f.* Krisis, plötzlicher Fieber-
abfall.

crispation *f.* leichte krampfhafte Zusammenziehung.

crispé *adj.* kraus, gekräuselt.

crista-galli *m. lat. anat.* apophyse ~:
Hahnenkamm, Crista galli.

cristal *m.* Krystall.

cristallin 1) *m. ophthal.* Linse, Kry-
stallkörper, Lens crystallina. 2) *adj.*
krystallinisch.

cristallinien *adj. zu* cristallin; appareil
~:: Linse und Linsenkapsel; fibres
~nes: Linsenfasern.

cristallisation *f.* Krystallisieren.

cristallisoir *m.* Glasschale.

cristalloïde 1) *f. anat.* Linsenkapsel;
Capsula lentis. 2) *adj.* krystallartig;
corps ~s: Krystallsubstanzen (*opp.*
~ colloïdes: Kolloidsubstanzen).

cristallophobie *f. psych.* Angst vor
Glassplittern.

cristé *adj.* mit einem Kamme versehen.

critique *adj. zu* crise.

crochet *m.* Haken; *chir.* ~ mousse
[pointu]: stumpfer [spitzer] Haken;
~ d'échinocoque: Echinokokkus-
haken; *anat.* circonvolution en ~
cfr. pli.

crochu *adj. anat.* os ~: Os hamatum,
Hakenbein.

croisé *adj.* gekreuzt; hémiplégie ~e:
gekreuzte Lähmung; *anat.* ligaments
~s du genou: Ligamenta cruciata
genu; faisceau pyramidal ~: ge-
kreuzter Pyramidenstrang.

croisé *m. chir.* Achterverband, Spica,
Kornährenverband.

croissance *f.* Wachstum.

croissant *m.* 1) Halbmond. 2) Hörnchen (Gebäck).

croître *v.* wachsen.

crosse *f.* Krummstab; *anat.* ~ de
l'aorte: Aortenbogen, Arcus aortae.

crotaphite *m. invet. anat.* Schläfen-
muskel, M. temporalis.

croton *m. pharm.* huile de ~: Krotonöl.

croup *m.*, Kroup, häutige Bräune; vrai
~ = diphthérie laryngée: Laryngitis
diphtheritica, echter Kroup; faux
~ = ~ spasmodique = laryngite
striduleuse: Pseudokroup, Laryngitis catarrhalis.

croupal *adj. zu* croup.

croupeux *adj.* mit Kroup behaftet.

croupière *f.* Schwanzriemen; *chir.* schwanzriemenförmiger Hautschnitt (bei Exartikulationen und Amputationen).

croûte *f.* Kruste; ⁓ de pain: Brotrinde.

croûtelle *f.* kleine Kruste.

cru *adj.* roh.

crucial *adj.* kreuzförmig; *chir.* incision ⁓e: Kreuzschnitt.

crudité *f.* Roheit; *fig.* erstes Stadium (*opp.* coction: zweites Stadium); ⁓ des tubercules: erste Periode der Tuberkulose.

cruenté *adj.* blutig.

crural *adj.* Schenkel—; hernie ⁓e: Schenkelbruch; *anat.* arcade ⁓e *cfr.* arcade; artère ⁓e: Art. femoralis; muscle ⁓: M. vastus intermedius; nerf ⁓: N. femoralis.

crustacés *m. plur.* Schalentiere.

cryesthésie *f. int.* fortwährendes Kältegefühl.

crypte *f.* Grübchen, Follikel.

cryptorchidie *f.* Kryptorchismus, Bauchhoden, Leistenhoden.

cubage *m.* Kubikgehalt.

cube *m.* Würfel, Kubus; centimètre ⁓: Kubikcentimeter.

cubèbe *m. pharm.* Kubebe, Schwanzpfeffer.

cubital *adj.* Ellenbogen—; *anat.* artère ⁓e: Art. cubitalis; nerf ⁓: N. cubitalis; muscle ⁓ antérieur [postérieur]: M. flexor [extensor] carpi ulnaris.

cubito-radial *adj. anat.* muscle ⁓ *rar.* (*gew.* muscle carré pronateur): M. pronator quadratus.

cuboïde *adj. anat.* os ⁓: Würfelbein, Os cuboideum.

cucullaire *adj. anat.* muscle ⁓: Kappenmuskel, M. trapezius.

cucurbitain *m. ou* cucurbitin *m.* Bandwurmglied, Proglottide.

cuiller *f.* Löffel (in Bezug auf Form), Zangenlöffel; ⁓ tranchante *cfr.* curette.

cuillerée *f.* Löffel (in Bezug auf Inhalt); *pharm.* à prendre par ⁓ à bouche: esslöffelweise zu nehmen; ⁓ à soupe [à dessert, à café, à thé]: Suppen- [Dessert-, Kaffee-, Thee-] Löffel.

cuir *m.* Fell, Haut; ⁓ chevelu: behaarte Kopfhaut; *int.* bruit de ⁓ neuf: Lederknarren.

cuirasse *f.* 1) Dauerverband um Brust und Hüfte. 2) cancer en ⁓:: Brustkrebs mit ausgedehnter Verhärtung der Brustwandung.

cuire *v.* sieden, kochen; douleur cuisante: brennender Schmerz.

cuisine *f.* Küche; sel commun de ⁓: Kochsalz.

cuissard *m.* Schenkelstrumpf.

cuisse *f.* Schenkel; ⁓ du cerveau *cfr.* pédoncule.

cuisson *f.* 1) Kochen. 2) brennender Schmerz.

cuivre *m.* Kupfer.

cul-de-sac *m.* Blindsack; *anat.* ⁓ de la plèvre: Sinus pleurae, Komplementärraum der Pleura; ⁓ antérieur *ou* vésico-utérin: Excavatio vesico-uterina; ⁓ postérieur *ou* recto-vaginal [vésico-rectal]: Douglasscher Raum, Excavatio rectouterina [vesicorectalis].

cultivable *adj.* fähig eine Kultur zu bilden.

culture *f.* Kultur (von Bakterien); ⁓s en plaques: Plattenkulturen.

cumulatif *adj.* anhäufend; action cumulative: kumulative Wirkung (der Arzneimittel).

cunéiforme *adj.* keilförmig; *anat.* tubercule ⁓ = cartilage corniculé *cfr.* corniculé; cordon ⁓: Fasciculus cuneatus, keilförmiger Strang (des Rückenmarks); os ⁓s: Keilbeine, Ossa cuneiformia.

cupule *f.* Schale, Schüsselchen.

curabilité *f.* Heilbarkeit.

curable *adj.* heilbar.

curage *m.* Reinigen, Säubern; *obst.* Auskratzen des Uterus mit dem Finger.

curare *m. pharm.* Pfeilgift, Curare.

curarine *f. pharm.* Alkaloid von Curare.

curatif *adj.* heilend; *m.* Heilmittel.

curation *f.* Heilen.

cure *f.* Kur, Heilung.

cure-dent *m.* Zahnstocher.
cure-langue *m. invet.* Zungenschabe.
cure-oreille *m.* Ohrlöffel.
curettage *m.* Auskratzen mit dem scharfen Löffel.
curette *f.* Kurette; ~ *ou* cuiller tranchante *ou* de Volkmann: scharfer Löffel.
curviligne *adj.* krummlinig.
cuspidé *adj.* stachelspitzig; *anat.* dents ~es *ou* canines: Dentes canini, Eckzähne.
cutané *adj.* Haut—; *physiol.* respiration ~e: Hautatmung; *anat.* nerf brachial ~ *cfr.* brachial; nerf ~ externe *cfr.* musculo-cutané; nerf ~ fémoral *cfr.* fémoro-cutané.
cuticule *f.* Häutchen, Cuticula.
cuve *f.* Wanne; ~ *ou* cellule de Hayem: Hayems Zählkammer (zur Blutkörperchenzählung).
cuvette *f.* Waschbecken.
cyanate *m. chem.* cyansaures Salz.
cyanhydrique *adj. chem.* acide ~: Blausäure.
cyanique *adj. chem.* acide ~: Cyansäure.
cyanogène *m. chem.* Cyan.
cyanose *f.* Blausucht, Cyanose.
cyanosé *ou* cyanotique *adj. zu* cyanose.
cyanure *f. chem.* blausaures Salz; ~ de potassium: blausaures Kalium, Cyankalium.
cycle *m.* Cyklus, Kreis.
cyclique *adj. zu* cycle.
cyclite *f. ophthal.* Cyclitis, Entzündung des Ciliarkörpers.
cylindraxile *adj. zu* cylindre-axe.
cylindre *m.* Cylinder; *int.* ~ urinaire: Harncylinder; *physiol.* ~ enregistreur: Markiercylinder, registrierender Trommelapparat.
cylindre-axe *m. anat.* Achsencylinder (der Nerven).
cylindricité *f.* Cylinderform, Walzenform.
cylindrique *adj.* cylindrisch; *anat.* epithélium ~: Cylinderepithel; *ophth.* verres ~s: cylindrische Brillengläser.
cylindrurie *f.* Ausscheidung von Harncylindern.
cymographion *m. ou* kymographion *m.*

physiol. Apparat zur Blutdruckbestimmung.
cynanche *m. ou* cynanque *m. invet.* Halsentzündung, Angina.
cynique *adj.* rire *ou* spasme ~ *cfr.* rire.
cynoglosse *f. pharm.* pilules de ~:: beruhigende Pillen, die Opium und Bilsenkraut als Hauptbestandteile enthalten.
cynorexie *f. invet.* Wolfshunger.
cyphose *f. chir.* Kyphose, Rückgratsverbiegung mit Konkavität (oder offenem Winkel) nach vorne.
cyrtomètre *m.* Instrument zur Messung der Brustform.
cystalgie *f.* Blasenschmerz.
cysticerque *m.* Blasenwurm, Cysticercus.
cystine *f.* Cystin (pathologischer Harnbestandteil).
cystique *adj.* tumeurs ~s: cystöse (blasenartige) Tumoren; *anat.* canal ~: Canalis cysticus, Gallenblasengang.
cystite *f.* Blasenkatarrh, Cystitis.
cystitome *m. ou* kystitome *m. ophthal.* Nadel zur Eröffnung der Linsenkapsel bei der Staroperation.
cystitomie *f. ou* kystitomie *f. ophthal.* Eröffnung der Linsenkapsel.
cystoblaste *m. invet.* Zellkern.
cystocèle *f.* Blasenbruch.
cystotome *m.* Steinmesser.
cystotomie *f.* Blasensteinschnitt.
cytode *f.* Zelle ohne Zellkern.
cytogène *adj.* zellenbildend.
cytoplasme *m. rar.* Protoplasma.

D.

D *abrev. ophthal.* = dioptrie: Dioptrie (Einheit für Lichtbrechung).
dacryo-adénite *f. ou* dacryadénite *f.* Thränendrüsenentzündung.
dacryocystite *f.* Thränensackentzündung.
dacryolithe *m.* Thränenstein.
dacryops *f. ophthal.* Retentionsgeschwulst im Thränensack.
daltonien *adj. zu* daltonisme.
daltonisme *m.* Farbenblindheit.
Dammar *pr. pharm.* conserve de ~::

Nährpräparat, hauptsächlich aus rohem Ochsenfleisch bestehend.

danse *f.* Tanz; ~ de Saint-Guy: Veitstanz, Chorea.

dartoïde *ou* dartoïque *adj. zu* dartos.

dartos *m. anat.* Fleischhaut des Hodens, Tunica dartos.

dartre *f. vulg.* Flechte, Hautkrankheit überhaupt; ~ rongeante: fressende Flechte, Lupus.

dartreux *adj. zu* dartre.

daturine *f. pharm.* Daturin (Alkaloid des Stechapfels).

davier *m.* = pince à dents: Zahnzange.

déambulation *f.* Umhergehen.

déambuler *v. zu* déambulation.

débâcle *f.* plötzlicher Abgang reichlichen Stuhls nach längerer Verhaltung.

débile *adj. zu* debilité.

débilité *f.* 1) Schwäche. 2) *psych.* Schwachsinn.

débiliter *v.* schwächen, entkräften.

déblayer *v. zu* déblayment.

déblayment *ou* déblaiment; *m.* Entleeren, Abtragen.

déboîtement *m. vulg.* Ausrenkung, Luxation.

déboîter *v. zu* déboîtement.

debout *adv.* aufrecht, stehend; station ~: stehende Haltung.

débridement *m. chir.* Erweiterung einer verengerten Stelle, Spalten.

débrider *v. zu* débridement.

débris *m. plur.* Trümmer.

décalcifier *v.* Kalk entziehen, dekalcinieren.

décalotter *v. vulg.* die Vorhaut zurückziehen.

décalvant *adj.* Kahlheit erzeugend.

décantation *f. zu* décanter.

décanter *v. pharm.* langsam abgiessen, absetzen lassen.

décarbonaté *adj. pharm.* kohlensäurefrei; magnésie ~e: Magnesia usta.

décéder *v.* sterben.

décès *m.* Tod, Todesfall.

décharge *f. physic.* (elektrische) Entladung.

déchaussé *adj.* dents ~es: nicht mehr vom Zahnfleisch bedeckte Zähne.

déchéance *f.* Entartung, Zerfall.

déchet *m.* Abfall, Abgang.

déchiqueter *v.* zerfetzen, zerstückeln.

déchiré *adj.* zerrissen; *anat.* trou ~: Foramen lacerum.

déchirement *m.* Zerreissen.

déchirer *v.* zerreissen.

déchirure *f.* Riss; *obst.* ~ large des membranes: breites Sprengen der Eihäute.

décimane *adj. rar.* fièvre ~: alle zehn Tage auftretendes (Malaria-) Fieber.

déclavement *m.* Befreien aus einer Einklemmung.

déclin *m.* Abfall, Abnahme.

déclive *adj.* abschüssig; *chir.* position ~ de Trendelenburg: Trendelenburgs Beckenhochlagerung.

décoction *f. pharm.* Abkochung, Absud; ~ blanche de Sydenham:: dreibasischen phosphorsauren Kalk enthaltende, gegen Diarrhöe dienende Emulsion.

décollation *f. obst.* Dekapitation, Abtrennen des Kopfes.

décollement *m.* Ausschälung, Ablösung; ~ du placenta [des épiphyses]: Placentar [Epiphysen-] Lösung; ~ de la rétine: Netzhautablösung, Solutio retinae.

décoller *v. zu* décollement.

décoloration *f.* Entfärbung.

décolorer *v.* entfärben.

décombres *m. plur.* Abfall, Schutt.

décomplété *adj.* unvollständig; *obst.* siège ~ *cfr.* siège.

décomposer *v.* zersetzen.

décomposition *f.* Zersetzung.

décongestion *f.* Blutmangel (eines Körperteiles).

décongestionner *v.* blutarm machen.

décortication *f.* Ablösen, Ausschälen.

décortiquer *v. zu* décortication.

découvert *adj. chir.* opération à ~: offene Operation (*opp.* opération souscutanée); pansement à ~: offene Wundbehandlung; mettre à ~: freilegen.

découvrir *v.* entblössen, freilegen.

décrépit *adj.* gebrechlich, abgelebt.

décrépitude *f.* Abgelebtheit, Gebrechlichkeit.

décubitus *m.* 1) Lagerung, Horizontallagerung. 2) *rar.* (*gew.* eschare) Wundsein, Decubitus.

décussation *f.* Durchkreuzung.

dédolation *f. zu* dédoler.

dédoler *v.* präparieren einer oberflächlichen Schicht mit dem Messer, dessen Rücken nach unten gerichtet ist, um die darunter liegenden Teile nicht zu verletzen.

dédoublement *m.* Zerlegung in 2 Teile, Verdoppelung; *int.* ~ des bruits du coeur: Spaltung der Herztöne.

dédoubler *v. zu* dédoublement.

défaillance *f.* Ohnmacht, Schwäche.

défaillant *adj. zu* défaillance.

défécation *f.* Kotentleerung.

défectuosité *f.* Mangelhaftigkeit, Minderwertigkeit.

déférent *adj. anat.* canal ~: Ductus deferens (testis).

défervescence *f.* plötzliches Absinken des Fiebers.

défigurer *v.* entstellen.

défloration *f.* Entjungferung.

déflorer *v. zu* défloration.

déformant *adj.* entstellend; arthrite ~e: Arthritis deformans.

déformation *f.* Umbildung, Missgestaltung.

dégagement *m.* 1) Freilegen, Freimachen. 2) *obst.* Heraustreten aus den mütterlichen Geschlechtsteilen; ~ de la tête foetale: Durchtreten (Durchschneiden) des kindlichen Kopfes.

dégager *v. zu* dégagement.

dégénération *f.* Entartetsein, Degeneration.

dégénéré *adj.* entartet; *m. psych.* les ~s (Magnan):: Leute mit invalidem Gehirn (Schüle); la folie des ~s (Magnan):: die Psychose des invaliden Gehirns (Schüle).

dégénérer *v.* entarten.

dégénérescence *f.* Entarten, Degenerieren; *int.* réaction de ~: Entartungsreaktion.

déglobulisation *f. zu* déglobuliser.

déglobuliser *v.* an roten Blutkörpern ärmer werden.

déglutition *f.* Schlucken, Schluckakt.

dégonflement *m.* Abschwellen.

dégorgement *m.* Entleerung, Abschwellung.

dégoût *m.* Ekel, Widerwillen gegen Speisen.

dégoutter *v.* tröpfeln.

dégraissage *f.* Entfetten.

dégraisser *v.* entfetten.

déhiscence *f.* Klaffen.

Deiters *pr. anat.* prolongement de ~:: Achsencylinderfortsatz.

déjection *f.* Ausleerung.

délabrement *m.* 1) Zerfall, Zerrüttung. 2) Zerfetztsein (von Wunden).

délabrer *v. zu* délabrement.

délai *m.* Aufschub; mort à bref ~: kurz bevorstehender Tod.

délayer *v.* verdünnen.

délétère *adj.* schädlich; gaz ~: giftiges Gas.

délier *v.* abschnüren, abbinden.

déligation *f. rar.* Verband.

déliquescence *f.* Zerfliessen.

déliquescent *adj.* zerfliessend.

délire *m. psych.* Delirium; ~ systématisé *ou* ~ chronique à évolution systématique: primäre Paranoia; ~ de persécution: Verfolgungswahn; ~ de grandeur *ou* ~ ambitieux: Grössenwahn; ~ d'emblée: primäres Delirium, primäre akute Paranoia (Krafft-Ebing); ~ émotif (Morel): Zwangsvorstellung.

délirer. *v.* delirieren.

délitescence *f.* 1) rasches Verschwinden einer Krankheit. 2) *chem.* Zerfallen.

délivrance *f. obst.* 1) Ausstossung der Nachgeburt. 2) Nachgeburtsperiode.

délivre *m. obst.* Mutterkuchen, Placenta.

délivrer *v. obst.* die Nachgeburt entfernen.

délomorphe *adj.* deutlich sichtbar; *physiol.* cellules ~s:: Belegzellen (der Magendrüsen).

deltoïde *m. anat.* Deltamuskel, M. deldoideus.

deltoïdien *adj. zu* deltoïde.

démangeaison *f.* Jucken.

démanger *v.* jucken, beissen.

démarche *f.* Gang; *int.* ⁓ de canard: Entengang (watschelnder Gang); ⁓ sautillante: hüpfender Gang.

d'emblée *cfr.* emblée.

démembrer *v.* zergliedern, zerstückeln.

démence *f.* Blödsinn; ⁓ aiguë (d'Esquirol): Amentia stuporosa (Meynert).

demeure *f.* Aufenthalt; sonde à ⁓: Verweilkatheter.

demi-azygos *adj. anat.* veine ⁓: V. hemiazygos.

demi-circulaire *adj.* = semi-circulaire *w. cfr.*

demi-membraneux *adj. anat.* muscle ⁓: M. semimembranosus.

demi-tendineux *adj. anat.* muscle ⁓: M. semitendinosus.

démonter *v.* auseinandernehmen.

Demours *pr. anat.* membrane de ⁓ *cfr.* basal.

dengue *f. int.* Denguefieber (epidemische Krankheit der Tropen).

denrée *f.* Essware.

dense *adj.* dicht.

densité *f.* Dichtigkeit.

dent *f.* Zahn; faire ses ⁓s: zahnen.

dentaire *adj.* Zahn—; art ⁓: Zahnheilkunde; *anat.* nerfs ⁓s: Nervi alveolares.

dentelé *adj.* gezähnt; *anat.* corps ⁓ *ou* frangé *ou* godronné du cerveau: Fascia dentata hippocampi; corps *ou* noyau ⁓ *ou* rhomboïdal du cervelet = olive cérébelleuse: Nucleus dentatus cerebelli; muscle grand ⁓: M. serratus anterior; muscle petit ⁓ inférieur [supérieur]: M. serratus posterior inferior [superior].

dentelure *f.* gezähnte Beschaffenheit.

dentier *m.* künstliches Gebiss.

dentifrice *m.* Zahnpulver, Zahnmittel; *adj.* Zahn—; eau ⁓ de Botot: aromatischer mit Cochenille gefärbter Alkohol.

dentine *f.* = ivoire Zahnbein.

dentiste *m.* Zahnarzt; chirurgien-⁓:: staatlich geprüfter Zahnarzt.

dentition *f.* Zahnung, Zahnbildung, Bezahnung.

dentritique *adj.* baumförmig; kératite ⁓ *cfr.* kératite.

denture *f.* Gebiss, Bezahnung.

dénudation *f.* Entblössung.

dénuder *v.* entblössen.

dénutritif *adj.* stoffwechselhemmend; *m.* stoffwechselhemmendes Mittel.

dénutrition *f.* ungenügende Ernährung des Körpers.

déontologie *f.* ⁓ médicale: Lehre von den Pflichten des Arztes, ärztliche Deontologie.

déperdition *f. physic.* Verlust (von Wärme, Elektrizität *etc.*).

dépérissement *m.* Hinschwinden.

dépilation *f.* Enthaarung.

dépilatoire *m.* Enthaarungsmittel.

déplacement *m.* Bewegung; *int.* ⁓ latéral du coeur: seitliche Verschiebung des Herzens.

déplétif *m.* Entleerungsmittel (Aderlass).

déplétion *f.* Entleerung, Flüssigkeitsentleerung.

dépôt *m.* Niederschlag, Sediment.

dépouille *f.* abgestreifte Haut.

dépouiller *v.* abstreifen.

dépresseur *adj.* herabdrückend; *m.* herabstimmendes Mittel.

dépressible *adj.* pouls ⁓: leicht zu unterdrückender Puls.

dépression *f.* Vertiefung, Einsenkung, Tiefstand; *int.* période de ⁓: Periode der Lähmungserscheinungen (*opp.* période d'excitation: Periode der Reizerscheinungen); ⁓ systolique: systolische Einziehung; *psych.* ⁓ mélancolique des dégénérés (Magnan): stuporöser Wahnsinn (Schüle), Amentia stuporosa (Meynert), primäre heilbare Demenz (Krafft-Ebing).

déprimer *v.* eindrücken; cicatrice déprimée: eingezogene Narbe; ventre déprimé: eingesunkener Leib.

dépuceller *v. rar.* = déflorer *w. cfr.*

dépuratif *adj. vulg.* blutreinigend; *m.* blutreinigendes Mittel.

dépuration *f.* Reinigung; ⁓ urinaire: Ausscheidung durch den Harn.

déraciner *v.* gründlich wegnehmen, entwurzeln.

dérivatif *m.* ableitendes Mittel.

dérivation *f. pharm.* Ableitung.

dérivé *m. chem.* Abkömmling, Derivat.

dériver *v.* ableiten.

dermaphyte *m. ou* dermophyte *m.* Hautparasit.

dermatite *f. ou* dermite *f.* Hautentzündung.

dermatologie *f.* Lehre von den Hautkrankheiten, Dermatologie.

dermatose *f.* Hautkrankheit.

derme *m.* Lederhaut, Corium.

dermoïde *adj.* hautähnlich; kyste ~: Dermoidcyste.

derrière *m. vulg.* Gesäss.

désaltérer *v. vulg.* den Durst löschen.

désarticulation *f.* Exartikulation.

désassimilation *f. zu* désassimiler.

désassimiler *v.* aus dem Körperhaushalt ausscheiden, disassimilieren.

Descemet *pr. anat.* membrane de ~ *cfr.* basal.

descente *f.* Herabstieg; ligne de ~: absteigender Schenkel (einer Kurve); *obst.* ~ de la tête: Tiefertreten des Kopfes; ~ de l'utérus: Descensus uteri, beginnender Gebärmuttervorfall; *embryol.* ~ des testicules: Descensus testiculorum.

déshydration *f. chem.* Entziehung von Krystallwasser.

désinfecter *v.* desinfizieren.

désinfection *f.* Desinfektion.

désinsérer *v.* loslösen.

désinsertion *f.* Loslösung.

désintégration *f.* Ausscheidung aus dem Körperhaushalt.

désobstruant *m. pharm.* Verstopfung benehmendes Mittel.

désodoration *f.* Vertreibung des üblen Geruchs.

désopiler *v. vulg.* Verstopfung vertreiben, abführen.

désordonner *v. psych.* actes désordonnés: verwirrte Handlungen.

désordre *m.* Unordnung.

désorganisation *f.* Zersetzung.

désoxydation *f.* Sauerstoffentziehung.

desquamation *f.* Abschuppung.

dessécher *v.* austrocknen.

dessert *m.* cuillerée à ~ *cfr.* cuillerée.

dessicatif *m.* austrocknendes Mittel.

dessication *f.* = *ou* dessèchement *m.* Austrocknen.

destructif *adj.* zerstörend.

désunir *v.* trennen.

détente *f.* Nachlassen.

déterger *v.* reinigen.

détermination *f.* Bestimmung; ~s pulmonaires: Lungenlokalisationen.

détersif *adj. vulg.* reinigend; *m.* Reinigungsmittel.

détersion *f.* Reinigung (von Wunden).

détordre *v.* verdrehen, verrenken.

détourner *v.* abwenden; *vulg.* ~ le lait: die Milch abtreiben.

détritus *m.* Gewebstrümmer, Detritus.

détroit *m.* Enge; *obst.* ~ supérieur [inférieur]: Becken-Eingang [-Ausgang].

détroncation *f. obst.* Zerstückelung.

détuber *v.* die Intubationskanüle aus dem Kehlkopf herausnehmen.

détumescence *f.* Abschwellen.

deuterochlorure *m. chem.* = bichlorure *w. cfr.*

deuteroiodure *m. chem.* = biiodure *w. cfr.*

deuteropathie *f.* Folgeerkrankung.

deuteroxyde *m. chem.* = bioxyde *w. cfr.*

développement *m.* Entwickelung.

déviation *f.* Abweichung; ~ de la cloison nasale: Schiefstand der Nasenscheidewand.

dévier *v.* abweichen.

dévoiement *m. rar.* Diarrhöe.

dextrine *f.* Stärkegummi, Dextrin.

dextrogyre *adj. physic.* rechtsdrehend.

dextrose *f.* Traubenzucker.

diabète *m.* Harnruhr, Zuckerharnruhr; *int.* ~ sucré: Diabetes mellitus; ~ gras:: mit Fettsucht verbundener Diabetes; ~ maigre: magerer (kachektischer) Diabetes.

diabétique *adj. zu* diabète.

diable *m. int.* bruit de ~: Nonnensausen, Brummkreiselgeräusch.

diablotin *m. pharm.*:: Geschlechtslust stark anregende Tablette.

diachylon *m. ou* diachylum *m. pharm.*

Diachylumpflaster; ᴗ gommé: Heft-pflaster; bandelettes de ᴗ: Heft-pflasterstreifen.

diacode *m. pharm.* sirop ᴗ :: opium-haltiger Sirup.

diacope *m. invet.* den Schädel durch-dringende Wunde oder Fraktur.

diagnostic *m.* Diagnose; établir le ᴗ: die Diagnose stellen.

diagnostique *adj. zu* diagnostic.

diaire *adj. rar.* eintägig.

dialyse *f. physic.* Trennung von Flüssig-keiten durch Osmose.

diamètre *m.* Durchmesser.

diapalme *m. pharm.* emplâtre ᴗ: Palm-salbe (Bleiweiss und Zinkvitriol ent-haltende Salbe).

diapason *m.* Stimmgabel.

diapédèse *f.* Durchschwitzung, Durch-wanderung, Diapedesis.

diaphane *adj.* durchsichtig.

diaphorèse *f.* Hautausdünstung, Schwitzen.

diaphorétique *adj. zu* diaphorèse; médi-cament ᴗ: schweisstreibendes Mittel.

diaphragmatique *adj.* Zwerchfell—; *anat.* artères ᴗs: Arteriae phrenicae; nerf ᴗ: N. phrenicus.

diaphragme *m.* Zwerchfell, Dia-phragma.

diaphyse *f.* Diaphyse, Knochenmittel-stück.

diarrhée *f.* Durchfall, Diarrhöe; ᴗ verte, *cfr.* vert.

diarrhéique *adj. zu* diarrhée.

diarthrodial *adj. zu* diarthrose.

diarthrose *f.* Gelenk mit Beweglich-keit nach allen Richtungen.

diascordium *m. pharm.* opiumhaltige Latwerge.

diastaltique *adj. physiol.* arc ᴗ: Reflex-bogen.

diastase *f.* 1) *physiol.* Ferment der Stärkegärung. 2) *chir.* Auseinander-stehen, Auseinanderweichen.

diastole *f.* Diastole, Herzerschlaffung.

diastolique *adj. zu* diastole.

diathèse *f.* Krankheitsanlage, Dia-these.

dicrote *adj.* doppelschlägig.

dicrotisme *m. zu* dicrote.

diérèse *f.* Gewebstrennung; plaie par ᴗ *cfr.* exérèse.

diète *f.* Diät.

diététique *f.* Diätetik.

difformité *f.* Missbildung.

diffus *adj.* nicht scharf umgrenzt, diffus (*opp.* circonscrit).

diffusibilité *f. physic.* Durchdringungs-vermögen.

diffusion *f. physic.* Durchdringung, Diffusion.

digastrique *adj. anat.* fosse *ou* rainure ᴗ: Incisura mastoidea (ossis tem-poralis); fossette ᴗ: Fossa digastrica (mandibulae); muscle ᴗ: M. diga-stricus.

digérer *v.* verdauen.

digesteur *m. pharm.* Verdauungsappa-rat, Papinscher Topf.

digestible *adj.* verdaulich.

digestif *adj.* verdauungsbefördernd; tube ᴗ: Verdauungskanal.

digestion *f.* Verdauung.

digital *adj.* fingerförmig; cavité *ou* fosse ᴗe du fémur: Fossa troch-anterica femoris; cavité ᴗe du cer-veau = cavité ancyroïde *cfr.* ancy-roïde.

digitale *f. pharm.* Fingerhut, Digitalis.

digitaléine *f.* digitalétine *f.* digitaline *f. pharm.* Alkaloide aus der Digitalis.

digitation *f.* fingerförmige Ausbreitung.

digitonine *f.* **digitoxine** *f. pharm.* Alka-loide aus der Digitalis.

dilacération *f.* Zerfleischung.

dilacérer *v.* zerfleischen.

dilatabilité *f.* Ausdehnbarkeit.

dilatateur *adj.* erweiternd; *anat.* muscle ᴗ des narines: Pars alaris musculi nasalis; *m.* Erweiterungsinstrument, erweiternder Muskel.

dilatation *f.* Erweiterung.

dilater *v.* erweitern.

diluer *v.* verdünnen; *chem.* acide dilué: verdünnte Säure.

dilution *f.* Verdünnung.

diminuer *v.* vermindern.

diminution *f.* Verminderung.

dioptrie *f. physic.* Dioptrie (optische Einheit für Strahlenbrechung).

dioptrique *adj.* lichtbrechend.

dioptrique *f. physic.* Lehre von der Lichtbrechung, Dioptrik.

Dioscoride *pr. pharm.* granules de ~:: arsenige Säure (0,001) enthaltende Pillen.

diphthérie *f. ou* diphthérite *f.* Diphtherie als klinischer (nicht als pathologisch-anatomischer) Begriff.

diphthérique *ou* diphthéritique *adj. zu* diphthérie; membrane ~ *ou* fausse membrane: diphtheritische Membran, Pseudomembran, Diphtherie (als pathologisch-anatomischer Begriff).

diploé *m.* Diploë, spongiöse Knochensubstanz der platten Schädelknochen.

diplopie *f. ou* diplopsie *f.* Doppeltsehen.

dipsomanie *f. psych.* krankhafter Trieb zu Trinken, Dipsomanie.

discission *f.* Auseinanderschneiden; *ophthal.* Einschneiden der Linsenkapsel (bei der Staroperation).

discret *adj.* einzelstehend.

disdiaklaste *adj. physic.* doppeltlichtbrechend.

disjoindre *v.* trennen.

disjonction *f.* Auseinandertreten.

disparition *f.* Verschwinden.

dispensaire *m.* Armenpoliklinik, Armenapotheke.

dispensation *f. pharm.* Dispensieren, Verabreichen von Arzneien.

dispersion *f. physic.* Zerlegung (des Lichtes in Farben).

disque *m.* Scheibe; *anat.* ~ intervertébral: Zwischenwirbelscheibe, Fibrocartilago intervertebralis; *embryol.* ~ proligère: Keimhügel, Cumulus oophorus.

dissection *f.* anatomisches Präparieren.

dissémination *f.* Zerstreuung, Ausbreitung.

disséminer *v. zu* dissémination.

disséquer *v. anat.* präparieren; anévrysme disséquant: Aneurysma dissecans (Aneurysma in der Arterienwand).

dissociation *f. chem.* Zersetzung durch Verminderung des Druckes.

dissolution *f.* Auflösung.

dissoudre *v.* auflösen.

distendre *v.* ausdehnen.

distension *f.* Ausdehnung.

distichiasis *f. ophthal.* Form der Trichiasis wobei die Wimpern teils einwärts gerichtet sind, teils normal stehen.

distillation *f.* Destillieren.

distiller *v.* destillieren; *pharm.* eau distillée: Aqua destillata.

distome *m.* = douve *f.* Leberegel, Distoma (Eingeweidewurm).

distribution *f.* Verteilung; *hyg.* ~ des eaux: Wasserversorgung.

diurèse *f.* Harnabsonderung.

diurétique *adj. zu* diurèse; *m. pharm.* harntreibendes Mittel.

diurne *adj.* täglich.

diverticule *m.* Nebensack, Divertikel.

diviser *v.* teilen, durchschneiden.

divisif *adj. chir.* bandage ~: auseinanderhaltender Verband.

division *f.* Teilung, Durchschneidung.

divulsion *f.* Abreissung.

dochmie *f.* ~ duodénale *cfr.* ankylostome.

docimasie *f.* Probe; *leg.* ~ pulmonaire hydrostatique: hydrostatische Lungenprobe, Lungenschwimmprobe.

docteur *m.* ~ en médecine: approbierter Arzt (~ en médecine als blosser Titel existiert nicht in Frankreich).

doctorat *m.* passer les examens du ~ en médecine: das medizinische Staatsexamen machen; thèse du ~: Inauguraldissertation (letzte absolut unerlässliche Station des medizinischen Staatsexamens in Frankreich, die nie nur für sich allein abgelegt werden kann).

doigt *m.* Finger; ~ du pied: Zehe; ~ hippocratique *cfr.* hippocratique; ~ à ressort *cfr.* ressort.

doigtier *m.* Fingerling, Däumling.

dolichocéphale *m.* Dolichokephale, Langschädel.

doloire *f. chir.* bandage en ~:: Verband, dessen Bindentouren sich dachziegelförmig decken.

domaine *m.* le ~ chirurgical: das Gebiet der Chirurgie.

dôme *m.* Kuppel; ~ vaginal: Scheidengewölbe.

domicile *m.* Wohnort; traitement à ~: Stadtbesuche, Hausbesuche.

doré *adj.* golden; staphylocoque ~: Staphylococcus aureus; soufre ~ *cfr.* soufre.

dormir *v.* schlafen.

dormitif *adj.* einschläfernd.

dorsal *adj.* Rücken—; *anat.* muscle grand ~: M. latissimus dorsi; muscle long ~: M. longissimus dorsi.

dorso-costal *adj. anat.* muscle ~ = muscle grand dentelé *cfr.* dentelé.

dorso-occipital *adj. anat.* muscle ~ = muscle grand complexus *cfr.* complexus.

dorso-scapulaire *adj. anat.* muscle ~ = muscle rhomboïde *cfr.* rhomboïde.

dortoir *m.* Schlafraum.

dos *m.* Rücken.

dosage *m.* Dosierung, Mengenbestimmung.

dose *f.* Gabe, Dosis; ~ de début: Anfangsdosis.

doser *v.* abmessen, dosieren.

dosologie *f.* = posologie *w. cfr.*

dothiénentérie *f. ou* dothinentérie *f. rar.* (*gew.* fièvre typhoïde): Abdominaltyphus.

douce-amère *f. pharm.* Bittersüss, Solanum dulcamara.

douche *f.* Dusche.

Douglas *pr. anat.* ligament de ~ *ou* utéro-sacré *ou* recto-utérin: Plica recto-uterina, Douglassche Falte (*opp.* cul-de-sac recto-vaginal *ou* postérieur: Douglasscher Raum).

douleur *f.* Schmerz; *int.* sensibilité à la ~: Schmerzempfindlichkeit; *obst. vulg.* ~s: Wehen.

douloureux *adj.* schmerzhaft; *int.* tic ~ de la face: Gesichtsneuralgie.

doute *m.* Zweifel; *psych.* maladie *ou* folie de ~: Grübelsucht.

douve *f. cfr.* distome.

doux *adj.* sanft, süss; eau douce: Süsswasser; *pharm.* mercure ~: Kalomel.

Dower *pr. pharm.* poudre de ~: Pulvis ipecacuanhae opiatus, Dowersches Pulver.

doyen *m.* Dekan.

dragée *f.* Zuckermandel.

drain *m.* Drainrohr; *chir.* mettre un ~: ein Drainrohr einlegen.

drainage *m.* Drainieren; *chir.* ~ à demeure: Dauerdrainierung; tuyau de ~: Drainröhre.

drainer *v.* drainieren.

drap *m.* Tuch, Betttuch; ~ mouillé: feuchter Wickel.

drapeau *m.* Fahne; bruit de ~:: Geräusch der sich entfaltenden Fahne (das bei Nasenpolypen und pseudomembranösen Affektionen gehört werden soll).

drastique *adj. pharm.* drastisch, stark abführend; *m.* starkes Abführmittel.

dresser *v.* aufrichten; ~ une statistique: eine Statistik machen.

drogue *f.* Drogue, Materialware, *vulg.* Arznei.

droguer *v. vulg.* Arzneien verordnen, Arzneien geben.

droguier *m.* Arzneidroguensammlung.

droit *adj.* gerade; *anat.* muscle petit ~ antérieur de la tête: M. rectus capitis anterior; muscle grand ~ antérieur de la tête: M. longus capitis; muscle ~ latéral de la tête: M. rectus capitis lateralis; muscle grand [petit] ~ postérieur de la tête: M. rectus capitis posterior major [minor]; muscle ~ de l'abdomen: M. rectus abdominis; muscle ~ antérieur de la cuisse: M. rectus femoris; muscle ~ interne de la cuisse: M. gracilis; muscle ~ externe [interne, supérieur, inférieur] de l'oeil: M. rectus externus [internus, superior, inferior] oculi; tube ~: Tubulus rectus (der Niere); sinus ~: gerader Hirnblutleiter, Sinus rectus.

droitier *m.* einer der rechthändig ist (*opp.* gaucher *w. cfr*).

dropax *m.* Pechpflaster (zum Haarausfall).

Dubois *pr. pharm.* poudre *ou* pâte d'Antoine Dubois *cfr.* arsénical.

duodénum *m. anat.* Zwölffingerdarm, Duodenum.

Dupuytren *pr. chir.* fracture de ~:: Malleolenfraktur, Knöchelbruch; *pharm.* pilules de ~: Sublimat (0,01) enthaltende Pillen.

dur *adj.* hart.

Durand *pr. pharm.* remède de ~:: Terpentinöl mit Aether (gegen Gallensteine).

durcir *v.* härten; caoutchouc durci: Hartgummi.

durcissement *m.* Härtung (von Präparaten).

dure-mère *f. anat.* harte Hirnhaut, Dura mater.

dureté *f.* Härte; ~ de l'ouïe: Schwerhörigkeit.

durillon *m.* Schwiele.

duvet *m.* Flaumhaar.

dynamique *adj.* dynamisch, funktionell.

dynamomètre *m.* Kraftmesser.

dysaponotocie *f. obst. invet.* schwere Geburt ohne Vermehrung der Wehenthätigkeit (*opp.* dysponotocie: schwere Geburt mit Vermehrung der Wehenthätigkeit).

dysarthrie *f.* mangelhafte Artikulation bei der Sprache.

dyschromatopsie *f.* Farbenblindheit.

dyscrasie *f. invet.* schlechte Säftebeschaffenheit.

dyscrasique *adj. zu* dyscrasie.

dysentérie *f.* Ruhr, Dysenterie.

dysentérique *adj. zu* dysentérie.

dyslalie *f.* mangelhafte Artikulation der Sprache.

dysménorrhée *f.* unregelmässige schmerzhafte Menstruation, Dysmenorrhöe.

dyspepsie *f.* Verdauungsstörung.

dysphagie *f.* Essbeschwerden.

dysphonie *f.* Störung der Stimmbildung.

dyspnée *f.* Atemnot.

dysponotocie *f. cfr.* dysaponotocie.

dystocie *f. obst.* schweres Gebären; ~ maternelle [foetale]: Geburtshindernisse von seiten der Mutter [des Kindes].

dystrophique *m.* den Stoffwechsel hemmendes Mittel.

dysurie *f.* Harnbeschwerden.

E.

eau *f.* Wasser; *pharm.* ~ de fenouil, de chaux *etc. cfr.* fenouil, chaux *etc.*; *hyg.* ~ potable: Trinkwasser; ~ salée: Salzwasser; *W. cfr.* eaux.

eau-de-vie *f.* Schnaps; ~ allemande = teinture de jalap composée:: drastisches Abführmittel.

eau-forte *f.* Salpetersäure (des Handels), Scheidewasser.

eaux *f. plur.* 1) Brunnen, Gesundheitsbrunnen. 2) *hyg.* Abwasser; les ~ menagères [industrielles]: das Haus- [Fabrik-] Abwasser. 3) *obst. vulg.* Fruchtwasser.

Eaux-Bonnes *pr.* Badeort in den französischen Pyrenäen mit warmen Schwefelquellen.

Eaux-Chaudes *pr.* Badeort in den französischen Pyrenäen mit warmen Schwefelquellen.

eaux-mères *f. plur.* Mutterlauge.

ébarbement *m.* Ausschälung einer oberflächlichen Geschwulst.

ébauche *f.* erste Anlage, Beginn.

Eberth *pr. int.* bacille d'~:: Typhusbacillus.

éblouir *v.* blenden.

éblouissement *m.* Blendung.

éboulement *m.* Einsturz.

ébranlement *m.* Erschütterung.

ébranler *v.* erschüttern.

ébreché *adj.* schartig; dent ~e: Zahn mit Löchern.

ébriété *f.* leichte Betrunkenheit.

ébullition *f.* Aufkochen.

éburnation *f. ou* éburnification *f.* Umwandlung von Knochen in elfenbeinartige Substanz.

éburné *adj.* elfenbeinartig.

écaille *f.* Schuppe.

écailleux *adj.* schuppig; *anat.* portion écailleuse du temporal: Schuppenteil des Schläfenbeins, Squama temporalis.

écarlate *adj.* scharlachrot.

écartement *m.* Auseinanderweichen; *chir.* ~ des fragments: Diastase der Bruchenden.

écarter *v.* auseinandernehmen.

écarteur *m. chir.* Erweiterungsinstrument, Haken zum Auseinanderhalten der Wundränder.

ecbolique *adj.* = abortif *w. cfr.*

eccathartique *adj. rar.* abführend.

ecchondrose *f.* Knorpelwucherung.

ecchymose *f.* Blutunterlaufung (traumatischen Ursprungs *opp.* pétéchie *w. cfr.*).

ecchymosé *ou* ecchymotique *adj.* blutunterlaufen.

eccopé *f.* schräge Schnittwunde (ohne Substanzverlust).

échancrure *f.* Ausschnitt, Ausbuchtung *anat.* ⌣ cotyloïdienne *cfr.* cotyloïdien; grand [petite] ⌣ sciatique: Incisura ischiadica major [minor].

échange *m.* Wechsel; ⌣ nutritif: Stoffwechsel.

écharde *f.* in die Haut eingetretener Dorn, Splitter.

écharpe *f.* Schlinge, Mitella.

échauder *v.* verbrühen.

échauffement *m.* 1) Erhitzung. 2) *vulg.* Ausfluss, Tripper.

échinocoque *m.* Blasenwurm, Echinococcus.

éclabousser *v.* bespritzen.

éclaboussure *f.* Spritzer, abgerissenes Stück.

éclairage *m.* Beleuchtung; *ophthal.* ⌣ oblique: schiefe Beleuchtung; *chem.* gaz d'⌣: Leuchtgas.

éclampsie *f.* Eklampsie, Krampfanfälle.

éclat *m.* Splitter; ⌣ d'acier: Stahlsplitter.

éclater *v.* zersplittern, ausbrechen.

éclisse *f.* = attelle: Schiene.

éclopé *adj.* lahm; *m.* Krüppel.

écloper *v.* zum Krüppel machen.

éclosion *f.* Erwachen, Erschliessen.

économie *f.* Körperhaushalt.

écorce *f.* Rinde.

écorché *m.* Muskelpräparat, Muskelmodell.

écorchure *f.* Abschürfung, Excoriatio.

écossais *adj.* schottisch; *pharm.* pilules ⌣es = pilules d'Anderson:: Aloë und Gutti enthaltende Abführpillen.

écoulement *m.* Ausfluss.

écouvillon *m.* Wischer; *chir.* wischerartiges Instrument zum Ausfegen innerer Höhlen (z. B. der Gebärmutter).

écouvillonnement *m.* Anwendung des ecouvillon *w. cfr.*

écouvillonner *v.* auswischen.

écran *m. physic.* Schirm.

écrasement *m.* Abdrückung; *chir.* Amputation mit dem Ecraseur.

écraser *v.* zerdrücken, zerquetschen.

écraseur *m. chir.* chirurgisches Instrument zur Abtragung oberflächlicher Geschwülste durch stumpfe Gewalt.

écrémage *m. hyg.* Abrahmen.

écrémer *v. zu* écrémage.

écrevisse *f.* Krebs; yeux d'⌣ *cfr.* yeux.

écriture *f.* Handschrift.

écrivain *m.* Schriftsteller; crampe des ⌣s: Schreibekrampf.

écrou *m.* Schraubenmutter.

écrouelles *f. plur. vulg.* Skrofeln.

ectasie *f.* krankhafte Erweiterung.

ecthyma *m.* Eiterblasenausschlag, Ekthyma.

ectophyte *m.* Parasite der Körperoberfläche.

ectopie *f.* Verlagerung; ⌣ rénale: Wanderniere.

ectozoaire *m.* Hautparasit.

ectromélie *f.* Missgeburt mit verkrüppelten Gliedmassen.

ectropion *m. ophthal.* Ektropium, Auswärtsdrehung des Lidrandes.

écume *f.* Schaum.

écusson *m. pharm.* auf Leder aufgestrichenes Pflaster.

eczéma *m.* Ekzem.

eczémateux *adj. zu* eczéma.

eczématisation *f.* Ekzembildung.

édenté *adj.* zahnlos.

édification *f.* Aufbau, Gebilde.

édredon *m.* 1) Eiderdaune. 2) Deckbett.

édulcoration *f. zu* édulcorer.

édulcorer *v.* versüssen.

effacement *m. obst.* ⌣ du col: Verstreichen des Cervix.

effacer *v.* verstreichen, zum Verschwinden bringen.

efférent *m.* ausführend.

effet *m.* Wirkung; ~ général [local]: Allgemein- [Lokal-] Wirkung.

effervescence *f.* Aufbrausen.

effervescent *adj. pharm.* limonade ~e: Brauselimonade.

efficace *adj.* wirksam.

efficacité *f.* Wirksamkeit.

effiler *v.* zuspitzen, ausfasern.

effilure *f.* ausgezogene Spitze.

effleurage *m.* 1) leichte Berührung, 2) gelinde Form der Massage.

effleurer *v.* streifen, leicht berühren.

efflorescence *f.* Hautausschlag, Erhabenheit auf der Haut.

effluence *f.* Ausdünstung.

effluve *m.* Ausströmung, Ausdünstung.

effondrement *m. obst.* ~s par le forceps: Zangeneindrücke.

effort *m.* Anstrengung; *physiol.* gleichzeitige Kontraktion mehrerer Muskeln zur Ueberwindung eines Widerstandes.

effusion *f.* Ausgiessen, Vergiessen.

egilops *m. ophthal.* = anchylops *w. cfr.*

églantier *m.* wilde Rose; fruit d'~: Hagebutte.

égophonie *f. int.* = voix chevrotante: Meckern der Stimme, Aegophonie.

égout *m.* Kloake, Abführkanal.

égoutier *m.* Kloakenarbeiter.

égoutter *v.* abtropfen lassen.

égratigner *v.* kratzen.

égratignure *f.* Kratzwunde, Schramme.

eisodique *adj. int.* les fibres ~s: die centripetalen Fasern (des Reflexbogens).

éjaculateur *adj. anat.* conduit ~: Ductus ejaculatorius.

éjaculation *f.* Ausspritzung, Ejakulation.

élaboration *f.* Verarbeitung.

élancé *adj.* schlank.

élancement *m.* plötzlicher stichartiger Schmerz, Stich.

élargissement *m.* Erweiterung.

élasticité *f.* elastische Beschaffenheit.

élastique *adj.* elastisch; compression par la bande ~: elastische Kompression.

élection *f.* Auswahl.

électivité *f.* Auswahlvermögen.

électricité *f.* Elektrizität.

électrique *adj.* elektrisch.

électrisation *f.* Elektrisieren.

électro-aimant *m.* Elektromagnet.

électrode *f.* Elektrode.

électrolyse *f. physic.* Zersetzung durch den elektrischen Strom, Elektrolyse.

électro-moteur *adj. physic.* pouvoir ~: elektro-motorische Kraft.

électuaire *m. pharm.* Latwerge, Electuarium; ~ lénitif: Sennalatwerge.

éléidine *f. anat.* die glänzende Substanz des Stratum granulosum der Haut.

élément *m.* 1) Urstoff, Element; ~s animés: belebte Wesen; ~ anatomique: anatomisches Grundelement; les ~s nerveux: die nervöse Substanz. 2) *physic.* Element einer elektrischen Batterie.

éléocérat *m. ou* éléocérolé *m. pharm.* Wachssalbe.

éléolat *m. pharm.* Arzneipräparat, das flüchtiges Oel zur Basis hat.

éléolé *m. pharm.* Arzneipräparat, das gewöhnliches Oel zur Basis hat.

éléphantiasis *f.* Elefantiasis; ~ des Arabes:: Hautverdickung, Pachydermie; ~ des Grecs:: echte Lepra.

élévateur *m.* Hebemuskel; ~ propre de la lèvre supérieure [commun de l'aile du nez et de la lèvre supérieure]: Caput infraorbitale [angulare] musculi quadrati labii superioris.

élévation *f.* Erhebung; ~ de la température: Temperatursteigerung.

élévatoire *m.* Elevatorium, Hebeeisen.

élevure *f.* kleine Pustel auf der Haut.

élimination *f.* Ausscheidung.

élixir *m.* Trank; *pharm.* ~ acide de Haller:: durch ein Pflanzenextrakt rot gefärbte Mixtura sulfurica acida; ~ parégorique: Tinctura opii benzoica.

ellébore *m. pharm.* Helleborus, Niesswurz.

éloigné *adj.* entfernt; résultats ~s: Späterfolge.

élongation *f.* Verlängerung, Dehnung.

élythrocèle *f. invet.* Scheidenhernie.

élythrorrhaphie *f. invet.* Scheidennaht.

émaciation *f.* starke Abmagerung.

émacié *adj.* abgezehrt.
émail *m. anat.* Schmelz (der Zähne), Email.
émanation *f.* Ausdünstung.
émasculation *f. invet.* Kastration, Entmannung.
embarras *m.* Verwirrung; *int.* ⁓ gastrique: verdorbener Magen, leichter Magenkatarrh; ⁓ de la langue: Anstossen beim Sprechen.
embaumement *m.* Einbalsamierung.
embaumer *v.* einbalsamieren.
emblée, d'⁓ *adv.* von vorne herein; *psych.* délire d'⁓: primäres Delirium.
emboîtement *m.* Einschachtelung; *anat.* articulation par ⁓ réciproque = articulation en selle: Sattelgelenk.
embolie *f.* Embolie, Gefässverstopfung durch eine eingeschwemmte Masse.
embonpoint *m.* Wohlbeleibtheit.
embouchure *f.* Einmündung.
embout *m.* Zwinge, Ansatz, Spitze.
embrocation *f. invet.* Uebergiessen und Verreiben beruhigender Flüssigkeiten auf schmerzhaften Stellen.
embrocher *v.* anspiessen.
embryon *m.* Frucht, Embryo.
embryonnaire *adj. zu* embryon; *obst.* avortement ⁓ *cfr.* avortement.
embryotomie *f. obst.* Zerstückelung der Frucht, Embryotomie.
émergence *f.* Austrittstelle.
émerger *v.* austreten; *physic.* rayon émergeant: austretender (ausfallender) Strahl.
émétine *f. pharm.* Alkaloid aus der Ipecacuanha.
émétique *adj. pharm.* erbrechenerregend.
émétique *m.* 1) Brechmittel. 2) = tartre stibié: Brechweinstein. 3) *rar.* = bitartrate: doppeltweinsaures Salz.
éméto-cathartique *adj.* erbrechenerregend und abführend; *m.* Brech- und Abführmittel.
émier *ou* émietter *v.* zerbröckeln.
éminence *f.* Erhabenheit; *anat.* ⁓ ileopectinée: Eminentia ileopectinea (ossis pubis); ⁓ mentonnière: Protuberantia mentalis (mandibulae); ⁓ thénar: Daumenballen; ⁓ hypo-thénar: Kleinfingerballen; ⁓ porte antérieure = lobe carré: Lobus quadratus hepatis; ⁓ porte postérieure = lobe de Spigel: Lobus caudatus hepatis; ⁓ ou corps olivaire du bulbe: Oliva medullae oblongatae; ⁓ ou tubercule mamillaire *ou* pisiforme: Corpus mamillare (cerebri).
émissaire *m. anat.* Emissarium (Durchtrittsloch des Schädeldachs für Venen); *adj.* veines ⁓s *ou* de Santorini: Venen der Emissarien.
émission *f.* ⁓ sanguine: Blutentziehung, Aderlass.
emmaillotter *v.* in Windeln wickeln.
emmancher *v.* anpassen; ⁓ une canule en verre dans un tube en caoutchouc: eine Glaskanüle in einen Gummischlauch stecken.
emménagogue *adj.* menstruationsbefördernd.
emmétrope *adj. ophthal.* normalsichtig.
emmétropie *f.* Normalsichtigkeit.
émollient *adj.* erweichend; *m.* erweichendes Mittel.
émonction *f.* Ausscheidung.
émonctoire *m.* Ausscheidungsapparat.
émorceler *v.* zerstückeln.
émotif *adj. psych.* délire ⁓ (Morel): Zwangsvorstellung.
émotion *f.* Gemütserregung.
émousser *v.* abstumpfen.
empâtement *m.* teigige Anschwellung.
empâter *v.* verschleimen.
empenné *adj. chir.* suture ⁓e: Zapfennaht.
emphysémateux *adj. zu* emphysème.
emphysème *m.* Lungenerweiterung, Emphysem.
empiéter *v.* übergreifen.
empilement *m. physiol.* ⁓ des globules rouges du sang:: geldrollenförmige Aneinanderlagerung der roten Blutkörper.
empirer *v.* verschlimmern.
empirique *adj. zu* empirisme.
empirisme *m.* auf Erfahrungsthatsachen beruhende Kenntnisse, Empirismus.
emplastique *adj. zu* emplâtre.

emplâtre *m.* Pflaster; ⁓ brun *cfr.* brun; ⁓ mercuriel *ou* de Vigo: quecksilberhaltiges Pflaster.

emplumé *adj. chir.* suture ⁓e: Zapfennaht.

empois *m.* Stärke, Stärkeleim.

empoisonnement *m.* Vergiftung.

empoisonner *v.* vergiften.

emporter *v.* wegtragen, wegraffen; la septicémie emporta le malade: der Patient starb an Sepsis.

empreinte *f.* Eindruck; ⁓ du doigt: Delle vom Fingerdruck; *anat.* ⁓ deltoïdienne: Tuberositas deltoidea (humeri); ⁓ rénale du foie: Impressio renalis hepatis.

emprisonner *v.* einschliessen.

emprosthotonos *m.* tetanische Vorwärtsbewegung des Körpers, Emprosthotonus.

empyème *m.* Empyem, Eitergeschwulst.

empyreumatique *adj.* brenzlich, einen Brandgeruch habend.

émulgent *adj.* austretend.

émulsine *f. ou* synaptase *f.* Ferment der süssen und bitteren Mandeln.

émulsion *f.* Emulsion.

émulsionner *v.* Emulsion machen.

enarthrose *f.* Nussgelenk, Pfannengelenk.

encanthis *f. invet.* Thränendrüsengeschwulst.

encapsuler *v.* einkapseln.

encaume *m. invet.* tiefes Hornhautgeschwür.

enceinte *adj. femin.* schwanger.

encens *m.* Weihrauch.

encéphale *m.* Gehirn (zerfällt in cerveau: Grosshirn, cervelet: Kleinhirn, protubérance annulaire *ou* isthme de l'⁓: Varolsbrücke, bulbe rhachidien: verlängertes Mark).

encéphalite *f.* Hirnentzündung.

encéphalocèle *f.* Hirnbruch.

encéphaloïde *adj.* hirnartige Konsistenz besiztend; *m.* Markschwamm *cfr.* carcinome.

encéphalopathie *f.* Gehirnkrankheit.

enchatonnement *m. obst.* ⁓ du placenta: Einschliessung der Nachgeburt, Incarceratio placentae.

enchatonner *ou* enchâsser *v.* einfassen.

enchevêtrement *m.* Durchflechtung.

enchevêtrer *v.* verhalftern, durchflechten.

enchevillement *m.* Einkeilen.

encheviller *v. zu* enchevillement; *chir.* suture enchevillée: Zapfennaht.

enchifrènement *m.* Stockschnupfen.

enclavement *m.* Einkeilung, Einschliessung.

enclaver *v.* einkeilen, einschliessen.

enclume *f.* Amboss, *anat.* Incus (Gehörknöchelchen).

encoche *f.* Kerbe.

encombrement *m.* Ueberhäufung, Ueberfüllung.

encopé *f. invet.* Schnittwunde.

encroûtement *m.* Verkrustung; *anat.* cartilage d'⁓: Gelenkknorpel.

endartère *f.* innerste Arterienhaut.

endartérite *f.* Entzündung der innersten Arterienhaut.

endémie *f.* Endemie, einheimische Krankheit.

endémique *adj. zu* endémie.

endermique *adj. invet.* méthode ⁓ de l'administration des médicaments:: Methode der Einführung von Arzneimitteln durch (vermittelst Blasenpflaster) der Epidermis beraubte Hautstellen.

endoblaste *m. embryol.* inneres Keimblatt.

endocarde *m.* innere Herzhaut, Endokardium.

endocardite *f.* Entzündung der inneren Herzhaut, Endokarditis.

endoderme *m. embryol.* inneres Keimblatt.

endogène *adj.* innen entstehend, endogen.

endolymphe *f. anat.* Endolymphe, Flüssigkeit des inneren Ohres.

endométrite *f.* Entzündung der Uterusschleimhaut, Endometritis.

endoplasme *m. anat.* um den Kern herum befindliches Protoplasma (*opp.* exoplasma: peripherer Teil des Protoplasma).

endormir *v.* einschläfern, narkotisieren.

endoscope *m.* Apparat zur Beleuchtung innerer Körperoberflächen.

endosmose *m. physic.* Osmose, Endosmose, Flüssigkeitsaustausch durch Membranen hindurch.

endothélium *m. anat.* = épithélium à cellules plates: Endothel.

enduire *v.* umgeben, aufstreichen.

enduit *m.* Ueberzug, Belag.

endurcir *v.* verhärten.

endurcissement *m.* Verhärtung.

énergétique *adj. zu* énergie; *physiol.* dépense ~ du muscle: Kraftverbrauch des Muskels.

énergie *f.* Kraft, Energie.

énervement *m. ou* énervation *f.* Entnervung, Entkräftung.

énerver *v. zu* énervement.

enfance *f.* Kindheit, Kinderjahre.

enfantement *m.* Geburt.

enfanter *v.* gebären.

enflammer *v.* entzünden.

enfler *v.* anschwellen.

enflure *f.* Anschwellung (der Haut und des Unterhautzellgewebes).

enfoncement *m.* Eindruck, Depression, unvollständige Fraktur.

enfoncer *v.* eindrücken, hineinstecken.

enfouir *v.* vergraben, verscharren.

enfouissement *m.* Vergraben.

engagement *m. obst.* Eintreten (ins Becken).

engager *v.* s'~: sich einlassen; *anat.* l'artère s'engage sous le muscle: die Arterie tritt unter dem Muskel durch (verläuft unter dem Muskel); *obst.* ins Becken eintreten.

engaîner *v.* einscheiden, umscheiden.

engelure *f.* Frostbeule.

engendrer *v.* zeugen, erzeugen.

englober *v.* einschliessen, umschliessen.

engorgement *m.* Ueberfüllung, Anschwellung; ~ ganglionnaire: Drüsenanschwellung; ~ laiteux: Milchverhaltung.

engorger *v.* anschwellen.

engouer *v. zu* engoûment.

engoûment *m. ou* engouement *m.* Anschoppung, Anstauung, Verstopfung.

engourdir *v. zu* engourdissement.

engourdissement *m.* Erschlaffung, Erstarrung, Einschlafen der Glieder.

engrais *m.* 1) Mast. 2) Dünger, Mist.

engraisser *v.* mästen, dick werden.

engrener *v.* ineinandergreifen.

engrenure *f. anat.* Nahtverbindung durch Ineinandergreifen (z. B. der Schädelknochen).

enivrer *v.* berauschen.

enkysté *adj.* eingekapselt.

enkystement *m.* Einkapselung.

enlacer *v.* verschlingen, verflechten.

enlever *v.* wegnehmen, entfernen.

enostose *f.* Knochenanwuchs ins Innere eines Knochens.

enragé *adj.* wütend, von der Hundswut befallen.

enraidissement *m.* Steifigkeit.

enregistreur *m. physiol.* Registrierapparat, Markierapparat.

enrobement *m. hyg.* Fleischkonservierung durch Einpacken in Fett oder Gelatine.

enrober *v. zu* enrobement.

enroué *adj.* heiser.

enrouement *m.* Heiserkeit.

enroulement *m.* Aufrollen.

enrouler *v.* aufrollen.

ensellure *f. vulg.* Einsattelung, hohles Kreuz, Lordose.

ensemencement *m.* Anlegen einer Kultur.

ensemencer *v.* aussähen, Kultur anlegen.

ensiforme *adj.* schwertförmig; *anat.* les apophyses ~s du sphénoïde: die Spitzen der kleinen Keilbeinflügel; cartilage *ou* appendice ~: Processus xiphoideus (sterni).

entaille *f.* Einschnitt, Schnittwunde.

entamer *v.* anschneiden, anbrechen.

entendement *m. psych.* Begriffsvermögen.

entéralgie *f.* Schmerzhaftigkeit im Darm.

entérique *adj.* Darm—.

entérite *f.* 1) Darmentzündung im allgemeinen. 2) Dünndarmentzündung (*opp.* colite: Dickdarmentzündung; typhlite: Blinddarmentzündung; rectite: Mastdarmentzündung.)

entérocèle *f.* Darmhernie.

entérocolite *f.* Entzündung des Dünn- und Dickdarmes; ‿ muco-membraneuse: Enteritis membranacea.

entérolithe *m.* Darmstein.

entéropexie *f. chir.* Annähen des Darms an die Bauchwand.

entéroptose *f. int.* Dyspepsie mit Neurasthenie infolge von Herabsinken (Descensus) von Darmschlingen, Enteroptosis.

entérorrhagie *f.* Darmblutung.

entérorrhée *f. rar.* Diarrhöe.

entérotome *m. chir.* Enterotom (klammerartiges Instrument zur Beseitigung des Sporns vor der Operation des widernatürlichen Afters).

entérotomie *f.* Darmschnitt.

enterrement *m.* Beerdigung.

enterrer *v.* beerdigen.

entité *f.* Einheit; ‿ morbide: Krankheit für sich, Morbus sui generis (*opp.* ensemble de symptômes: Symptomengruppe).

entonnoir *m.* Trichter; *anat.* ‿ des reins: Calix renalis.

entoparasite *m.* Parasite der inneren Organe.

entoptique *adj. ophthal.* phénomènes ‿s: Gesichtseindrücke durch vom Auge selbst kommende Reize.

entorse *f.* Verrenkung.

entortillé *adj. chir.* suture ‿e: umschlungene Naht.

entozoaire *m.* Eingeweidewurm, Darmwurm.

entrailles *f. plur.* Eingeweide.

entre-bâiller *v.* halb offensein.

entrecoupé *adj.* unterbrochen; *chir.* suture ‿e: Kopfnaht.

entre-croisement *m.* Kreuzung, Durchkreuzung.

entrelacer *v.* verschlingen, verflechten.

entropion *m. ophthal.* Einwärtsdrehung des Lidrandes, Entropium.

entr'ouvrir *v.* halb öffnen.

énucléation *f. ophthal.* ‿ de l'oeil: Herausnahme des Augapfels, Enucleatio bulbi.

énucléer *v. zu* énucléation.

énurésie *f. rar.* unfreiwilliger Harnabgang, Incontinentia urinae.

envahissement *m.* Eindringen, Befallen.

enveloppe *f.* Hülle; *anat.* membrane d'‿: Zellmembran.

envenimation *f.* Vergiftung.

envenimer *v.* vergiften.

envergure *f.* Flügelweite, Entfernung der Fingerspitzen bei horizontal ausgestreckten Armen.

envie *f.* 1) Gelüste schwangerer Frauen. 2) Trieb, Drang; ‿ d'aller à la selle: Stuhldrang.

épacmastique *adj. invet.* fièvre ‿: regelmässig ansteigendes Fieber.

épactal *ou* épacteux *adj.* os ‿: Wormsscher Schaltknochen im Winkel der Lambdanaht.

épais *adj.* dick.

épaisseur *f.* Dicke.

épaissir *v.* verdicken.

épaississement *m.* Verdickung.

épanchement *m.* Erguss, Exsudat.

épancher *v.* ergiessen.

épandage *m.* Ergiessen; *hyg.* Rieselfeldersystem.

épanouir *v.* aufgehen.

épanouissement *m.* Ausbreitung, Entfaltung; *anat.* couche des fibres d'‿ du nerf optique: Optikusfasernschicht der Netzhaut.

épargne *f.* Ersparnis; *physiol.* aliment d'‿: Sparmittel.

épaté *adj.* abgeflacht; nez‿: Stumpfnase; pied ‿ *rar.* (*gew.* pied plat): Plattfuss.

épaule *f.* Schulter.

épendyme *m.* Ependym, Hirnventrikel auskleidende Haut.

éperon *m.* Sporn.

éphélide *f.* Sommersprosse.

éphémère *adj.* eintägig.

éphidrose *f.* übermässige Schweissbereitung.

éphippion *m. anat.* Sella turcica, Türkensattel.

épi *m.* Aehre.

épial *adj. invet.* fièvre ‿e: kontinuierliches Fieber.

épiblaste *m. embryol.* äusseres Keimblatt, Exoderm.

épicanthus *m. anat.* Hautfalte über dem innern Augenwinkel, Epicanthus.

épicaume *m. ophthal.* Hornhautgeschwür durch Verbrennung.

épice *f.* Gewürze.

épicé *adj.* gewürzt; mets ~s: scharfe Speisen.

épicondyle *m. anat.* ~ de l'humérus: Epicondylus lateralis humeri.

épicondylien *adj. zu* épicondyle.

épicondylo-cubital *adj. anat. rar.* muscle ~: M. anconaeus.

épicondylo-radial *adj. anat. rar.* muscle ~: M. supinator.

épicrâne *ou* épicrânien *adj.* Schädel—; *anat.* muscle épicrânien: M. epicranius.

épidémicité *f.* epidemisches Auftreten.

épidémie *f.* Epidemie, Volksseuche.

épidémique *adj. zu* épidémie.

épiderme *m.* Oberhaut, Epidermis.

épidermicule *m. anat.* Oberhäutchen (der Haare).

épidermique *adj. zu* épiderme.

épididyme *m.* Nebenhoden.

épididymite *f.* Nebenhodenentzündung.

épigastre *m.* Magengegend, Oberbauchgegend.

épigastrique *adj. anat.* artère ~: Art. épigastrica inferior; creux ~: Magengrube, Herzgrube.

épiglotte *f.* Kehldeckel, Epiglottis.

épiglottique *adj. zu* épiglotte.

épignathe *m.* Epignathus, Missgeburt, welche mit der Mundhöhle ihres Zwillingsbruders in Verbindung steht.

épilation *f.* Enthaarung.

épilatoire *adj. zu* épilation.

épilepsie *f.* Fallsucht, Epilepsie.

épileptique *adj.* epileptisch.

épileptogène *adj. int.* zone ~: Körpergegend, deren Reizung epileptische Anfälle auslöst.

épiler *v.* Haare ausziehen.

épinard *m.* Spinat.

épine *f.* Dorn, Stachel; *anat.* ~ dorsale: Rückgrat; ~ iliaque antérieure et supérieure [postérieur et inférieure *etc.*]: Spina iliaca anterior superior [posterior inferior *etc.*]; ~ nasale: Spina nasalis; ~ de l'omoplate: Spina scapulae.

épineux *adj.* dornig; *anat.* artère épineuse: Arteria meningea media.

épingle *f.* Nadel; ~ anglaise *ou* de sûreté *ou* de nourrice: Sicherheitsnadel.

épinière *adj. femin.* moelle ~: Rückenmark.

épione *f. cfr.* caduque.

épiphora *f.* Thränenfluss.

épiphysaire *adj. zu* épiphyse.

épiphyse *f. anat.* Epiphyse, Knochenendstück; ~ du cerveau = glande pinéale: Zirbeldrüse.

épiplocèle *f.* Netzbruch.

épiploïque *adj. zu* épiploon.

épiploon *m.* Netz; grand ~ *ou* ~ gastrocolique: Omentum majus; petit ~ *ou* ~ gastro-hepatique: Omentum minus; ~ gastro-splénique: Lig. gastro-lienale; arrière-cavité des ~s: Bursa omentalis.

épisclérite *f.* = sclérotite *w. cfr.*

épisiorrhaphie *f. invet.* Naht der Scheide und Schamlippen.

épisodique *adj.* eingeschaltet; *psych.* syndromes ~s des dégénérés (Magnan): periodisch auftretende krankhafte Erscheinungen der Entarteten (z. B. Impulse, Zwangsvorstellungen).

épispadias *m.* Harnröhrenspaltung nach oben, Epispadie.

épispastique *adj.* blasenziehend.

épistaxis *f.* Nasenbluten.

épisthotonos *m.* = emprosthotonos *w. cfr.*

épithélial *adj.* Epithel—.

épithéliome *m.* = cancer cutané = cancroïde: Epithelialkrebs, Hautkrebs, Cancroid.

épithélium *m. anat.* Epithel; ~ à cellules pavimenteuses [cylindriques]: Platten-[Cylinder-]Epithel; ~ à cils vibratiles: Wimperepithel, Flimmerepithel; ~ à cellules plates = endothélium: Endothel.

épithéloïde *adj.* epithelartig.

épithème *m. pharm. rar.* lokal wirkendes Mittel.

épitrochlée *f. anat.* ⌣ de l'humérus:
Epicondylus medialis humeri.
épitrochléen *adj. zu* épitrochlée.
épitrochléo-métacarpien *adj. anat. rar.*
muscle ⌣: M. flexor carpi radialis.
épitrochléo-palmaire *adj. anat. rar.*
muscle ⌣: M. palmaris longus.
épitrochléo-radial *adj. anat. rar.* muscle
⌣: M. pronator teres.
épizoaire *m. ou* épizoon *m.* Parasit
der Körperoberfläche, Ektoparasit.
épizootique *adj. zu* épizoaire.
éponge *f.* Schwamm.
épreinte *f.* schmerzhafter Stuhlzwang,
Tenesmus.
épreuve *f.* Versuch, Experiment; *int.*
repas d'épreuve: Probemahlzeit.
éprouvette *f. chem.* Reagenzglas.
Epsom *pr. pharm.* sel d'⌣: Bittersalz,
schwefelsaure Magnesia.
épuisement *m.* Erschöpfung.
épuiser *v.* erschöpfen.
épulide *f. ou* épulis *f.* bösartige Neubildung am Zahnfleisch, Epulis.
épulotique *adj. vulg.* wundheilend.
épuration *f.* Reinigung.
équilibre *m.* Gleichgewicht.
équilibré *adj.* im Gleichgewichtszu-
stand befindlich.
équin *adj. chir.* pied ⌣: Pes equinus,
Pferdefuss.
équivalent *adj.* gleichwertig.
éradication *f.* Entwurzeln, gründliches
Herausnehmen.
érafler *v.* ritzen.
éraflure *f.* Ritz, Schramme.
érailler *v.* verzerren.
éraillure *f. ou* éraillement *m.* verzerrte
Stelle, oberflächlicher Riss.
érecteur *adj.* aufrichtend; muscle ⌣:
Erektionsmuskel.
érectile *adj.* schwellfähig; tissu ⌣:
Schwellgewebe.
érection *f.* Erektion, Steifwerden.
éreinter *v. vulg.* kreuzlahm machen.
érésipèle *m.* = érysipèle *w. cfr.*
éréthique *adj. zu* éréthisme.
éréthisme *m.* erhöhte Nervenerregbar-
keit, Erethismus.
ergot *m. pharm.* = blé cornu: Mutterkorn; ⌣ de seigle *ou* seigle ergoté:

Mutterkorn des Roggens, Secale
cornutum; *anat.* ⌣ de Morand:
Calcar avis.
ergoté *adj. zu* ergot.
ergotine *f.* ergotinine *f. pharm.* wirksame Substanzen des Mutterkornes.
ergotisme *m.* Vergiftung durch Mutterkorn, Ergotismus.
érigne *f. ou* érine *f.* Haken zum anatomischen Präparieren.
éroder *v.* benagen, angreifen.
érosion *f.* Anfressen, Angefressensein.
Erosion.
érotomanie *f.* = monomanie érotique
psych.: krankhafte Verehrung, krankhafte Liebe.
erratique *adj.* irrend, verirrt; frissons
⌣s: unregelmässig auftretende
Schüttelfröste.
erronné *adj.* irrig, falsch.
éructant *adj. zu* éructation.
éructation *f.* Aufstossen, geräusch-
volles Entleeren von Magengasen
durch den Mund.
érugineux *adj.* mit Grünspan bedeckt.
éruptif *adj.* maladies éruptives: plötzlich auftretende, mit Hautausschlag
einhergehende Krankheiten, akute
Exantheme.
éruption *f.* plötzlich auftretender Hautausschlag.
érysipélateux *adj. zu* érysipèle.
érysipèle *m.* Rose, Rotlauf, Erysipel.
érysipeloïde *m.* infektiöse Hautröte
(besonders der Hände).
érythémateux *adj. zu* érythème.
érythème *m.* Hautröte, Erythem.
érythroïde *adj.* rötlich; *anat.* tunique
⌣: Muskelhaut des Hodensackes.
érythromélalgie *f. int.* Rötung und
Schmerzhaftigkeit der gipfelnden
Körperteile.
érythrophobie *f. psych.* Furcht zu erröten.
escargot *m.* Weinbergschnecke.
escarre *f. ou* escharre *f.* Brandschorf,
Decubitalgeschwür.
escarrotique *m. ou* escharrotique *m.*
Aetzmittel.
ésérine *f. pharm.* Physostigmin, Alkaloid der Calabarbohne.

Esmarch *pr. chir.* appareil d'~ : Esmarchscher Schlauch (zum Blutleermachen von Gliedmassen vor Amputationen).

espace *m.* Raum; ~ perforé, semi-lunaire *etc. cfr.* perforé, semi-lunaire *etc.*

espacé *adj.* auseinanderliegend; *pharm.* doses ~es : verzettelte Dosen.

espèce *f.* 1) Art, Species. 2) *pharm.* ~s pectorales : Brustthee, Species pectorales.

esprit *m. pharm.* Spiritus; ~ de Mindérérus :: Liquor ammonii acetici; ~ de sel ammoniac : Salmiakgeist.

esquille *f.* Knochensplitter, Knochensequester.

esquillotomie *f.* operative Entfernung eines Knochensplitters (oder Knochensequesters).

esquinancie *f. invet.* Halsentzündung, Angina tonsillaris.

essai *m.* Versuch, Probe, Untersuchung; tube à ~ : Reagenzglas.

essence *f.* 1) Wesen. 2) *chem.* = huile volatile : flüchtiges Oel, Essenz; ~ minérale : Petroleumäther; ~ de térébenthine : Terpentinöl.

essentiel *adj.* eigentlich, wesentlich (*opp.* symptomatique).

essera *m.* = urticaire *w. cfr.*

essoufflement *m.* Atemnot, Kurzatmigkeit.

essouffler *v. zu* essoufflement.

esthésie *f. cfr.* aesthésie.

esthiomène *m. invet.* fressendes Geschwür (Lupus) an Scheide oder Damm.

Estlander *pr. chir.* opération d'~ : Thoracotomie (subperiostale Rippenresektion, um das Einsinken des Thorax zu ermöglichen).

estomac *m.* Magen.

estropiement *m.* Verkrüppelung.

estropier *v.* verkrüppeln.

étable *f.* Stall.

étage *m.* Stockwerk; *chir.* suture par ~s : mehrfache Naht, Etagennaht; *anat.* ~ antéro-supérieur [moyen, postéro-inférieur]: vordere[mittlere, hintere] Schädelgrube; ~s des pédoncles cérébraux *cfr.* pédoncle.

étain *m.* Zinn; papier d'~; Staniolpapier.

étamage *m.* Verzinnung.

étamine *f.* Staubfaden.

étanche *adj.* undurchlässig, wasserdicht.

état *m.* Zustand; ~ actuel: Status praesens (einer Krankengeschichte); ~ général: Allgemeinzustand; ~ local: Lokalbefund: ~ puerpéral: Wochenbett; ~ vicieux: fehlerhafte Beschaffenheit; ~ de mal (de l'épilepsie): Status epilepticus (ohne Zwischenpausen sich wiederholende Anfälle); période d'~ : Höhestadium (*opp.* ascension et déclin: Anstieg und Abfall); *chem.* ~ gazeux [liquide]: gasförmiger [flüssiger] Zustand; ~ naissant: Status nascendi.

été *m.* Sommer; *int.* asthme d'~ : Heufieber.

éteignoir *m.* Löschhütchen; en ~ : in Form eines (aufrechten) Kegels (*opp.* en entonnoir: trichterförmig).

éteindre *v.* auslöschen : voix éteinte: klanglose Stimme; s'~ : erlöschen, ersterben.

étendre *v.* ausdehnen; acide acétique très étendu d'eau: mit Wasser stark verdünnte Essigsäure; ~ un emplâtre sur un morceau de toile: ein Pflaster auf Leinwand aufstreichen.

étendue *f.* Ausdehnung.

éternuement *m. ou* éternûment *m.* Niessen.

éternuer *v.* niessen.

éther *m. chem.* Aether; ~ sulfurique : Schwefeläther.

éthérat *m. ou* éthérolat *m. pharm.* Destillationsprodukt von Aether mit aromatischen Substanzen.

éthéré *adj.* ätherisch.

éthérification *f. pharm.* Umwandlung eines Alkohols in Aether.

éthérisation *f.* Aethernarkose, lokale Aetheranästhesie.

éthérisme *m.* Aetherismus, Aethervergiftung.

éthérolature *f. pharm.* ätherische Tinktur (durch Maceration hergestellt).

étherolé *m. pharm.* Auflösung medikamentöser Substanzen in Aether.

éthérolat *m. cfr.* éthérat.

éthiops *m. invet.* Metallverbindung von schwarzer Farbe.

éthmoïdal *adj. anat. zu* éthmoïde; filet ‿ = nerf nasal interne *cfr.* nasal.

éthmoïde *m.* Siebbein, Os ethmoidale.

éthyle *m. pharm.* chlorure d'‿: Aethylchlorid.

éthylène *m.* = hydrogène bicarboné: Aethylen, Kohlenwasserstoffgas.

éthylique *adj.* alcool ‿: Aethylalkohol, Weingeist.

étincelle *f.* Funke.

étiologie *f.* Ursächlichkeit, Aetiologie.

étique *adj. rar.* = hectique *w. cfr.*

étisie *f. rar.* Auszehrung.

étoile *f.* Stern.

étoilé *adj.* sternförmig; kératite ‿e *cfr.* kératite.

étouffement *m.* Beklemmung, Erstickung.

étouffer *v.* ersticken.

étoupe *f.* Werg.

étourdissement *m.* Betäubung, Taumel.

étranger *adj.* corps ‿: Fremdkörper.

étranglement *m.* 1) Einklemmung, Einschnürung, Inkarzeration. 2) *leg.* = mort par la strangulation: Erdrosselung.

étrangler *v. zu* étranglement.

étrécir *v. rar.* = rétrécir *w. cfr.*

étrécissement *rar. m.* = rétrécissement *w. cfr.*

étrier *m.* Steigbügel; *chir.* bandage de l'‿: Steigbügelverband; *anat.* Stapes (Gehörknöchelchen) muscle de l'‿: M. stapedius.

étroit *adj.* schmal, enge.

étroitesse *f.* Enge.

étuve *f.* Schwitzstube; ‿ humide: Dampfbad, Dampfsterilisationsapparat; ‿ sèche: Schwitzbad, Heissluftsterilisationsapparat, Wärmeschrank, Brutschrank.

eucrasie *f. invet.* gute Säftebeschaffenheit.

eukyésie *f. invet.* normale Schwangerschaft.

eupepsie *f.* gute Verdauung.

eupeptique *m.* Verdauungsmittel.

euphorbe *m. pharm.* Wolfsmilch, Euphorbia.

eupnée *f.* leichtes Atmen.

Eustache *pr. anat.* trompe d'‿: Tuba auditiva, Ohrtrompete; valvule d'‿: Valvula venae cavae inferioris.

eutocie *f.* normale Geburt.

eutocique *adj. zu* eutocie; ceinture ‿: Gesundheitsbinde für schwangere Frauen.

évacuant *adj.* entleerend; *m.* Entleerungsmittel (Harn-, Stuhl-, Brechmittel).

évacuateur *adj.* entleerend; *m.* Entleerungsinstrument.

évacuation *f. hyg.* orifice d'‿: Zugloch, Luftloch.

évacuer *v.* entleeren.

évaluer *v.* anschlagen, berechnen.

évanouir *v.* s'‿: ohnmächtig werden.

évanouissement *m.* Ohnmacht.

évaporation *f.* Verdampfung.

évaporer *v.* verdampfen.

évaser *v.* erweitern, ausschweifen.

évent *m. hyg.* Luftschacht, Zugröhre.

éventration *f.* 1) Heraustreten aus der offenen Bauchhöhle. 2) Bauchhernie.

Evian-les-Bains *pr.* französischer Badeort am Genfer See mit schwach alkalischem Mineralwasser.

évidement *m. chir.* ‿ des os: Auskratzung der Knochen, partielle Knochenabtragung.

évier *m. hyg.* Ausguss, Wasserstein.

éviscération *f. obst.* Herausnahme der Eingeweide des Fötus.

éviscérer *v. zu* éviscération.

évoluer *v.* sich entwickeln.

évolution *f.* Entwickelung.

évulsion *f.* Ausreissen.

exacerbation *f.* Verschlimmerung.

exagération *f.* ‿ *ou* exaltation des réflexes: Steigerung der Reflexe.

exagérer *v.* übertreiben.

exaltation *f. cfr.* exagération.

examen *m.* 1) Prüfung, Examen. 2) Untersuchung; ‿ du malade: Krankenuntersuchung.

exanthème *m.* Hautausschlag.

exarticulation *f. chir.* Exartikulation, Gelenkamputation.

exaspération *f.* Steigerung.
exaspérer *v.* steigern.
excavation *f.* Aushöhlung; *obst.* ⁓ pelvienne = petit bassin: kleines Becken.
excès *m.* Uebermass; ⁓ de nourriture: überreiche Ernährung; *chem.* l'acide chlorhydrique en ⁓: die überschüssige Salzsäure.
excipient *m. pharm.* aufnehmendes Mittel.
excision *f. chir.* Ausschneiden.
excitabilité *f.* Reizbarkeit, Erregbarkeit.
excitable *adj.* reizbar.
excitant *adj.* erregend; *m.* Reiz, Reizmittel.
excitation *m.* Erregung, Reiz; *physiol.* ⁓ latente: latente Reizung.
exciter *v.* reizen, erregen.
excito-moteur *adj.* le système ⁓:: die Sinneseindrücke in Bewegung umsetzenden Nervenzellen und Nervenfasern.
excoriation *f.* Hautabschürfung.
excréation *f.* = exscréation *w. cfr.*
excrément *m.* Ausleerung, Kot.
excrémentiel *ou* excrémentitiel *adj. zu* excrément.
excréter *v.* ausscheiden.
excréteur *adj.* ausscheidend; tube *ou* conduit ⁓: Ausführungsgang.
excrétion *f.* Ausscheidung.
excroissance *f.* Auswuchs.
exencéphale *m.* Missgeburt mit nicht geschlossenem Schädel.
exentération *f. obst.* = éviscération *w. cfr.*; *ophthal.* ⁓ de l'orbite: Ausräumung der Augenhöhle.
exercice *m.* Uebung, Ausüben; ⁓ [illégal] de la médecine: [unerlaubtes] Ausüben der ärztlichen Praxis.
exérèse *f. chir.* Abtragung; plaie par ⁓: Wunde mit Substanzverlust (*opp.* plaie par diérèse: Wunde ohne Substanzverlust).
exfoliation *f.* Abblätterung.
exhalation *f.* Ausdünstung.
exhaler *v.* ausdünsten.
exhibionistes *m. plur. psych.* Leute, die den Drang haben, gewisse Körperteile (besonders die Geschlechtsteile) zu zeigen.
exhumation *f. leg.* Wiederausgraben einer Leiche.
exiguïté *f.* Kleinheit.
exinanition *f.* äusserste Entkräftung.
exoderme *m. embryol.* äusserstes Keimblatt, Ektoderm.
exodique *adj. int.* les fibres ⁓s: die centrifugalen (motorischen) Fasern des Reflexbogens.
exogène *adj.* aussen gebildet.
exoine *f. leg.* ärztliches Zeugnis über Verhinderung einer gerichtlichen Vorladung zu folgen.
exomphale *f.* exomphalie *f.* exomphalocèle *f.* Nabelbruch, Bruch in der Linea alba.
exophthalmie *f.* Exophthalmus, krankhaftes Hervortreten des Augapfels.
exophthalmique *adj. zu* exophthalmie; *int.* goître ⁓: Basedowsche Krankheit.
exoplasme *m. anat. cfr.* endoplasme.
exorbitisme *m.* = exophthalmie *w. cfr.*
exosmose *f. physic.* Osmose, Exosmose, Flüssigkeitsaustausch durch Membranen hindurch.
exostose *f.* Exostose, Knochenauswuchs.
exothyropexie *f. chir.* Operation des stumpfen Herauslösens eines Kropflappens nach zuvor ausgeführtem Hautschnitte, worauf man den Lappen aussen auf dem Hals atrophieren lässt.
exotique *adj.* ausländisch.
expansibilité *f. physic.* Ausdehnbarkeit (der Gase).
expansion *f.* Ausdehnung.
expectant *adj.* abwartend, exspektativ.
expectation *f.* abwartende Behandlung; ⁓ armée *cfr.* armé.
expectorant *m.* Auswurf beförderndes Mittel.
expectoration *f.* Auswerfen, Ausspucken.
expérience *f.* Erfahrung, Versuch; sujet en ⁓: Versuchsperson; animal en ⁓: Versuchstier; ⁓ des deux verres: Zweigläserprobe.

expérimental *adj.* experimentell.

expert *m. leg.* = médecin ⸗: ärztlicher Sachverständiger.

expertise *f. leg.* ärztliche Untersuchung durch einen gerichtlich bestellten Sachverständigen.

expiration *f.* Ausatmen; *int.* ⸗ prolongée: verlängerte Exspiration.

explorateur *adj.* untersuchend; *m.* Untersucher, Untersuchungsinstrument; ⸗ à boule: Kugelsonde.

exploration *f.* Erforschung, Untersuchung.

expression *f.* 1) Ausdruck. 2) *obst.* Ausdrücken (der Placenta).

expuition *f.* Ausspucken (durch Lippenbewegung allein).

expulsif *adj.* austreibend.

expulsion *f.* Ausstossung.

expultrice *adj. femin. obst.* douleurs ⸗s: Schmerzen der Austreibungsperiode.

exsangue *adj.* blutlos.

exscréation *f.* Ausspucken (durch starkes Ausatmen ohne Husten).

exsiccation *f.* Austrocknung.

exstrophie *f. ou* extroversion *f.* Verlagerung nach aussen (als Bildungsfehler), Ektopie.

exsudat *m.* Ausschwitzung, Exsudat; ⸗ ancien [récent]: altes [frisches] Exsudat.

exsudation *f.* Ausschwitzung.

exsuder *v.* ausschwitzen.

extase *f.* Verzückung.

extenseur *m.* Streckmuskel; ⸗ commun des doigts: M. extensor digitorum manus communis; long [court] ⸗ du pouce: M. extensor pollicis longus [brevis]; ⸗ propre de l'index: M. extensor indicis proprius; ⸗ propre du petit doigt: M. extensor digiti quinti proprius; ⸗ commun des orteils: M. extensor digitorum pedis longus; ⸗ propre du gros orteil: M. extensor hallucis longus.

extensibilité *f.* Ausdehnungsvermögen.

extension *f.* Ausdehnung; faire l'⸗ continue: Zugverband anlegen.

exténuation *f.* Entkräftung, Erschöpfung.

extériorisation *f. chir.* Herausbringen, Herausschälen (einer Geschwulst); *physiol.* Verlegung der Sinneseindrücke nach aussen, Projektion der Sinneseindrücke nach der Peripherie.

extérioriser *v. zu* extériorisation.

externe *m.* ⸗ des hôpitaux: Student, welcher einfache ärztliche Verrichtungen in den Krankenhäusern zu besorgen hat, Famulus, Amanuensis.

extirpation *f. chir. rar.* Herausnahme, Exstirpation.

extirper *v. zu* extirpation.

extra-courant *m. physic.* Extrastrom, Extracurrentstrom.

extractif *adj.* les principes ⸗s: die Extraktivstoffe, die Auszugstoffe.

extraction *f.* Herausnahme; ⸗ des dents: Ausziehen der Zähne; ⸗ du coeur: Herausnahme des Herzens (bei der Sektion); *ophthal.* ⸗ linéaire [à lambeau] de la cataracte: Linearextraction [Lappenextraktion] des Stars; *pharm.* Ausziehen, Extrakt machen.

extrait *m. pharm.* Auszug, Extrakt.

extra-utérin *adj.* grossesse ⸗e: Bauchschwangerschaft, Extrauterinschwangerschaft.

extravasation *f.* Flüssigkeitsaustritt aus den Gefässen.

extra-ventriculaire *adj. anat.* noyau ⸗ du corps strie = noyau lenticulaire: Linsenkern, Nucleus lentiformis.

extremité *f.* Spitze, gipfelnder Körperteil (*opp.* membre: Extremität).

extrinsèque *adj.* äusserlich.

exubérant *adj.* üppig wuchernd.

exulcération *f.* oberflächliches Geschwür.

exutoire *m.* künstlich erzeugtes Geschwür, Fontanelle.

F.

F *abrev. pharm.* = faites: fac, fiat, man mache. *W. cfr.* F. s. a.

face *f.* Gesicht.

facette *f.* Seitenfläche, kleine Gelenkfläche; *anat.* ˷ auriculaire: Facies auricularis (ossis ilei).

facial *adj. zu* face; *anat.* nerf ˷: N. facialis (7. Hirnnerv).

facies *m.* Gesichtsausdruck, Facies.

factice *adj.* künstlich, erkünstelt.

faculté *f.* 1) Fakultät einer Universität. 2) geistige Fähigkeit.

fade *adj.* fade, schal.

faible *adj.* schwach.

faiblesse *f.* Schwäche; ˷ irritable: reizbare Schwäche.

faim *f.* Hunger.

faire *v.* machen; *vulg.* ˷ une maladie: eine Krankheit haben; ˷ ses dents: zahnen.

faisceau *m.* Bündel; *anat.* ˷ musculaire: Muskelbündel; ˷ pyramidal: Pyramidenstrang.

fait *m.* Thatsache, Fall; rapporter un ˷: über einen Fall berichten.

faix *m. obst. invet.* mit seinen Häuten im Uterus zurückgebliebener Fötus.

falciforme *adj.* sichelförmig.

Fallope *pr. anat.* arcade *ou* ligament de ˷ = arcade crurale *ou* fémorale: Poupartsches Band, Lig. inguinale; trompe de ˷: Tuba uterina, Eileiter; aqueduc de ˷: Canalis facialis ossis temporalis.

falsification *f.* Verfälschung.

famélique *adj. zu* famine.

familial *adj.* maladie ˷e: Familienkrankheit.

famine *f.* Hungersnot.

faradique *adj. zu* faradisation.

faradisation *f. ou* faradisme *m. physic.* Faradisierung, Elektrisierung mit dem Induktionsstrom.

farcin *m.* = morve *w. cfr.*

fard *m.* Schminke.

farine *f.* Mehl; ˷ lactée:: Pulver aus konzentrierter Milch, Zucker und Brot.

farineux *adj.* mehlig.

fascicule *m.* Bündel.

fasciculé *adj.* bündelförmig.

fascination *f.* Fascinierung, Bezauberung durch den Blick.

fatigue *f.* Müdigkeit.

Faucher *pr. int.* tube de ˷: Schlundsonde nach Faucher.

faufil *m. chir.* suture en ˷ *cfr.* suture.

fausset *m. physiol.* voix de ˷: Fistelstimme.

faux *adj.* falsch; fausse articulation: Pseudarthrose; ˷ croup: Pseudokroup; fausse membrane: Pseudomembran; fausse route: falscher Weg; fausse variole: Windpocken; *obst.* fausse couche: Abortus, Fehlgeburt; fausse grossesse: eingebildete Schwangerschaft; ˷ germe: Mola, Mole; ˷ promontoire sacré: Pseudopromontorium; *anat.* fausse côte: falsche Rippe.

faux *f.* Sichel; *anat.* ˷ du cerveau [cervelet]: Falx cerebri [cerebelli].

faveux *adj. int.* teigne faveuse: Favus, Erbgrind.

favique *adj. int.* godet ˷: Favusschildchen.

fébricule *f.* leichtes Fieber.

fébrifuge *adj.* fiebervertreibend; *m.* Fiebermittel.

fébrile *adj.* fieberhaft.

fécal *adj.* kotig; matières ˷es: Kot.

fécaloïde *adj.* kotartig.

féces *f. plur.* Kot.

fécondation *f.* Befruchtung.

féconder *v.* befruchten.

fécondité *f.* Fruchtbarkeit.

fécule *f.* Stärkemehl.

féculent *adj.* stärkemehlhaltig.

fêlé *adj. int.* bruit de pot ˷: Geräusch des gesprungenen Topfes.

fêlure *f.* Sprung, Spalt.

femelle *f.* Weibchen.

fémoral *adj. anat.* Schenkel—; anneau ˷: Schenkelring; arcade ˷e: Poupartsches Band, Lig. inguinale; artère [veine] ˷e: Art. [V.] femoralis; nerf ˷: N. femoralis.

fémorali-vasculaire *ou* fémoro-vasculaire *adj.* entonnoir ˷: Schenkelkanal.

fémoro-calcanéen *adj. rar. anat.* muscle ˷: M. plantaris.

fémoro-cutané *adj. anat.* nerf ˷ *ou* inguinal externe *ou* inguino-cutané *ou* cutané fémoral: N. cutaneus femoris lateralis.

fémoro-génital *adj. rar.* = génito-crural *w. cfr.*

fémur *m.* Oberschenkelbein, Femur.

fendillé *adj.* rissig.

fendre *v.* spalten.

fenêtre *f.* Fenster; *anat.* ⁓ ovale [ronde]: Fenestra vestibuli [cochleae]; *obst.* ⁓ de la cuiller du forceps: Fenster des Zangenlöffels.

fenêtré *adj.* gefenstert.

fenouil *m.* Fenchel; *pharm.* eau de ⁓: Aqua foeniculi.

fente *f.* Spalte; *anat.* grande ⁓ cérébrale de Bichat: Fissura transversa cerebri; ⁓ sphénoïdale *ou* orbitaire: Fissura orbitalis superior; ⁓ sphéno-maxillaire: Fissura orbitalis inferior; *embryol.* ⁓ viscérale *cfr.* viscéral.

fer *m.* Eisen; ⁓ à cheval: Hufeisen; ⁓ doux: Schmiedeeisen; ⁓-blanc: verzinntes Eisenblech; ⁓ rouge: rotglühendes Eisen; *pharm.* ⁓ pulvérisé *ou* porphyrisé: gepulvertes Eisen; ⁓ réduit: Ferrum reductum; *obst. vulg.* les ⁓s: die Zange.

ferment *m.* Ferment, Gärungsstoff.

fermentation *f.* Gärung.

fermenter *v.* gären.

fermentescible *adj.* gärungsfähig.

ferré *adj.* Eisen—.

ferreux *adj. chem.* chlorure ⁓: Eisenchlorür.

ferricyanure *m. chem.* ⁓ de potassium: rotes Blutlaugensalz.

ferrique *adj. chem.* chlorure ⁓: Eisenchlorid.

ferrugineux *adj.* eisenhaltig; *m. plur.* Eisenmittel, Eisenpräparate.

fertile *adj.* fruchtbar; *embryol.* membrane ⁓: Keimmembran.

fesse *f.* Hinterbacke.

fessier *adj.* Gesäss—; *anat.* muscle grand [moyen, petit] ⁓: M. glutaeus maximus [medius, minimus]; artère fessière: Art. glutaea superior; nerf ⁓ supérieur [inférieur]: N. glutaeus superior [inferior].

fétide *adj.* stinkend.

fétidité *f.* Gestank.

fétus *m.* = foetus *w. cfr.*

feu *m.* Feuer; *vulg.* Kauterisierung; pointes de ⁓ *cfr.* pointe; plaies par armes à ⁓: Schusswunden; *vulg.* ⁓x de dents: Zahnausschlag.

feuille *f.* Blatt.

feuille-morte *adj.* hellbraun.

feuillet *m.* Blatt; *anat.* ⁓ viscéral [pariétal] de la plèvre: Pleura visceralis [parietalis]; *embryol.* Keimblatt.

feutrage *m.* Filzgewebe.

feutre *m.* Filz.

feutré *adj.* verfilzt.

fève *f.* Bohne; *pharm.* ⁓ de Calabar: Calabarbohne; ⁓ de St. Ignace: Strychnos Ignatii, Ignazbohne.

fibre *f.* Faser; *anat.* ⁓ musculaire: Muskelfaser; ⁓ cellule: glatte Muskelfaser.

fibreux *adj.* faserig, fibrös; corps ⁓ de l'utérus: Uterusmyom.

fibrillaire *adj. zu* fibrille; contraction ⁓: fibrilläre Zuckung.

fibrille *f.* Fäserchen, Fibrille; *anat.* ⁓ musculaire: Muskelfibrille.

fibrine *f.* Fibrine, Faserstoff.

fibrineux *adj. zu* fibrine.

fibro-cartilage *m.* Faserknorpel.

fibroïde *adj.* faserartig; *m.* fibromartige Geschwulst.

fibrome *m.* Fibrom.

fibro-myome *m.* ⁓ de l'utérus: Uterusmyom, Fibromyom des Uterus.

fic *m.* Feigwarze.

fiel *m. rar.* Galle.

fièvre *f.* Fieber; ⁓ blanche, typhoïde *etc. cfr.* blanc, typhoïde *etc.*

fièvreux *adj. zu* fièvre.

figuier *m.* Feigenbaum; *anat.* feuille de ⁓:: Sulci meningei ossis parietalis.

figuré *adj.* geformt.

fil *m.* Faden; ⁓ d'argent: Silberdraht; ⁓ de fer: Eisendraht; *chir.* suture à ⁓s perdus: versenkte Naht.

filaire *m.* Fadenwurm, Filaria.

filament *m.* Faser, Faden; *anat.* ⁓ axile = cylindre-axe: Achsencylinder (der Nervenfaser).

filamenteux *adj.* fädig.

filant *adj.* fadenziehend.

filet *m.* dünner Faden, Bändchen; *anat.* ⁓ terminal: Filum terminale (medullae spinalis); ⁓ (*ou* frein) de la langue [du prépuce]: Frenulum linguae [praeputii], Zungen- [Vorhaut-] Bändchen.

filière *f.* fadenförmiger Gegenstand, Reihenfolge; *obst.* ~ génitale: Geburtskanal, Durchtrittsschlauch.

filiforme *adj.* fadenförmig.

fille *f.* Mädchen; vésicule ~ *cfr.* vésicule.

filtrage *m. ou* filtration *f.* Filtrieren.

filtre *m.* Filter.

filtrer *v.* filtrieren; papier à ~: Filtrierpapier.

fiole *f. pharm.* langhalsige, dünne Glasflasche.

Fioravanti *pr. pharm.* baume de ~:: zusammengesetzter zu stimulierenden Einreibungen dienender Balsam.

fissure *f.* Spalt; ~ de l'anus: Fissura ani; *anat.* ~ de Glaser: Fissura petrotympanica.

fistule *f.* Fistel; ~ borgne: blind endende Fistel.

fistulette *f.* kleine Fistel.

fistuleux *adj. zu* fistule.

fixation *f.* Befestigung.

fixe *adj.* fest, nicht verflüchtigbar; *anat.* cellules ~s: fixe Bindegewebszellen.

fixer *v.* befestigen.

fixité *f.* Festigkeit.

flaccide *adj.* schlaff.

flaccidité *f.* Schlaffheit.

flacherie *f. veterin.* Krankheit der Seidenraupen.

flacon *m.* Fläschchen.

flagellation *f. obst.* Schlagen (des asphyktischen neugeborenen Kindes, damit es atme und schreie).

flagellé *adj.* cellule ~e: Geisselzelle.

flambage *m. zu* flamber.

flamber *v.* aufflammen lassen, durchs Feuer ziehen.

flanc *m.* Seite, Weiche.

flanelle *f.* Flanell.

flasque *adj.* schlaff.

flatueux *adj.* blähend.

flatulence *f.* Flatulenz, Aufgeblähtsein, Blähsucht.

flatulent *adj. zu* flatulence.

flatuosité *f.* Blähung.

fléau *m.* Geissel; *physic.* Wagebalken.

flèche *f.* Pfeil; *pharm.* ~ caustique: Aetzstäbchen.

fléchisseur *m.* Beuger, Beugemuskel; ~ profond [superficiel] des doigts: M. flexor profundus [sublimis] digitorum manus; ~ long [court] du pouce: M. flexor pollicis longus [brevis]; court ~ du petit doigt: M. flexor digiti quinti brevis; long [court] ~ commun des orteils: M. flexor longus [brevis] digitorum pedis; long ~ propre du gros orteil: M. flexor hallucis longus; court ~ du gros [petit] orteil: M. flexor hallucis [digiti quinti pedis] brevis; muscle accessoire du long ~ commun des orteils = muscle carré du pied = chair carrée: M. quadratus plantae.

flegme *m.* Phlegma.

flétrir *v.* se ~: dahinsiechen.

fleur *f.* Blüte; *pharm.* ~ de soufre: Schwefelblumen, Flores sulfuris.

fleurs *f. plur.* Kahmhaut; ~ blanches = flueurs blanches *cfr.* flueur.

flexible *adj.* biegsam.

flexion *f.* Beugung.

flexueux *adj.* gewunden, gebogen.

flocon *m.* Flocke.

floconneux *adj.* flockig.

flore *f.* Flora; ~ intestinale:: Darmbakterien.

Florence *pr. chir.* crin de ~ *cfr.* crin.

flot *m.* Welle; sensation de ~: Gefühl der Wellenbewegung.

flottant *adj.* schwimmend; rein ~: Wanderniere; *anat.* côte ~e: falsche Rippe.

fluctuant *adj. zu* fluctuation.

fluctuation *f.* Wellenbewegung, Fluktuation.

flueur *f.* ~s blanches: Weissfluss.

fluide *adj.* flüssig; *m.* Flüssigkeit, Fluidum.

fluidifiant *adj.* verflüssigend; *m.* Verflüssigungsmittel.

fluidité *f.* Flüssigkeit.

fluorescence *f.* Farbenschillern, Fluorescenz.

fluorhydrique *adj.* acide ~: Fluorwasserstoffsäure.

fluoroscopique *adj.* écran ~: fluorescierender Schirm (zur Röntgenphotographie).

flûte *f.* Flöte; *chir.* fracture en bec de ~: Flötenschnabelfraktur.

fluvial *adj. hyg.* eau ~e: Flusswasser.

flux *m.* Ausfluss, Fluss; ~ menstruel [hémorrhoïdal]: Menstruations- [Hämorrhoidal-] Blutung; *vulg.* ~ de ventre: Diarrhöe.

fluxion *f.* Blutanströmen Fluxion; ~ de poitrine = congestion pulmonaire: Lungenkongestion (nach einigen französischen Autoren ist jedoch die ~ de poitrine eine besondere Krankheit, bestehend in Kongestion der Lungen, Bronchien, Brustfelle und Brustmuskeln).

fluxionnaire *adj. zu* fluxion.

focal *adj.* Brennpunkt—.

foetal *adj. zu* foetus; *obst.* avortement ~ *cfr.* avortement; dystocie ~e *cfr.* dystocie.

foetus *m.* Leibesfrucht, Fötus.

foie *m.* Leber; ~ cardiaque:: Stauungsleber; ~ muscade: Muskatnussleber; *pharm.* ~ de soufre: Schwefelleber.

foin *m.* Heu; asthme (*ou* fièvre) de ~: Heufieber.

foliacé *adj.* blattartig.

folie *f.* 1) = aliénation mentale: Geisteskrankheit: 2) qualitative Störung der Geistesfähigkeiten, Verrücktheit: ~ de doute: Grübelsucht; ~ paralytique: progressive Paralyse; ~ raisonnante: Irresein (des Wollens) bei vernünftigem Reden, konstitutionell affektives Irresein (Krafft-Ebing).

foliole *f.* Blättchen.

follet *adj.* poil ~: Wollhaar, Lanugo.

follicule *m.* Balg, Schlauch, Follikel; ~ clos: geschlossener Follikel; ~ pileux: Haarbalg.

folliculeux *ou* folliculaire *adj.* follikulär.

folliculite *f.* Follikelentzündung.

fomentation *f.* Bähung.

fomenter *v.* bähen.

foncé *adj.* dunkel.

fonction *f.* Verrichtung, Funktion.

fonctionnel *adj.* funktionell.

fonctionnement *m.* Funktionieren, Thätigkeit.

fond *m.* Grund; ~ de l'oeil: Augenhintergrund.

fondamental *adj.* Grund—; *anat.* membrane ~e: Basalmembran; substance ~e des cartilages: Knorpelgrundsubstanz.

fondant *adj.* lösend, auflösend; *m.* Auflösungsmittel, Aufsaugungsmittel.

fondement *m. vulg.* After.

fondre *v.* schmelzen, einschmelzen.

fongiforme *adj.* pilzförmig; *anat.* papilles ~s: Papillae fungiformes (linguae).

fongoïde *adj.* mycosis ~: Mycosis fungoides (Hautkrankheit).

fongosité *f.* schwammiger Auswuchs, fungöse Granulation.

fongueux *adj.* schwammig, fungös.

fongus *m.* Schwammgeschwulst, Fungus; ~ articulaire = tumeur blanche: Gelenktuberkulose; ~ hématode: Angioma cavernosum; ~ bénin du testicule:: (infolge eines Substanzverlustes des Hodensacks) prolabierter mit Granulationen bedeckter Hoden.

Fontana *pr. ophthal.* canal de ~: Spatia anguli iridis.

fontanelle *f. obst.* Fontanelle.

fonte *f.* 1) Gusseisen. 2) Einschmelzen, Auflösen; ~ musculaire: Muskelschwund.

force *f.* Kraft; ~ musculaire: Muskelkraft; *psych.* camisole (*ou* gilet) de ~: Zwangsjacke.

forcé *adj. zu* force; mouvement ~: passive Bewegung; flexion ~e: maximale Beugung.

forceps *m. obst.* Geburtszange.

forcipressure *f. chir.* Forcipressur, Blutstillung durch Zudrücken des Gefässes; pince à ~ = pince hémostatique: Arterienpincette.

foret *m.* Bohrer.

formation *f.* Bildung; vaisseaux sanguins de nouvelle ~: neugebildete Blutgefässe.

forme *f.* Form.

formène *m. chem.* Methan, Sumpfgas.

formiate *m. chem.* ameisensaures Salz.

formicant *adj. vulg.* pouls ~ : schwacher rascher Puls.

formication *f.* Ameisenkriechen.

formique *adj. chem.* acide ~ : Ameisensäure.

formulaire *m.* Rezeptbuch.

formule *f.* Rezept. Hinsichtlich der französischen Rezepte ist zu bemerken, dass sie nicht auf lange Papierstreifen geschrieben werden, wie in Deutschland, sondern auf gewöhnliches Briefformat, dass alle Arzneikörper in französischer und nicht in lateinischer Sprache ausgedrückt werden, und dass Abkürzungen der Namen derselben durchaus unzulässig sind. Die lateinischen Zeichen auf den Rezepten, wie Rp., M.D.S. etc. kommen in Frankreich mehr und mehr ab und können, als überflüssig, ganz weggelassen werden. Zu jeder Zahlenangabe ist eine Gewichtsangabe in Buchstaben zu setzen, die ausgeschrieben oder auch abgekürzt werden kann. Die zulässigen Abkürzungen sind die folgenden: gr. oder gram. centigr. milligr. Q.S. (quantité suffisante) und aa oder aa p. e. (ana parties égales). Für den französischen Apotheker ist z. B. auf einem Rezept die Bezeichnung 0,3 oder auch 0 gr 3 unverständlich, statt dessen schreibe man 0 gr. 30 oder 0 gr. 30 centigr. oder 0,30 centigr. oder 30 centigr. oder 30 centigrammes.

Das deutsche Rezept

```
Rp.      Morph. mur. .  .  0,01
         Sacch. alb. .  .  0,3
M. f. pulv. Dent. tal. dos. Nro. VI.
S. 1—2 Pulver beim Zubettegehen
            zu nehmen!
```

wird somit auf französisch folgendermassen verschrieben werden:

```
Chlorhydrate de morphine 0 gr 01 centigr.
Sucre  .  .  .  .  .  .  . 0 gr 30 centigr.
         pour un cachet. N° VI.
1—2 cachets au moment de se coucher.
```

Als weitere Beispiele für französische Rezepte mögen die folgenden dienen:

```
Lactate de fer  .  . 0 gr 05 centigr.
Extrait de quinquina 0 gr 10 centigr.
         pour une pilule N° XXX.
en prendre 1—2 après chaque repas.
```

oder

```
Poudre de racine d'ipéca  0 gr 25
faire infuser dans eau bouillante 150 gr.
            passez, ajoutez
Eau de laurier-cerise  .  .  . 10 gr.
   à prendre par cuillerée à soupe.
```

oder

```
Hydrate de chloral .  .  .  . 5 gr.
Eau de gomme   .  ⎱ aa p. e. 75 gr.
Sirop de framboises ⎰
une cuillerée à bouche dans un verre
d'eau ; renouveler la dose, si l'insomnie
            persiste.
```

oder

```
Iodure de potassium .  .  5 gr.
Eau distillée .  .  .  .  . 150 gr.
Sirop de fleurs d'oranger  30 gr.
à prendre par cuillerée à bouche toutes
            les 2 heures.
```

oder

```
Sulfate de zinc .  40 centigrammes.
Eau distillée .  . 100 grammes.
      pour injections uréthrales ;
         3 injections par jour.
```

oder

```
Pommade mercurielle double
      30 portions à 2 gr.
une portion à frictionner matin et soir.
```

oder

```
Chloroforme  .  .  . 25 gr.
Huile camphrée .  . 75 gr.
         pour frictions.
```

formuler *v.* Rezept verschreiben ; l'art de ~ : die Arzneiverordnungslehre.

fortifier *v.* stärken.

fosse *f.* Grube ; *hyg.* ~ d'aisance : Abtrittsgrube ; ~s fixes : Grubensystem ; ~s mobiles : Tonnensystem ; *anat.* ~ coronoïdienne, digastrique *etc. cfr.* coronoïdien, digastrique *etc.*

fossé *m.* Graben.

fossette *f.* Grübchen.

fou *adj.* verrückt ; *m.* Verrückter.

foudre *f.* Blitz.

foudroyant *adj.* blitzartig, ganz plötzlich.

fouet *m.* Peitsche ; *chir.* coup de ~ *cfr.* coup.

fougère *f. pharm.* Farnkraut.

foulage *m.* Walken (als Massieren).

foulard *m.* seidenes Tuch.

fouloir *m. chir.* Stopfer (der Zahnärzte).

foulure *f.* Verstauchung, Verrenkung.

four *m.* Backofen.

fourchette *f.* Gabel; *anat.* ~ sternale: Incisura jugularis sterni; ~ vulvaire = frein de la vulve: Frenulum labiorum pudendi.

fourmillement *m.* Ameisenkriechen.

fourmiller *v.* kribbeln.

fourneau *m.* Ofen; haut ~: Hochofen.

fourreau *m.* Futteral, Ueberzug; ~ de la verge:: Haut des Penis.

Fowler *pr. pharm.* liqueur de ~: Solutio arsenicalis Fowleri.

foyer *m.* 1) Herd, Krankheitsherd; infiltration en ~: herdförmige Infiltration. 2) *physic.* Brennpunkt.

fracasser *v.* brechen, zerbrechen.

fractionner *v.* verteilen; doses fractionnées: verzettelte Dosen.

fracture *f. chir.* Knochenbruch; ~ communitive: Splitterbruch; ~ compliquée: komplizierter (offener) Bruch.

fragile *adj.* zerbrechlich.

fragilité *f.* Zerbrechlichkeit.

fragment *m.* Fragment, Bruchende.

frai *m.* Laich; ~ de grenouille: Froschlaich.

fraise *f.* 1) Erdbeere. 2) Rosenbohrer (der Zahnärzte).

framboesia *m.* Hautgranulom, Framboesia (Hautkrankheit der heissen Länder mit himbeerartigen Erhabenheiten).

framboise *f.* Himbeere.

franc *adj.* frei, einfach; *int.* angine diphthéritique franche: Angina diphtheritica simplex (*opp.* Angina diphtheritica toxica).

franchissable *adj.* rétrécissement ~: überwindbare (durchlässige) Striktur.

frange *f.* Franse, Zotte; *anat.* ~ ovarique: Fimbria ovarica.

frangé *adj.* gefranst; *anat.* corps ~ *cfr.* bordant.

frein *m.* Bändchen; *anat.* ~ du clitoris [de la langue; du prépuce]: Frenulum clitoridis [linguae; praeputii]; frein de la vulve *cfr.* fourchette; ~ de la valvule de Vieusens: Fre-

nulum veli medullaris anterioris cerebri.

frémissement *m.* Schwirren, Zittern; *int.* ~ cataire *ou* vibratoire: Katzenschwirren; ~ hydatique: Hydatidenschwirren.

frénateur *adj.* nerf ~ = nerf d'arrêt: Hemmungsnerv.

frénésie *f.* Tollheit, Wahnsinn.

frénétique *adj.* toll, wahnsinnig.

fréquence *f.* Häufigkeit, Frequenz.

fréquent *adj.* häufig; pouls ~: rascher Puls.

friabilité *f.* Zerreisslichkeit.

friable *adj.* zerreisslich.

friction *f.* Einreibung, Massage.

frictionner *v.* einreiben.

frigidité *f.* Kälte (in geschlechtlicher Beziehung).

frigore *lat. cfr.* a frigore.

frigorifique *adj.* abkühlend; nerfs ~s = nerfs vasoconstricteurs: gefässverengernde Nerven.

frisson *m.* Schüttelfrost, Schauder.

frissonnement *m.* Frösteln.

frissonner *v.* frösteln.

froid *adj.* kalt; *chir.* opération à ~: Operation in nicht entzündetem Gewebe; résection de l'appendice à ~:: Abtragung des Wurmfortsatzes im Intervall der Appendicitisanfälle; *vulg.* humeurs ~es: Skropheln.

froid *m.* Kälte; ~ humide: feuchte Kälte; attraper un chaud et ~: sich erkälten.

froidure *f.* Verkühlung (*opp.* brûlure: Verbrennung).

froissement *m.* Reiben, Streifen.

froisser *v.* wund reiben, zerquetschen.

frôlement *m.* Streifen.

fromage *m.* Käse.

froment *m.* Weizen.

fronde *f.* Schleuder, Schleuderbinde, Funda (Kopfverband).

front *m.* Stirne.

frontal *adj.* Stirn—; céphalalgie ~e: Stirnkopfschmerz; *anat.* artère ~e externe: Art. supraorbitalis; artère ~e interne: Art. frontalis; nerf ~: N. frontalis; muscle ~: M. frontalis; os ~: Stirnbein, Os frontale; sinus

frontaux: Stirnhöhlen, Sinus frontales; corne ~e *cfr.* corne.
fronto-ethmoïdal *adj. anat.* trou ~:
Foramen caecum ossis frontalis.
fronto-nasal *adj. rar. anat.* muscle ~:
M. procerus.
fronto-pariétal *adj. anat.* suture ~e *ou*
coronale: Kranznaht, Sutura coronalis.
frottement *m. int.* Reiben, Reibegeräusch; *pharm.* Verreiben.
frotter *v.* reiben.
fruit *m.* Frucht.
fruste *adj.* verwischt; forme ~: unausgebildete Form.
F. s. a. *abrev. pharm.* = faites selon
l'art: fac (fiat) secundum artem,
man mache kunstgerecht.
fuchsine *f. chem.* Fuchsin, salzsaures
Rosanilin.
fugace *adj.* flüchtig.
fugue *f. psych.* Flucht, Delirium ambulatorium.
fulgurant *adj.* blitzend; *int.* douleurs
~es: blitzartige Schmerzen.
fulguration *f.* Blitzschlag.
fuligineux *adj.* russartig.
fuliginosité *f.* trockener brauner Belag (der Zunge).
fulmi-coton *m.* Schiessbaumwolle.
fumage *m.* Räucherung.
fumé *adj.* rauchig; *ophthal.* lunettes
à verres ~s: Rauchglasbrillen.
fumée *f.* Rauch.
fumer *adj.* rauchen.
fumier *m.* Misthaufen.
fumigation *f.* Räucherung.
funiculaire *adj.* Nabelschnur—.
funiculite *f.* Entzündung des Samenstrangs.
fureur *f.* Wut.
furfuracé *adj.* kleienartig.
furfures *f. plur.* kleienartige Schuppen,
Schinnen.
furoncle *m.* Furunkel.
fuseau *m.* Spindel.
fusel-oil *m. engl.* Fuselöl, Amylalkohol.
fuser *v.* 1) zerfliessen. 2) sich senken
(vom Eiter).
fusibilité *f.* Schmelzbarkeit.
fusible *adj.* schmelzbar.

fusiforme *adj.* spindelförmig; sarcome
à cellules ~s: Spindelzellensarkom.
fusion *f.* Schmelzen, Verschmelzung.
fusocellulaire *adj.* spindelzellig.

G.

gadoue *f.* Kot, Mist.
gagner *v.* gewinnen, befallen.
gaïac *m. pharm.* bois de ~: Guajakholz.
gaîne *f.* Hülle, Scheide; ~ tendineuse:
Sehnenscheide.
galactagogue *adj.* milchtreibend.
galactomètre *m.* Milchmesser.
galactophore *adj.* canaux ~s: Milchausführungsgänge.
galactophorite *f.* Entzündung der
Milchausführungsgänge.
galactophoromastite *f.* Entzündung
der Milchausführungsgänge und der
Brustdrüse, Mastitis.
galactopoèse *f.* Milchbereitung.
galactose *f.* = lactose *f.* Milchzucker.
galanga *m. pharm.* Galantwurzel, Alpinia officinalis.
galbanum *m. pharm.* Mutterharz, Galbanum.
gale *f.* Krätze.
galénique *adj. pharm. zu* Galien remède
~:: vegetabilisches Heilmittel; pharmacie ~:: Zusammenfassung der speziell in den Apotheken angefertigten Heilmittel (Tinkturen, Extrakte
u. s. w. *opp.* pharmacie chimique).
Galien *pr.* Galen *anat.* veine de ~: V.
magna cerebri.
gallate *m. chem.* gallussaures Salz.
galle *f. pharm.* Gallapfel.
gallinacés *m. plur.* Hühnervögel, Familie der Hühner.
gallique *adj. chem.* acide ~: Gallussäure.
galop *m.* Galopp; *int.* rhythme de ~
ou bruit de ~ *ou* bruit de marteau
ou bruit de rappel:: Galopprhythmus (Dreitakt) der Herztöne.
galopant *adj. int.* phthisie ~e: galoppierende Schwindsucht, Phthisis acuta.
galvanique *adj. zu* galvanisme.
galvanisation *f.* Elektrisieren mit
dem kontinuierlichen (galvanischen)
Strome.

galvanisme *m. physic.* Galvanismus, Berührungselektrizität.

galvanocaustique *adj. zu* galvanocautère.

galvanocautère *m.* elektrischer Brennapparat, Galvanokauter.

gambodique *adj. pharm.* acide ~: Gambogiasäure (Hauptbestandteil der Gutti).

gamme *f.* Tonleiter.

gangliforme *adj.* ganglienförmig, plexiform; *anat.* plexus ~ *cfr.* plexiforme.

gangliite *f.* = adénite *f.* Drüsenentzündung.

ganglioma *m. rar.* Lymphom, Lymphdrüsencarcinom.

ganglion *m.* 1) *anat.* Nervenknoten, Nervenganglion. 2) *anat.* Lymphknoten, Lymphdrüse; ~s cervicaux: Halslymphdrüsen. 3) *chir.* Ueberbein, Ganglion (cystische Geschwulst der Gelenke oder Sehnenscheiden).

ganglionnaire *adj. zu* ganglion; *anat.* couche ~ de la rétine: Schicht der Ganglienzellen der Netzhaut; système ~: Sympathicussystem; *int.* leucémie ~: lymphatische Leukämie.

gangrène *f.* Brand, Gangrän.

gangréneux *adj.* brandig, gangränös.

gangue *f. rar.* Stroma, Grundgewebe, Gerüste.

gantelet *m. chir.* handschuhfingerförmiger Verband, Fingerverband.

garde *m.* Wärter; *f.* Wärterin.

garde-couche *f.* Wochenwärterin.

garde-malade *m.* Krankenwärter; *f.* Krankenwärterin.

garde-robe *f.* Stuhl, Stuhlgang.

gargariser *v.* gurgeln.

gargarisme *m.* Gurgelwasser, Gurgelmittel.

gargouillement *m.* Glucksen.

garou *m. pharm.* Seidelbast, Daphne.

garrot *m. chir.* = tourniquet: Knebeladerpresse, Arterienkompressionsapparat.

Garus *pr. pharm.* élixir de ~:: anreizendes aromatisches Mittel zum innern Gebrauch (kaffeelöffelweise).

Gasser *pr. anat.* ganglion de ~: Ganglion semilunare.

gastérase *f. rar.* Pepsin.

gastralgie *f.* Magenschmerz.

gastrectomie *f. chir.* Magenresektion.

gastrique *adj.* Magen—; embarras ~ *cfr.* embarras.

gastrite *f.* Magenentzündung.

gastrocèle *f.* Magenbruch.

gastrocnémien *adj. anat.* muscle ~: M. gastrocnemius, Wadenmuskel.

gastro-colique *adj. anat.* épiploon ~: grosses Netz, Omentum majus.

gastro-colite *f.* Entzündung des Magens und des Dickdarms.

gastrodynie *f.* Magenschmerz, Cardialgie.

gastro-elytrotomie *f. chir.* Eröffnung der Bauchhöhle von der Scheide aus.

gastro-entérite *f.* Magendarmkatarrh, Magendarmentzündung; ~ folliculeuse *rar.*:: Abdominaltyphus.

gastro-épiploïque *adj. anat.* artère ~ droite [gauche]: Art. gastroepiploica dextra [sinistra].

gastro-hépatique *adj. anat.* épiploon ~: kleines Netz, Omentum minus.

gastro-hystérotomie *f. chir.* Eröffnung der Leibeshöhle durch die Bauchdecken; abdominaler Kaiserschnitt.

gastro-intestinal *adj.* Magendarm—.

gastromalacie *f.* Magenerweichung.

gastrorrhagie *f.* Magenblutung.

gastrorrhaphie *f. chir.* Bauchnaht.

gastrorrhée *f.* Magensaftfluss.

gastro-splénique *adj. anat.* épiploon ~: Lig. gastrolienale.

gastrostomie *f. chir.* Anlegung einer Magenfistel.

gastrotomie *f. chir.* = laparotomie *f.* Bauchschnitt.

gastroxie *f. ou* gastroxynsis *f. int.* krankhafte Hypersekretion von Magensaft, Reichmannsche Krankheit.

gâteau *m.* Kuchen, breite Masse; ~ de ouate: Wattepolster; ~ veineux: Venenplexus; *obst.* ~ placentaire: Mutterkuchen.

gâteux *adj. zu* gâtisme.

gâtisme *m.* Unreinlichkeit (von Kranken, besonders von Geisteskranken).

gaucher *m.* einer, der linkshändig ist.

gaulthérie *f. pharm.* Gaultheria.

gavage *m. zu* gaver.

gaver *v.* stopfen, durch die Schlundsonde ernähren.

gaz *m.* Gas; ⁓ d'éclairage: Leuchtgas.

gaze *f.* Gaze, Mousselin.

gazeux *adj.* gasförmig.

géant *m.* Riese; *adj.* riesengross; cellules ⁓es: Riesenzellen.

gélatine *f.* Knochenleim, Gelatine.

gélatiniforme *adj. ou* gélatineux *adj.* gallertig.

gelée *f.* 1) Gefrieren. 2) Sulze, Gallerte; *anat.* ⁓ de Rolando: Substancia gelatinosa (medullae spinalis); ⁓ de Wharton: Whartonsche Sulze (des Nabelstranges).

geler *v.* gefrieren.

gelose *f.* Agar-Agar (gelatinöse Substanz aus verschiedenen Algen).

gelure *f. rar.* = froidure *w. cfr.*

gemellaire *adj.* Zwilling—.

géminé *adj. anat.* bandelette ⁓e = voûte à 3 piliers = trigone cérébral: Hirngewölbe, Fornix.

gémir *v.* ächzen, wimmern.

gémissement *m.* Aechzen, Wimmern.

gemmation *f.* Knospung.

gemme *f.* 1) Knospe. 2) Edelstein; sel ⁓: Steinsalz.

gemmipare *adj.* knospenerzeugend.

génal *adj. anat.* Wangen—.

gencive *f.* Zahnfleisch.

gêne *f.* Behinderung; ⁓ de la mastication: Kaubeschwerden.

généralisation *f.* Ausbreitung, Verallgemeinerung.

généraliser *v.* über den Körper verbreiten.

générateur *m.* Erzeuger; ⁓ de vapeur: Dampfkessel; ⁓ d'électricité: elektrischer Stromerzeuger.

génération *f.* Zeugung; ⁓ spontanée: Generatio spontanea, Selbsterzeugung.

généreux *adj.* vin ⁓: guter (edler) Wein.

genèse *f.* Entstehung, Genesis.

génésique *adj.* action ⁓: Geschlechtsthätigkeit.

genêt *m. pharm.* Ginster; ⁓ à balais: Besenginster.

génétique *adj. zu* genèse.

genévrier *m.* Wacholder.

géni *app. anat.* les apophyses ⁓:: die Knochenrauhigkeiten in der Mittellinie der Innenseite des Unterkiefers, zum Ansatze des M. genioglossus und M. geniohyoideus.

géniculé *adj.* knieförmig.

génien *adj.* Kinn—.

genièvre *m.* 1) = genévrier Wacholder. 2) Wacholderbranntwein.

génio-glosse *adj. anat.* muscle ⁓: M. genio-glossus.

génio-hyoïdien *adj. anat.* muscle ⁓: M. genio-hyoideus.

génisse *f.* Färse (sehr junge Kuh).

génital *adj.* Geschlecht—; les organes génitaux: die Geschlechtsorgane; sens ⁓: Geschlechtssinn.

génito-crural *adj. anat.* nerf ⁓ ou inguinal interne *ou* sus-pubien *ou* honteux externe: N. genito-femoralis.

génito-urinaire *adj.* maladies ⁓s: Harn- und Geschlechtskrankheiten.

genou *m.* Knie; *chir.* ⁓ cagneux: X-Bein, Genu valgum; ⁓ convex en dehors: O-Bein, Genu varum; *anat.* ⁓ du corps calleux: Balkenknie, Genu corporis callosi.

genouillé *adj.* knieförmig; corps ⁓: Kniehöcker, Corpus geniculatum (cerebri).

genouillère *f.* Kniebinde.

genre *m.* Gattung, Geschlecht.

genziane *f. pharm.* Enzian, Gentiana.

gercé *adj.* schrundig.

gerçure *f.* Schrunde; ⁓ du sein: Brustschrunde.

germe *m.* Keim; *obst.* faux germe: Mole.

germer *v.* keimen.

germicide *adj.* keimtötend.

germinatif *adj.* Keim—.

germination *f.* Keimung.

gérotoxon *m. ophthal.* = arc sénile: Greisenbogen.

gestateur *adj.* organe ⁓: Schwangerschaftsorgan (Uterus).

gestation *f.* Schwangerschaft.

gibbeux *adj.* buckelig.

gibbosité *f.* Buckel.

Gibert *pr. pharm.* sirop de ˷ :: Quecksilberjodür und Jodkali enthaltender Syrup.

gibier *m.* Wildpret.

gigantesque *adj.* riesenhaft.

giganto-cellulaire *adj.* Riesenzellen—.

gilet *m.* Weste; ˷ de force *rar.* (*gew.* camisole de force): Zwangsjacke.

Gimbernat *pr. anat.* ligament de ˷: Gimbernatsches Band, Lig. lacunare.

gingembre *m.* Ingwer.

gingival *adj.* Zahnfleisch—; liséré ˷ :: Bleisaum der Zähne (als Intoxikationssymptom).

gingivite *f.* . Entzündung des Zahnfleisches.

ginglyme *m. anat.* Winkelgelenk, Charniergelenk.

Giraldès *pr. anat.* corps innominé de ˷: Paradidymis.

girofle *m. pharm.* Gewürznelke, Caryophyllum.

glabelle *f. anat.* Stirnglatze, Glabella frontis.

glabre *adj.* unbehaart.

glace *f.* Eis; vessie de ˷: Eisblase, Eisbeutel.

glacé *adj.* eiskalt; compresses ˷es: Eisumschläge,

glaire *f.* 1) rohes Eiweiss. 2) Schleim; *obst.* blutiger Schleim zu Beginn der Geburt.

glaireux *adj.* schleimig.

gland *m.* Eichel; ˷ du pénis [clitoris]: Glans penis [clitoridis].

glande *f.* Drüse; ˷ en grappe = ˷ acineuse: beerenförmige (alveolaire) Drüse; ˷ en tube = ˷ tubulée *ou* folliculeuse: schlauchförmige (tubulöse) Drüse.

glandulaire *adj. zu* glande; conduit ˷: Drüsenausführungsgang.

glandule *f.* kleine Drüse.

glanduleux *adj. zu* glande; angine glanduleuse = angine granuleuse *ou* folliculaire: follikuläre Angina.

Glaser *pr. anat.* fissure *ou* scissure de ˷: Glasersche Spalte, Fissura petrotympanica.

Glauber *pr. pharm.* sel de ˷: Glaubersalz, schwefelsaures Natron.

glaucomateux *adj. zu* glaucome.

glaucome *m. ophthal.* grüner Star, Glaukom.

glène *f. anat.* Knochenpfanne, Gelenkpfanne.

glénoïde *ou* glénoïdien *ou* glénoïdale *adj. zu* glène; cavité ˷: Gelenkgrube, Gelenkpfanne.

gliome *m.* Gliomgeschwulst, Gliom.

glissement *m.* Gleiten; *physic.* appareil à ˷ de Dubois-Raymond: Dubois-Raymonds Schlittenapparat.

glisser *v.* gleiten.

Glisson *pr. anat.* capsule de ˷ :: Capsula fibrosa hepatis.

globe *m.* Kugel; *chir.* bande à deux ˷s: zweiköpfige Binde; *int.* ˷ hystérique = boule hystérique *cfr.* boule; *anat.* ˷ oculaire: Augapfel; *obst.* ˷ de sûreté des accoucheurs:: der kugelförmig kontrahierte, harte Uterus nach der Geburt, welcher keine Blutung befürchten lässt.

globulaire *adj. pharm.* poison ˷: die roten Blutkörper zerstörendes Gift.

globule *m.* Kügelchen, Körperchen; *anat.* ˷ rouge [blanc]: rotes [weisses] Blutkörperchen.

globuleux *adj.* kugelig; thorax ˷: fassförmige Brust.

globulin *m. anat.* Elementarkörperchen im Blut.

globuline *f.* Eiweisskörper der roten Blutkörperchen, Globulin.

glomérule *m.* Knäuel; *anat.* ˷ de Malpighi: Nierenknäuel, Glomerulus renalis.

glomérulite *f.* Nierenknäuelentzündung, Glomerulitis.

glossien *adj.* Zungen—.

glossite *f.* Zungenentzündung.

glosso-pharyngien *adj. anat.* nerf ˷: N. glossopharyngeus; muscle ˷: M. glossopharyngeus (Teil des M. constrictor pharyngis superior).

glossoplégie *f.* Zungenlähmung.

glosso-staphylin *adj.* muscle ˷: M. glossopalatinus.

glotte *f. anat.* Stimmritze, Rima glottidis; ˷ vocale *ou* interligamenteuse [respiratoire *ou* intercarti lagineuse]: Pars intermembranacea [intercartilaginea] rimae glottidis.

glou-glou *m. int.* bruit de⁓: glucksendes Geräusch.

gluant *adj.* leimig, klebrig.

glucose *f.* = glycose *w. cfr.*

gluten *m.* Kleber.

glutinant *adj.* klebend; *m* Klebemittel, Bindemittel.

glutinatif *adj.* = agglutinatif *w. fr.*

glutineux *adj.* kleberig.

glycémie *f.* Vorhandensein von Zucker im Blut.

glycérat *m. pharm.* Präparat von Salbenkonsistenz, das Glycerin als Basis enthält; ⁓ d'amidon: Glycerinsalbe.

glycéré *m. pharm.* Glycerinpräparat.

glycéricône *m. rar.* Glycerinsuppositorium.

glycérine *f.* Glycerin.

glycériné *adj.* Glycerin—.

glycérolé *m.* = glycéré *w. cfr.*

glycocholate *m.* glykocholsaures Salz.

glycocholique *adj.* acide ⁓: Glykocholsäure (der Galle).

glycocolle *f.* Glykokoll, Leimzucker.

glycogène *adj.* zuckerbildend; matière ⁓: Glykogen.

glycogénie *f. ou* glycogenèse *f.* Glykogenbildung (der Leber).

glycol *m.* Glykol, zweiatomiger Alkohol.

glycose *f.* Traubenzucker.

glycoside *m. chem.* Glykosid.

glycosurie *f.* (vorübergehende) Zuckerharnruhr.

glycyrrhiza *m. pharm.* Lakritzenwurzel.

godet *m. int.* Delle, seichte Vertiefung.

godronné *adj.* ausgeschweift; *anat.* canal ⁓: Petitscher Kanal (im Auge); corps ⁓ *cfr.* dentelé.

goître *m.* Kropf; *int.* ⁓ exophthalmique = maladie de Basedow = maladie de Graves: Basedowsche Krankheit.

goîtreux *adj.* kropfig.

golfe *m.* Golf, Sinus; *anat.* ⁓ de la veine jugulaire: Bulbus venae jugularis; ⁓ de l'urèthre = ampoule de l'urèthre:: Erweiterung der normalen Harnröhre in der Gegend des Harnröhrenzwiebels.

Goll *pr. anat.* cordon de ⁓: Gollscher Strang, Fasciculus gracilis funiculi posterioris medullae spinalis.

gomme *f.* Gummi; *pharm.* ⁓ adragante: Tragant; eau de ⁓:: circa 2 °/o Auflösung von Gummiarabikum; *chir.* sonde en ⁓: elastischer Katheter.

gommé *adj.* gummiert; taffetas gommé *cfr.* taffetas.

gomme-gutte *f. pharm.* Gutti.

gomme-résine *f.* Gummiharz.

gommeux *adj.* Gummi—.

gomphose *f. chir.* Einkeilung, Gomphosis.

gonagre *f.* Kniegicht.

gonalgie *f. ou* gonarthrocace *f. invet.* Knieleiden.

gonflement *m.* Anschwellung.

gonfler *v.* schwellen.

gonocoque *m.* Trippercoccus, Gonococcus.

gonorrhée *f. rar.* (*gew.* blénnorrhagie): Tripper.

gorge *f.* Rachen, Kehle.

gorgée *f.* Schluck, Mund voll.

gorgeret *m. chir.* Hohlkehle.

gosier *m.* Schlund; *anat.* isthme du ⁓: Isthmus faucium.

goudron *m.* Teer, flüssiges Pech; ⁓ de houille: Steinkohlenteer; *pharm.* eau de ⁓: Teerwasser, Aqua picis.

gouge *f.* Hohlmeissel.

gouger *v.* ausmeisseln.

Goulard *pr. pharm.* eau de ⁓ *ou* de Saturne = eau blanche *ou* végéto-minérale: Bleiwasser.

gourme *f.* 1) *vulg.* Kopfausschlag kleiner Kinder. 2) *veterin.* Druse (fieberhafte Krankheit der Pferde).

gousse *f.* Schote, Hülse.

goût *m.* Geschmack, Geschmackssinn.

goûter *v.* schmecken, kosten.

goutte *f.* 1) *int.* Gicht; ⁓ régulière = ⁓ articulaire: reguläre Gelenkgicht; ⁓ remontée *ou* rétrocédée *ou* larvée *ou* viscérale = ⁓ abarticulaire: irreguläre Gicht, Gichtmetastase; *ophthal.* ⁓ sereine *rar.*: Amaurose. 2) Tropfen; *vulg.* ⁓ militaire: Nachtripper.

gouttelette *f.* Tröpfchen.

goutteux *adj.* Gicht—.

gouttière *f.* Rinne; ~ de Bonnet:: Drahtrinne für Frakturen; *anat.* ~ bicipitale *cfr.* bicipital; ~ unguéale: Nagelwall.

Graaf *pr. embryol.* vésicule de ~: Graafscher Follikel.

graduer *v.* graduieren, mit Massmarken versehen.

grain *m.* 1) Samenkorn, Fruchtkorn (der Cerealien). 2) *invet.* Gran (Gewicht von 0,05 g).

graine *f.* (pflanzlicher) Samen.

graissage *m.* Einfetten.

graisse *f.* Fett; ~ de porc: Schweineschmalz, Adeps suillus.

graisser *v.* einfetten.

graisseux *adj.* fettig.

grand *adj.* gross; exercice au ~ air: Aufenthalt in freier Luft; *anat.* ~ os: Os capitatum (des Handgelenks); nerf ~ sympathique: N. sympathicus.

Grande-Grille *pr.* Brunnen in Vichy.

grandeur *f.* Grösse *psych.* délire (*ou* manie *ou* idée) de ~: Grössenwahn.

granulaire *adj.* = granulé *w. cfr.*.

granulation *f.* Gebilde von feinkörniger Beschaffenheit; *int.* ~ grise: Tuberkel; ~s tuberculeuses: Tuberkelknoten, tuberkulöse Granulationen; *anat.* ~s méningiennes: Granulationes arachnoideales Pacchioni; ~s libres du sang:: Blutplättchen und Elementarkörperchen des Blutes.

granule *m.* 1) Körnchen. 2) *pharm.* Zuckerkügelchen.

granulé *ou* granuleux *adj.* körnig; angine granuleuse *cfr.* glanduleux; dégénérescence granuleuse: körnige Degeneration, trübe Schwellung.

granulie *f.* = tuberculose miliaire généralisé *ou* phthisie aiguë: Miliartuberkulose.

graphologie *f.* Lehre von der Handschrift.

grappe *f.* Beere; glande en ~ *cfr.* glande.

gras *adj.* fett; diabète gras *cfr.* diabète; *chem.* les corps ~: die Fette, die Fettstoffe; *m.* ~ de cadavres: Leichenwachs.

grasseyement *m.* Schnarren bei der Sprache (Nichtaussprechen des r).

grattage *m.* Abkratzen.

grattelle *f. vulg.* Juckkrankheit (besonders auf Hautausschläge und Augenkrankheiten angewendet).

grattement *m.* Kratzen, Schaben.

gratter *v.* kratzen.

grattoir *m. chir.* Schabe (der Zahnärzte).

gravatif *adj.* mit dem Gefühl der Schwere verbunden; céphalalgie gravative: drückender Kopfschmerz.

grave *adj.* schwer.

gravelle *f.* Griess, Harngriess.

gravelleux *adj. zu* gravelle.

Graves *pr. int.* maladie de ~ *cfr.* goître.

gravide *adj.* schwanger.

gravidique *adj.* Schwangerschaft—.

gravidité *f.* Schwangerschaft.

gravier *m.* 1) Kies. 2) Griess.

gravité *f.* Schwere; centre de ~: Schwerpunkt.

greffe *f.* Verpfropfung, Verpflanzung; ~ cutaneé: Hauttransplantation.

grêle *adj.* dünn; *anat.* intestin ~: Dünndarm; muscle ~ *rar.* (*gew.* muscle droit interne): M. gracilis; muscle plantaire ~: M. plantaris.

grêlé *adj. vulg.* pockennarbig.

grenade *f.* Granatapfel.

grenadier *m. pharm.* Granatbaum.

grenouille *f.* Frosch.

grenouillette *f.* Froschgeschwulst, Ranula.

grenu *adj.* körnig.

griffe *f.* Klaue, Kralle; main en ~: Krallenhand; *chir.* pince à ~s: Hakenpincette, chirurgische Pincette; ~ de Malgaigne: Malgaignesche Klammer (zur Behandlung der Kniescheibenbrüche).

grincement *m.* Knirschen.

grincer *v.* knirschen.

grippal *adj. zu* grippe.

grippe *f.* Grippe, Influenza.

grippé *adj.* 1) mit der Grippe behaftet. 2) face ~e: eingefallenes Gesicht.

gris *adj.* 1) grau *anat.* substance ~e: graue Substanz (des Hirns und Rückenmarks); fibre ~e:: marklose Nervenfaser, *pharm.* sel ~: Kochsalz; huile ⁓e: graues Oel, Oleum cinereum; onguent ⁓ *cfr.* mercuriel. 2) *vulg.* angetrunken.

grisou *m.* Grubengas, schlagendes Wetter.

gros *adj.* dick; une femme grosse: eine schwangere Frau; une grosse femme: eine dicke Frau; gros buveur [mangeur]: starker Trinker [Esser]; ⁓ râle: grossblasiges Rasselgeräusch; ⁓ tubercule: solitärer Tuberkel; *anat.* ⁓ intestin: Dickdarm.

groseille *f.* Johannisbeere.

grossesse *f.* Schwangerschaft; ⁓ multiple [gemellaire]: mehrfache [Zwillings-] Schwangerschaft.

grossir *v.* vergrössern, dick werden.

grossissement *m.* Vergrösserung.

gruau *m.* 1) Grütze; ⁓ d'avoine: Hafergrütze; bouillie de ⁓: Grützbrei. 2) feinstes Weizenmehl.

grumeau *m.* Klumpen.

grumeleux *adj.* klumpig.

gryphose *f.* Krallennagel.

gubernaculaire *adj. embryol.* cordon ⁓: Gubernaculum testis.

guêpe *m.* Wespe.

Guérin *pr. anat.* valvule de ⁓: Valvula fossae navicularis penis.

guérir *v.* heilen.

guérison *f.* Heilung.

gueule *f.* Maul; *chir.* ⁓ de loup: Wolfsrachen (Hasenscharte mit doppelter Gaumenspalte); ⁓ de lion: Löwenrachen (Hasenscharte mit Wangenspalte).

guimauve *f. pharm.* Eibisch, Althaea.

gustatif *adj.* Geschmacks—.

gustation *f.* Schmecken.

Guthrie *pr. anat.* muscle de ⁓:: seitliche Bündel des M. transversus perinaei profundus.

gutta-percha *f.* Guttapercha; ⁓ laminée: Guttaperchapapier, Percha lamellata.

guttural *adj.* Kehl—; hernie ⁓e *rar:* Kropf.

Guy *pr. int.* danse de St. ⁓: Veitstanz.

Guyon *pr. anat.* isthme de ⁓: Orificium internum cervicis.

gymnase *m.* Turnhalle.

gymnastique *f.* Turnen.

gynécologue *m.* Frauenarzt, Gynäkologe.

gynécomaste *m.* Mann mit Weiberbrüsten.

gypse *m.* Gips.

H.

H. *abrev. ophthal.* = hypermétropie *w. cfr.*

habitude *f.* Gewohnheit.

habituel *adj.* gewohnheitsmässig, habituell.

hâle *m.* Sonnenbrand, Verbranntsein der Haut durch Sonnenstrahlen.

haleine *f.* Atem.

haletant *adj. cfr.* haleter.

haleter *v.* keuchen.

halitueux *adj.* feucht, dunstig.

Haller *pr. pharm.* élixir de ⁓ *cfr.* élixir.

hallucination *f.* Sinnestäuschung; ⁓ de la vue: Gesichtstäuschung.

halo *m.* Lichthof, Farbenkreis.

halogène *adj. chem.* salzbildend.

haloïde *adj. chem.* sels ⁓s: Haloidsalze (*opp.* sels oxygénés: Oxysalze).

haltère *m.* Hantel der Turner.

hamac *m.* Hängematte.

hameçon *m.* Angelhaken; *chir.* aiguilles courbes en ⁓: angelhakenförmig gekrümmte Nadeln.

hanche *f.* Hüfte.

hanebane *f. vulg.* = jusquiame *w. cfr.*

haptogène *adj.* membrane ⁓:: die Milchkügelchen umgebende dünne Käseschicht.

harassement *m. zu* harasser.

harasser *v.* erschöpfen, ermatten.

hareng *m.* Hering.

haricot *m.* Bohne.

harmonique *adj.* harmonisch.

harmoniques *m. plur. physic.* = les sons harmoniques: die harmonischen Obertöne.

haschisch *m. ou* hachisch *m. pharm.* Blattspitzen des indischen Hanfs.

haut *adj.* hoch; ⁓ mal: Fallsucht, Epilepsie.

Havers *pr. anat.* canaux de ⁓: Haverssche Knochenkanäle.

Hayem *pr.* cuve de ~ *cfr.* cuve.

hébéphrénie *f. psych.* Geistesstörung zur Zeit der Geschlechtsentwickelung.

Heberdeen *pr.* nodosités de ~ *cfr.* nodosités.

hébétude *f.* Stumpfsinn.

hecticité *f.* Abmagerung und Schwächung, hektische Beschaffenheit.

hectique *adj.* fièvre ~: hektisches Fieber, schleichendes Fieber mit allabendlicher Steigerung.

Heister *pr. anat.* valvule de ~: Valvula spiralis vesicae felleae.

helctique *adj. rar.* = épispastique *w. cfr.*

hélicien *adj.* schraubenförmig, spiralförmig,

hélicotrème *m. anat.* Helicotrema (Kommunikationsöffnung zwischen Scala tympani und Scala vestibuli).

hélix *m. anat.* Leiste, Helix.

Helmerich *pr. pharm.* pommade d'~ *ou* pommade sulfo-alcaline:: Salbe aus Schwefel und kohlensaurem Kali gegen Krätze.

helminthe *m.* Eingeweidewurm.

helminthiase *f.* Eingeweidewurmkrankheit.

hélophyre *m. invet.* Sumpffieber.

hem *m. engl.* hustenartiges Räuspern.

hemaphéique *adj.* ictère ~: hämatogener Icterus (*opp.* ictère biliphéique: hepatogener Icterus); urines ~s: hämoglobinhaltiger Urin.

hématémèse *f.* Blutbrechen.

hématidrose *f.* Blutschweiss.

hématie *f.* rotes Blutkörperchen.

hématine *f.* Hämatin.

hématique *adj.* Blut; *pharm.* poison ~: Blutgift.

hématoblaste *m.* Hämatoblaste, Hayemsches Blutkörperchen, Blutplättchen.

hématocèle *f.* Bluterguss Hematocele.

hematocolpos *m.* geschwulstartige Ansammlung von Blut in der Scheide, Hämatokolpos.

hémato-cristalline *f.* (krystallisiertes) Hämoglobin.

hématode *ou* **hématoïde** *adj.* blutartig; fongus ~: Sarcoma (Carcinoma) hae-

morrhagicum.

hématome *m.* Blutgeschwulst, Hämatom.

hématomètre *f.* geschwulstartige Ansammlung von Blut in der Gebärmutter, Hämatometra.

hématomyélie *f.* Blutung im Rückenmark.

hématopoïèse *f. ou* hémopoïèse *f.* Blutbereitung.

hématorrhachis *m.* Blutung in den Rückenmarkshäuten.

hématosalpinx *m.* Blutansammlung in den Eileitern, Hematosalpinx.

hématose *f.* Arterialisation des Blutes; champ de l'~:: Gasaustausch vermittelnde Lungenoberfläche.

hématozoaire *m.* Bluttierchen; *int.* ~s de Laveran:: Malariabacillen.

hématurie *f.* Blutharnen.

hémeralopie *f.* Nachtblindheit.

hémianesthésie *f.* halbseitige Gefühlslähmung.

hémiarthrose *f. rar* = symphyse *w. cfr.*

hémichorée *f.* halbseitiger Veitstanz, Hemichorea.

hémicrânie *f.* halbseitiger Kopfschmerz, Migräne.

hémidrose *f.* einseitiger übermässiger Schweiss.

hémimélie *f.* Missgeburt mit unvollständig entwickelten Gliedern.

hémiopie *f.* Halbsehen, Hemiopie, Hemianopsie.

hémiplégie *f.* halbseitige Lähmung, Hemiplegie.

hémisphère *f.* Halbkugel; *anat.* ~s du cerveau: Grosshirnhemisphären.

hémitritée *f.* = fièvre demi-tierce:: täglicher Fieberanfall, der abwechselnd einen Tag schwach, den andern stark ist.

hémocytomètre *m. physiol.* Instrument zum Zählen der Blutkörperchen.

hémodromomètre *m. physiol.* Instrument zum Messen der Umlaufsgeschwindigkeit des Blutes.

hémodynamomètre *m. physiol.* Instrument zum Messen des Blutdrucks.

hémoglobine *f.* Hämoglobin, Blutfarbstoff.

hémoglobinurie *f.* Hämoglobinaus-
scheidung im Urin.
hémomètre *m. ou* hémomanomètre =
hémodynamomètre *w. cfr.*
hémophilie *f. int.* Bluter-Krankheit,
Hämophylie.
hémophthalmie *f.* Bluterguss im Auge.
hémopoièse *f. cfr.* hématopoièse.
hémoptoïque *adj.* blutig, Bluthusten—.
hémoptysie *f.* Blutspeien, Bluthusten.
hémorrhagie *f.* Blutung.
hémorrhagique *adj. zu* hémorrhagie;
diathèse _ = hémophilie *w. cfr.*
hémorrhoïdal *ou* hémorrhoïdaire *adj.*
zu hémorrhoïdes.
hémorrhoïdes *f. plur.* Hämorrhoïden,
Krampfadern am After.
hémospasie *f.* Blutentziehung (mittelst
der ventouse de Junod *cfr.* ventouse).
hémostase *f. ou* hémostasie *f.* Blutstillung.
hémostatique *adj.* blutstillend; *chir.*
pince _: Arterienpincette.
hémotachomètre *m. physiol.* = hémodro-
mètre *w. cfr.*
Henle *pr. anat.* anse de _ *cfr.* anse;
gaine de _ = périnèvre *w. cfr.*
hépatalgie *f.* Leberschmerz.
hépatique *adj.* Leber—; *anat.* artère _:
Art. hepatica; canal _: Ductus hepa-
ticus.
hépatisation *f. int.* Umwandlung des
Lungengewebes in leberartiges Gewebe; _ rouge [grise]: rote [graue]
Hepatisation.
hépatite *f.* Leberentzündung.
herbe *f.* Kraut, Gras.
herbier *m.* Herbarium.
herbivore *adj.* pflanzenfressend *m.*
Pflanzenfresser.
herboriste *m.* Kräuterhändler.
herboristerie *f.* Kräuterhandlung.
hérédité *f.* Erblichkeit.
hérissé *adj.* mit Stacheln besetzt,
strotzend.
hermaphrodisme *m.* Zwitterbildung,
Hermaphrodismus.
hermaphrodite *m.* Zwitter.
herniaire *adj.* Bruch—.
hernie *f.* Bruch, Hernie; _ étranglée:
eingeklemmter Bruch.

hernié *adj.* vorgefallen.
herniotomie *f.* Herniotomie, Operation
des eingeklemmten Bruches.
Hérophile *pr. anat.* pressoir d'_: Confluens sinuum durae matris.
herpès *m. int.* Herpes, Bläschenaus-
schlag.
herpétique *adj. zu* herpétisme; kératite _ *cfr.* kératite.
herpétisme *m. int. invet.* Herpetismus
(Krankheitsgruppe fast gleichbe-
deutend mit arthritisme *w. cfr.*, nur
den akuten Gelenkrheumatismus
nicht mit umfassend).
hersage *m.* Eggen, Zerfasern.
hétéradénique *adj. int.* tumeurs _s:
Geschwülste aus drüsenähnlicher
Substanz.
hétérogène *adj.* heterogen, verschie-
denartig.
hétérogénie *f.* Selbsterzeugung, Generatio spontanea.
hétérologue *adj.* andersartig.
hétéromorphe *adj.* andersgestaltet.
hétéropage *m.* Doppelmissgeburt, dessen einer Zwilling, klein und ver-
krüppelt, mit der Vorderseite des
andern verwachsen ist.
hétéropathie *f.* = allopathie *w. cfr.*
hêtre *m.* Buche.
hexacanthe *adj.* 6 Haken tragend.
hexagonal *adj.* sechskantig.
hexagone *m.* Sechseck; *anat.* _ artériel
de Willis: Circulus arteriosus Willisi.
hiatus *m.* Spalt, Hiatus.
Highmore *pr. anat.* antre de _ *cfr.*
antre; corps de _: Mediastinum testis.
hilarant *adj.* gaz _: Lachgas.
hile *m. anat.* Hilus, Nabel.
hippocampe *m. anat.* grand _ = pied
d'_ = corne d'Ammon: Hippocampus; petit _ = ergot de Morand:
Calcar avis.
Hippocrate *pr. chir.* bonnet d'_: Mitra
Hippocratis (Kopfverband).
hippocratique *adj. zu* Hippocrate; doigt
_:: keulenförmiger Finger, Trom-
melschlägelfinger; facies _:: starre
kadaverähnliche Gesichtszüge.
hippurate *m. physiol.* hippursaures
Salz.

hippurique *adj. physiol.* acide ⌐: Hippursäure, Harnbenzoësäure.

hirsutie *f.* abnorm reichliche Behaarung.

hispide *adj.* steifhaarig.

histologie *f.* = histiologie *f.* Gewebelehre, Histologie.

historique *m.* ⌐ de la maladie: Krankengeschichte.

histothérapie *f.* Gewebsbehandlung, Gewebsaftbehandlung.

holocrine *adj. cfr.* mérocrine.

homicide *m. leg.* Mord, Totschlag.

homoeopathie *f.* Homöopathie (Heilmethode die Krankheiten mit ähnliche Zustände hervorbringenden Mitteln behandelt; *opp.* allopathie, Methode die mit entgegengesetzte Zustände bewirkenden Stoffen behandelt).

homogène *adj.* gleichartig, homogen.

homologie *f.* Gleichwertigkeit.

homologue *adj.* gleichwertig.

homotone *adj.* gleichtönend, gleichmässig.

honoraires *m.plur.* (ärztliches) Honorar.

honteux *adj.* schamhaft; *anat.* artère honteuse externe [interne]: Art. pudenda externa [interna]; nerf ⌐ interne: N. pudendus; nerf ⌐ externe = nerf génito-crural *w. cfr.*

hôpital *m.* Hospital, Krankenhaus; ⌐ militaire: Lazaret.

Hôpital *pr.* Brunnen in Vichy.

hoquet *m.* Aufstossen, Höcker, Singultus.

hordéiforme *adj.* gerstenähnlich.

horoptère *m. physic.* Horopterkreis.

horripilation *f.* Schauder, Frösteln.

horse-pox *m. engl.* Pferdepocken.

hospice *m.* Pflegeanstalt, Hospiz.

hospitalisation *f.* Unterbringung in einem Krankenhaus.

hospitaliser *v. zu* hospitalisation.

Hôtel-Dieu *pr.* Name des hauptsächlichsten Krankenhauses der meisten französischen Städte.

houblon *m.* Hopfen.

houille *f.* Steinkohle.

houppe *f.* Quaste, Troddel, Büschelchen; *anat.* ⌐ du menton: M. men-

talis; ⌐ des doigts:: Endverzweigungen der Blutgefässe der Finger.

huile *f.* Oel; *pharm.* ⌐ camphrée: Oleum camphoratum, Kampheröl.

huileux *adj.* ölig.

huit *m.* Acht, Achter; *chir.* bandage en ⌐ de chiffre: Achterverband, Spica.

huître *f.* Auster.

humage *m.* Einschlürfen.

humain *adj.* menschlich.

humecter *v.* anfeuchten.

humer *v.* schlürfen.

huméral *adj.* Oberarm—; *anat.* artère ⌐e: Art. brachialis.

huméro-cubital *adj.* articulation ⌐e: Ellenbogengelenk.

humérus *m.* Oberarm.

humeur *f.* Saft; *vulg.* ⌐s froides: Skrofeln; *anat.* ⌐ aqueuse: Kammerwasser, Humor aqueus; ⌐ vitrée: Glaskörperflüssigkeit, Humor vitreus.

humide *adj.* feucht; râle ⌐: feuchtes Rasselgeräusch.

humidité *f.* Feuchtigkeit.

humorisme *m.* Humoralpathologie, Lehre von den verdorbenen Säften als Krankheitsursachen.

Hunter *pr. anat.* canal de ⌐ *ou* anneau du 3e adducteur: Adduktorenschlitz, Canalis adductorius.

hyalin *adj.* glasähnlich, strukturlos, hyalin; cylindre ⌐: hyaliner Harncylinder.

hyalite *f.* Entzündung des Glaskörpers.

hyaloïde *adj.* glasähnlich; *anat.* membrane ⌐: Membrana hyaloidea (des Glaskörpers).

hybridation *f.* Bastardbildung.

hybride *m.* Bastard.

hydarthrose *f.* Gelenkwassersucht.

hydatide *f.* Blase, Blasenwurm, Echinococcusblase, Hydadite; *anat.* ⌐ de Morgagni: Appendix testis.

hydatiforme *adj.* blasenartig; *obst.* môle hydatiforme: Blasenmole.

hydatique *ou* hydatitique *adj. zu* hydatide; frémissement ⌐: Hydatidenschwirren; kyste ⌐: Echinococcusblase, cystöser Echinococcus.

hydraérique *adj.* bruit ⌐:: Geräusch

entstanden durch Luftdurchtritt durch Flüssigkeiten (besonders bei Pneumothorax).

hydragogue *adj.* wassertreibend; *m.* drastisches Abführmittel.

hydralcolature *f. pharm.* durch Maceration mit verdünntem Alkohol gewonnenes Präparat.

hydralcool *m.* schwacher Alkohol.

hydramnios *m. obst.* Hydramnion, übermässig reichliches Fruchtwasser.

hydrargyre *m.* = mercure: Quecksilber.

hydrargyrie *f.* Quecksilberausschlag.

hydrargyrisme *m.* Quecksilbervergiftung.

hydrastine *f. pharm.* Alkaloid aus Hydrastis canadensis.

hydratation *f. chem.* Einbringen von Wasser in eine chemische Verbindung.

hydrate *m. chem.* Hydrat (Krystallwasser enthaltende chemische Verbindung); ~ de chloral: Chloralhydrat.

hydrémie *f.* Hydrämie, Blutverdünnung.

hydrencéphalique *adj. zu* hydrocéphale; cri ~ :: durchdringendes Aufschreien von an Meningitis Kranken.

hydrocarbonné *adj. chem.* les corps ~s: die Kohlenwasserstoffe.

hydrocarbure *m.* Kohlenwasserstoff.

hydrocèle *f.* Wasserbruch, Hydrocele.

hydrocéphale *m.* Wasserkopf, Hydrocephalus.

hydrocéphalie *f.* Wasseransammlung im Hirn.

hydroélectrique *adj. physic.* appareils ~s: elektrische Becher- (Trog-) apparate.

hydrogastre *m. rar.* Bauchwassersucht.

hydrogène *m. chem.* Wasserstoff.

hydrolat *m. pharm.* mit destilliertem Wasser hergestelltes Präparat.

hydrolature *f. pharm.* wässerige Tinktur.

hydrolé *m. pharm.* durch Auflösung in Wasser hergestelltes Präparat.

hydrolique *adj. pharm.* wässerig.

hydrome *m. rar.* Kyste.

hydromel *m. pharm.* Honigwasser.

hydromellé *m. pharm.* mit Honigwasser bereitetes Präparat.

hydromphale *f.* Wasseransammlung in einer Nabelhernie.

hydronéphrose *f.* Wasseransammlung im Nierenbecken.

hydropathie *f.* = hydrothérapie *f.* Wasserheilkunde.

hydropéricarde *m.* Herzbeutelwassersucht.

hydrophile *adj.* wasseraufsaugend.

hydrophobie *f.* Hundswut, Wasserscheu.

hydrophthalmie *f. ophthal.* Hydrophthalmus, Buphthalmus.

hydropigène *adj.* Wassersucht erzeugend.

hydropique *adj. zu* hydropisie.

hydropisie *f. ou* hydropsie *f.* Wassersucht.

hydrorachis *f. ou* hydrorrhachis *f.* Rückgratswassersucht, Spina bifida.

hydrorrhée *f.* Hydrorrhoe, reichlicher Ausfluss wässeriger Flüssigkeit.

hydrosalpinx *m.* Eileiterwassersucht.

hydrostatique *adj.* lit ~: Wassermatratze.

hydrothérapeutique *f. ou* hydrothérapie *f.* Wasserheilkunde.

hydrothorax *m.* Brustwassersucht.

hydrotimètre *m. physic.* Instrument zur Bestimmung der Wasserhärte.

hydrotimétrie *f. physic.* Bestimmung der Wasserhärte.

hydrure *m.* Wasserstoffverbindung.

hygiène *f.* Hygiene, Gesundheitslehre.

hygiéniste *m.* Hygieniker.

hygrome *m.* Hygrom, Schleimbeutelentzündung, Schleimbeutelwassersucht.

hygromètre *m. physic.* Feuchtigkeitsmesser.

hygrométrie *f. physic.* Bestimmung der Luftfeuchtigkeit.

hygrométrique *adj.* Luftfeuchtigkeit aufsaugend.

hymen *m. anat.* Jungfernhäutchen, Hymen.

hyoépiglottique *adj. anat.* ligament ~: Lig. hyoepiglotticum.

hyoglosse *adj. anat.* muscle ⌐: M. hyoglossus.

hyo-glossien *adj. anat.* nerf ⌐ *rar.* (*gew.* nerf grand hypoglosse): N. hypoglossus.

hyoïde *adj. anat.* os ⌐: Zungenbein.

hyoïdien *adj. embryol.* appareil ⌐:: die kleinen Knochen, welche beim Fötus das Zungenbein mit dem Schädel verbinden, nämlich apo-hyal (später kleines Zungenbein-horn), stylo-hyal (später Processus styloideus) und cérato-hyal (ver-wächst mit dem vorhergehenden).

hyopharyngien *adj.* muscle ⌐: M. con-strictor medius.

hyo-thyroïdien *adj. anat.* muscle ⌐ *rar.* (*gew.* muscle thyro-hyoïdien): M. thyreohyoideus.

hypalgie *f.* leichter Schmerz.

hypémie *f.* Verminderung der Blut-menge.

hyperchlorhydrie *f. int.* übermässiger Salzsäuregehalt des Magensaftes.

hyperémie *f.* Blutüberfüllung, Hyper-ämie.

hyperémique *ou* hyperémisé *adj. zu* hyperémie.

hyperesthésie *f.* übermässige Empfind-lichkeit, Hyperästhesie.

hyperexcitabilité *f.* übermässige Er-regbarkeit.

hypergénésie *f. ou* hypergénie *f. ou* hypergenèse *f.* übermässig reich-liche Erzeugung.

hyperglobulie *f.* übermässiger Reich-tum an roten Blutkörpern.

hyperhémie *f.* = hyperémie *w. cfr.*

hyperidrose *f.* übermässiges Schwitzen.

hyperinose *f.* Vermehrung des Fibrins im Blute.

hyperkinésie *f.* krampfartige Bewe-gungen.

hypermétrope *adj. zu* hypermétropie.

hypermétropie *f. ophthal.* Weitsichtig-keit, Fernsichtigkeit, Hypermetro-pie.

hypermnésie *f.* übermässige Schärfe des Gedächtnisses.

hyperplasie *f.* übermässig reichliche Bildung, Hyperplasie.

hyperpyrexie *f.* übermässig hohes Fieber.

hypertrichose *f.* übermässig reichliche Behaarung.

hypertrophie *f.* zu starke Ernährung, zu starkes Wachstum, Hypertro-phie.

hyphomycètes *m. plur.* Schimmelpilze.

hypnotique *adj.* einschläfernd, hypno-tisch.

hypnotisme *m.* Hypnotismus.

hypoalbuminose *f.* Verminderung des Bluteiweisses.

hypoblaste *m. embryol.* Endoderm.

hypochloreux *adj. chem.* acide ⌐: unter-chlorige Säure.

hypochlorique *adj. chem.* acide ⌐ = peroxyde de chlore: Chlorperoxyd.

hypochlorite *m. chem.* Hypochlorit, unterchlorigsaures Salz; chlorure de chaux (bestehend aus ⌐ et chlo-rure de calcium): Chlorkalk; chlo-rure de soude (bestehend aus ⌐ et chlorure de sodium) = liqueur de Labarraque: Natriumhypochlorit; chlorure de potasse (bestehend aus ⌐ et chlorure de potassium) = eau de Javelle: Kaliumhypochlorit.

hypochondre *m.* Weiche, Hypochon-drium.

hypochondriaque *adj.* trübsinnig; *m.* Trübsinniger.

hypochondrie *f.* Trübsinn, Hypochon-drie.

hypodermique *adj.* Unterhaut—; injec-tion ⌐: subkutane Injektion.

hypogastre *m.* Hypogastrium, Unter-leibsgegend.

hypogastrique *adj. zu* hypogastre; *anat.* artère ⌐ *ou* iliaque interne: Art. hypogastrica.

hypoglobulie *f.* Verminderung der roten Blutkörperchen.

hypoglosse *adj. anat.* nerf grand ⌐: N. hypoglossus (12. Hirnnerv); nerf petit ⌐: N. lingualis (aus dem 5. Hirnnerven).

hypognathe *m.* Doppelmissbildung, dessen einer unvollständiger Zwil-ling mit dem Unterkiefer des andern verwachsen ist.

hypophosphite *m. chem.* unterphosphorigsaures Salz.

hypophosphoreux *adj. chem.* acide ~: unterphosphorige Säure.

hypophyse *f. anat.* Gehirnanhängsel, Hypophysis cerebri.

hypopyon *m. ophthal.* Eiteransammlung in der vordern Augenkammer.

hypospadias *m.* Hypospadie (Ausmündung der Harnröhre an der Unterseite des Penis oder am Damme).

hypostase *f.* 1) Kongestion, Blutstockung, Blutsenkung. 2) *rar.* Sediment, Bodensatz.

hypostatique *adj.* congestion ~: hypostatische Pneumonie.

hyposthénie *f.* Kräfteverfall.

hyposthénique *ou* hyposthénisant *adj.* schwächend, herunterbringend.

hyposulfite *m. chem.* thioschwefelsaures Salz.

hyposulfureux *adj. chem.* acide ~: Thioschwefelsäure.

hyposulfurique *adj. chem.* acide ~: Dithionsäure.

hypothénar *m. anat.* = éminence ~: Kleinfingerballen.

hypothèse *f.* Hypothese, Voraussetzung.

hystéralgie *f.* 1) Schmerzhaftigkeit der Gebärmutter. 2) hysterische Schmerzen.

hystérectomie *f. chir.* Hysterektomie, Abtragung der Gebärmutter.

hystéricisme *m.* hysterischer Zustand, leichte Hysterie.

hystérie *f.* Hysterie.

hystériforme *adj.* hysterieartig.

hystérique *adj.* hysterisch.

hystérocèle *f.* Gebärmutterhernie.

hystéro-épilepsie *f. ou* grande hystérie: Hysterie mit der Epilepsie ähnlichen Anfällen.

hystérogène *adj.* hysterieerregend; zones ~s:: Körperteile (Ovarien, Hoden), durch deren Kompression ein hysterischer Anfall ausgelöst werden kann.

hystéromètre *m.* Uterussonde.

hystéropexie *f. chir.* Annähen des Uterus (an die vordere Bauchwand).

hystéroptose *f.* Senkung der Gebärmutter.

hystérotome *m.* Messer zum Einschneiden des Muttermundes.

hystérotomie *f.* 1) Einschneiden des Muttermundes. 2) Kaiserschnitt.

hystricisme *f.* Ichthyosis hystrix (Hautkrankheit).

I.

iatrochimie *f.* Iatrochemie (medizinische Doktrin, nach welcher alle Lebensvorgänge in Gärungen bestehen).

ichthyocolle *f. pharm.* Fischleim, Hausenblase.

ichthyol *m. pharm.* Ichthyol (Oel aus fossilen Fischen).

ichthyose *f.* Ichthyosis, Fischschuppenausschlag.

ictère *m.* Gelbsucht, Icterus; ~ grave *ou* hémorrhagique *ou* malin *ou* typhoïde: Icterus gravis; ~ biliphéique [hémaphéique]: hepatogener [hämatogener] Icterus; ~ noir: Melanicterus; ~ bleu = maladie bleu: Blausucht, Cyanose.

ictérique *adj. zu* ictère.

ictérode = ictéroïde *adj.* typhus ~: gelbes Fieber; bacille ~:: Bacillus des gelben Fiebers.

ictus *m.* Ictus; ~ épileptique: epileptischer Anfall; ~ *(ou* choc) chirurgical: Operationsshok.

idéation *f. psych.* Ideenassociation.

idéo-moteur *adj.* = psycho-moteur *w. cfr.*

idiopathique *adj.* idiopathisch, primär.

idiosyncrasie *f.* Idiosynkrasie, besondere Veranlagung.

idiot *m.* Blödsinniger.

idiotie *f. ou* idiotisme *m.* Blödsinn.

if *m. pharm.* Eibenbaum, Taxus baccata.

igasurine *f. pharm.* Alkaloid aus Nux vomica.

Ignace *pr. pharm.* fève de St. ~: Strychnos Ignatii, Ignazbohne.

igné *adj.* Feuer—; cautérisation ~e faite au rouge: Rotglutkauterisation.

ignipuncture *f. cfr.* cautérisation.

île *f.* Insel; *anat.* ⁓ de Reil: Insula (cerebri).

iléo-caecal *adj. anat.* valvule ⁓e: Bauhinsche Blinddarmklappe, Valvula coli.

iléo-colique *adj. anat.* artère ⁓: Art. ileocolica.

iléon *m. anat.* Ilium, Krummdarm.

iléo-typhus *m.* = fièvre typhoïde: Abdominaltyphus.

îles *m. plur. anat.* os des ⁓: Hüftbein.

iléus *m.* Ileus, Darmverschluss.

iliaque *adj.* Darmbein—; *anat.* os ⁓ ou coxal ou innominé ou de la hanche ou des îles: Hüftbein, Os coxae; os ⁓ (proprement dit): Os ilei; crête ⁓: Crista iliaca; muscle ⁓: M. iliacus; artère ⁓ primitive: Art. iliaca communis; artère ⁓ interne ou hypogastrique: Art. hypogastrica; artère ⁓ externe: Art. iliaca externa.

ilio-fémoral *adj. anat.* ligament ⁓ ou de Bertin: Lig. ileofemorale.

ilio-lombaire *adj. anat.* artère ⁓: Art. iliolumbalis.

ilio-lombi-costal *adj. anat.* muscle ⁓ = muscle carré des lombes: M. quadratus lumborum.

ilion *m. ou* ilium *m. anat.* Os ilei, Darmbein.

ilio-pectiné *adj. anat.* éminence ⁓e: Eminentia ileopectinea (ossis pubis).

ilio-prétibial *adj. anat.* muscle ⁓ *rar.* (*gew.* muscle couturier): M. sartorius.

illégitime *adj.* ungesetzlich; fièvre ⁓: unregelmässiges Fieber.

illusion *f.* Trugbild, Illusion.

image *f.* Bild.

imagination *f.* Einbildung.

imbécile *adj.* blödsinnig; *m.* Blödsinniger.

imbécilité *f.* Blödsinn.

imbiber *v.* durchtränken.

imbibition *f.* Durchtränkung.

imbriqué *adj.* (dachziegelartig) übereinandergreifend.

immaturité *f.* mangelnde Reife.

immédiat *adj.* unmittelbar.

immersion *f.* Eintauchen, Ertränken, Ertrinken.

immobile *adj.* unbeweglich.

immobilisation *f. zu* immobiliser.

immobiliser *v.* unbeweglich machen, ruhig stellen.

immondice *f.* Abfallstoff.

immuniser *v.* immunisieren, giftfest machen.

immunité *f.* Immunität, Giftfestigkeit.

impalpable *adj.* unfühlbar, nicht abtastbar.

impaludisme *m.* Sumpffieber, Malaria.

impénétrabilité *f.* Undurchdringlichkeit.

impénétrable *adj.* undurchdringlich.

imperceptible *adj.* nicht wahrnehmbar.

imperforation *f.* mangelnde Oeffnung, Verschlossensein.

imperméabilité *f.* Undurchgänglichkeit.

imperméable *adj.* undurchgänglich.

impétigineux *adj. zu* impétigo.

impétigo *m.* Eiterausschlag, Impetigo.

implantation *f.* Einfügung, Sitz.

implanter *v. zu* implantation.

impondérable *adj.* unwägbar.

impondération *f. psych.* ⁓ mentale: geistige Gleichgewichtsstörung.

impotence *f.* Unfähigkeit; ⁓ des reins: Funktionsuntüchtigkeit der Nieren.

imprégnation *f.* 1) Schwängerung, Befruchtung. 2) Durchtränkung.

imprégner *v. zu* imprégnation.

impression *f.* Eindruck.

impressionable *adj.* erregbar.

impuissance *f.* Impotenz.

impulsion *f.* Antrieb, Impuls.

impur *adj.* unrein.

impureté *f.* Unreinlichkeit; ⁓ de l'air: Luftverunreinigung.

imputrescible *adj.* nicht faulend.

inaccessible *adj.* nicht erreichbar.

inactivité *f.* Unthätigkeit.

inamovible *adj.* nicht abnehmbar; *chir.* bandage ⁓: Dauerverband.

inanimé *adj.* leblos.

inanition *f.* Entkräftung, Verhungern.

inappétence *f.* Appetitlosigkeit.

inaptitude *f.* Unfähigkeit; ⁓ au travail: Arbeitsunfähigkeit.

incandescence *f.* Weissglut.

incarcération *f. rar.* (*gew.* étranglement): Einschnürung, Einklemmung, Incarceration.

incarcéré *adj. zu* incarcération.
incarné *adj.* eingefleischt; *chir.* ongle ‿: eingewachsener Nagel.
incidence *f. zu* incider.
incider *v.* einfallen; *physic.* rayon incidant: einfallender Strahl (*opp.* rayon émergeant: ausfallender Strahl).
incinération *f.* Einäscherung.
incisif *adj. anat.* canal *ou* conduit ‿: Canalis incisivus (maxillae); dent incisive: Schneidezahn, Dens incisivus.
incision *f.* Einschnitt.
incisive *f.* Schneidezahn.
incisure *f. anat.* Einbuchtung, Einschnitt, Incisura.
incitabilité *f. rar.* Erregbarkeit.
inclinaison *f.* Neigung; *obst.* ‿ du bassin: Beckenneigung.
incliné *adj.* geneigt; *chir.* position ‿e de Trendelenburg: Trendelenburgs Beckenhochlagerung; *obst.* bassin mal ‿: Becken mit Neigungsfehler.
inclus *adj.* eingeschlossen.
inclusion *f.* Einschluss; monstre par ‿: Inclusio foetalis (Missgeburt durch Einschluss eines Keimes in einen andern).
incoercible *adj.* nicht einschränkbar; *chir.* hernie ‿: nicht zurückzuhaltender Bruch; *int.* vomissements ‿s: unstillbares Erbrechen.
incohérence *f.* mangelnder Zusammenhang, Inkohärenz.
incohérent *adj.* zusammenhanglos.
incolore *adj.* farblos.
incompatibilité *f. zu* incompatible.
incompatible *adj.* unverträglich; médicaments ‿s:: Arzneimittel, welche nicht gleichzeitig gegeben werden können.
incompressibilité *f. zu* incompressible.
incompressible *adj.* nicht zusammendrückbar.
incomptable *adj.* unzählbar; pouls ‿: nicht mehr zu zählender Puls.
inconscient *adj.* unbewusst.
incontinence *f.* Inkontinenz; ‿ urinaire et fécale: unfreiwilliger Abgang von Urin und Stuhl.

incoordination *f.* Inkoordination, Störung der Gleichmässigkeit (der Bewegungen).
incorporation *f.* Einverleibung.
incrustation *f.* Verkrustung.
incrusté *adj.* verkrustet, eingeschalt.
incubation *f.* Inkubation, Ausbrütung.
incube *m. rar.* (*gew.* cauchemar): Alpdrücken.
incurabilité *f.* Unheilbarkeit.
incurable *adj.* unheilbar.
incurvation *f.* Krümmung, Verkrümmung.
Inde *pr.* cochon d'‿: Meerschweinchen.
indemne *adj.* frei, unbeschädigt.
index *m.* Zeigefinger.
indicateur *adj. anat.* muscle ‿: M. extensor indicis proprius.
indication *f.* Anzeige, Indikation.
indice *m. physic.* Index.
indifférent *adj.* gleichgültig; *chem.* indifferent, neutral.
indigène *adj.* eingeboren; *m.* Eingeborener.
indigestion *f.* Verdauungsstörung, Verdauungsbeschwerde.
indisposition *f.* Unwohlsein.
indolent *adj.* schmerzlos.
induction *f. physic.* (elektrische) Induktion; appareil [courant] d'‿: Induktions-Apparat [-Strom].
induit *adj. physic.* courant ‿: induzierter Strom.
induration *f.* Verhärtung; *int.* ‿ ardoisée: schieferige Induration.
indurer *v.* verhärten; chancre induré: harter Schanker.
industriel *adj.* Fabrik—; *hyg.* alcool ‿: künstlicher Alkohol; eaux ‿les: Fabrikabwasser.
inée *f. pharm.* Strophantus hispidus.
inerme *adj.* waffenlos; taenia ‿: Taenia mediocanellata.
inerte *adj.* träge, keine Lebensäusserung zeigend; gaz ‿: Wasserstoffgas, Wasserstoff.
inertie *f. zu* inerte.
inextensible *adj.* nicht ausdehnbar.
infanticide *m. leg.* Kindsmord.
infantil *adj.* Kinder—; *int.* paralysie

_e: Kinderlähmung; état _: Infantilismus, infantiler Zustand.

infarctus *m.* Infarkt, Blutaustritt in die Organe.

infécond *adj.* unfruchtbar.

infectable *adj.* infizierbar.

infecter *v.* anstecken, infizieren.

infectieux *adj.* infizierend, ansteckend.

infection *f.* Infektion, Ansteckung.

infernal *adj. pharm.* pierre _e: Höllenstein.

infiltration *f.* Durchsetzung, Infiltration.

infiltré *adj.* durchsetzt, infiltriert.

infiniment *adv.* unendlich; les _ petits:: die Bacillen.

infirme *adj.* kränklich, siech.

infirmerie *f.* Krankensaal (für Leichtkranke); _ militaire: Revierkrankenstube.

infirmier *m.* Krankenwärter.

infirmière *f.* Krankenwärterin.

infirmité *f.* körperliches Gebrechen.

inflammable *adj.* entzündlich.

inflammation *f.* Entzündung.

inflammatoire *adj.* entzündlich.

inflation *f.* Aufblasen, Aufblähung.

inflexe *adj. anat.* canal _ du rocher *cfr.* aqueduc.

influenza *f.* = grippe *f.* Influenza, Grippe.

infundibiliforme *adj.* trichterförmig.

infundibulum *m.* Trichter.

infuser *v.* aufgiessen; *pharm.* faire _: Infusion machen.

infusion *f. pharm.* Aufguss, Infusion.

infusoires *m. plur.* Infusorien, Aufgusstierchen.

ingérer *v.* einführen, einverleiben.

ingesta *m. plur. lat.* eingeführte Nahrungsmittel.

ingestion *f.* Einführen.

Ingrassias *pr. anat.* apophyses d'_ *ou* petites ailes du sphénoïde: kleine Keilbeinflügel, Alae parvae.

ingrédient *m. pharm.* Bestandteil einer Arznei, Ingrediens.

inguérissable *adj.* unheilbar.

inguinal *adj.* Leisten—; *chir.* hernie _e: Leistenhernie; *anat.* nerf _ externe = nerf fémoro-cutané *cfr.*

fémoro-cutané; nerf _ interne = nerf génito-crural *cfr.* génito-crurale; région _e = aine: Leiste, Leistenbeuge.

inguino-cutané *adj.* nerf _ = nerf fémoro-cutané *cfr.* fémoro-cutané.

inhalateur *m.* Inhalationsapparat.

inhalation *f.* Einatmung von Dämpfen oder Gasen (zu Heilzwecken).

inhaler *v. zu* inhalation.

inhibition *f.* Einhalt, Aufhebung.

inhumation *f.* Beerdigung.

initial *adj.* anfänglich.

injecté *adj. zu* injection.

injection *f.* Einspritzung, Anfüllung, Injektion.

inné *adj.* angeboren.

innéité *f.* Angeborensein.

innervation *f.* Innervation, Versorgung mit Nerven.

innerver *v. zu* innervation.

innocuité *f.* Unschädlichkeit.

innominé = innomé *adj.* unbenannt; *anat.* os _: Hüftbein; ligne _e *ou* crête du détroit supérieur: Linea arcuata; artère _e *rar.* (*gew.* tronc brachiocéphalique): Art. anonyma; corps _ de Giraldès: Paradidymis.

inoculable *adj.* verimpfbar.

inoculation *f.* Einimpfung.

inoculer *v.* einimpfen.

inodore *adj.* geruchlos.

inodulaire *adj.* tissu _: fibröses Gewebe bei der Narbenbildung.

inoffensif *adj.* harmlos.

inopexie *f.* vermehrte Gerinnungsfähigkeit des Blutes.

inosculation *f. invet.* Gefässeinmündung.

inosite *f. ou* inosine *f.* Muskelzucker, Inosit.

insalivation *f.* Einspeichelung.

insalubre *adj. hyg.* unhygienisch, ungesund.

insalubrité *f. hyg.* gesundheitswidrige Beschaffenheit.

insanité *f.* Tollheit.

inscription *f.* Einschreibung, Immatrikulation (16 inscriptions, von welchen jährlich 4 genommen werden können, bilden den vorschriftsmässigen Studiengang des französischen Mediziners) (*opp. anat.* intersection: Inscriptio).

insensé *adj.* sinnlos.

insensibiliser *v.* gefühllos machen.

insensibilité *f.* Gefühllosigkeit, Anästhesie.

insensible *adj.* 1) unempfindlich. 2) unmerklich.

insertion *f.* Einfügung, Sitz; *anat.* ⌐ supérieure d'un muscle: Muskelursprung; ⌐ inférieure d'un muscle: Muskelinsertion; *obst.* ⌐ marginale [velamenteuse]: Insertio marginalis [velamentosa] placentae.

insexué *adj.* geschlechtslos.

insidueux *adj.* schleichend.

insiduosité *f.* schleichender Verlauf.

insipide *adj.* geschmacklos; *int.* diabète ⌐ = polyurie essentielle: Diabetes insipidus.

insolation *f.* 1) Aussetzen an die Sonne. 2) = coup de soleil: Sonnenstich.

insolubilité *f.* Unlöslichkeit.

insoluble *adj.* unlöslich.

insomnie *f.* Schlaflosigkeit.

inspecteur *m.* médecin ⌐ *cfr.* militaire.

inspection *f.* Beschauung.

inspiration *f.* Einatmung.

inspirer *v.* einatmen.

inspissation *f. pharm.* Eindickung.

instillation *f.* Einträufelung.

instinct *m.* Instinkt, Naturtrieb.

instrument *m.* Instrument, Werkzeug.

insuffisance *f.* Schlussunfähigkeit; *int.* ⌐ mitrale [aortique]: Mitral- [Aorten-] Insufficienz.

insufflateur *m.* Bläser, Einbläser.

insufflation *f.* Einblasen.

insuffler *v.* einblasen.

intact *adj.* unverletzt, unberührt.

intégrité *f.* Unversehrtheit.

intelligence *f. ou* intellect *m.* Intelligenz, Verstand.

intempérance *f.* Unmässigkeit.

intense *adj.* intensiv, heftig.

intensité *f.* Intensität.

intention *f. chir.* réunion des plaies par première [deuxième] ⌐: primäre [sekundäre] Wundvereinigung, Wundheilung per primam [secundam] intentionem.

interannulaire *adj.* zwischen zwei Ringen gelegen.

interarticulaire *adj.* Zwischengelenk—.

interauriculaire *adj.* zwischen den Herzvorhöfen gelegen.

intercalaire *adj.* dazwischen gelegen, eingeschaltet.

intercartilagineux *adj.* glotte intercartilagineuse *cfr.* glotte.

intercellulaire *adj.* zwischen den Zellen gelegen.

interclaviculaire *adj. anat.* ligament ⌐: Lig. interclaviculare.

intercondylien *adj. anat.* zwischen den Gelenkknorren gelegen; échancrure ⌐ne: Fossa intercondyloidea femuris.

intercostal *adj.* zwischen den Rippen gelegen; *anat.* artère ⌐e: Art. intercostalis; muscles intercostaux externes [internes]: Mm. intercostales externi [interni].

intercurrent *adj.* dazwischen auftretend, interkurrent.

interdigital *adj.* zwischen den Fingern gelegen.

interépineux *adj.* zwischen den Wirbeldornfortsätzen gelegen; *anat.* muscles ⌐: Mm. interspinales.

intéresser *v.* interessieren, beteiligen; la plaie intéresse les muscles: die Wunde geht bis auf die Muskeln.

interligamenteux *adj.* zwischen den Bändern gelegen: *anat.* glotte interligamenteuse *cfr.* glotte.

interlobaire *adj.* zwischen den Lappen gelegen; *anat.* grande scissure ⌐ de Sylvius: Fissura lateralis (cerebri).

interlobulaire *adj.* zwischen den Läppchen gelegen.

intermaxillaire *adj.* Zwischenkiefer—.

intermède *m. pharm.* = excipient: aufnehmendes Mittel, Excipiens.

intermédiaire *adj.* in der Mitte gelegen; *anat.* nerf ⌐ de Wrisberg *cfr.* Wrisberg.

intermission *f.* freie Zwischenzeit.

intermittence *f.* Nachlassen, Unterbrechung.

intermittent *adj.* aussetzend, mitUnterbrechungen verlaufend; fièvre ~: Wechselfieber, Intermittens; pouls ~: aussetzender Puls; *physic.* courant ~: unterbrochener Strom.

intermusculaire *adj.* zwischen den Muskeln gelegen; *anat.* glotte ~ = glotte vocale *cfr.* glotte.

interne *adj.* innerlich; pathologie *ou* médecine ~: innere Medizin.

interne *m.* ~ des hôpitaux:: junger Mediziner, der in einer Universitätsklinik oder sonstigem Krankenhaus Assistenzarztfunktionen bekleidet, jedoch sein medizinisches Examen noch nicht ganz abgelegt hat.

internement *m.* Unterbringung in einem Krankenhaus oder einer Irrenanstalt.

interosseux *adj.* zwischen den Knochen gelegen: *anat.* muscles ~: Mm. interosei.

interrogatoire *m.* Ausfragen des Kranken, Aufnahme der Anamnese.

interrompu *adj.* unterbrochen; *physic.* courant ~: unterbrochener Strom.

interrupteur *m. physic.* Unterbrechungsvorrichtung, Stromunterbrecher.

interscapulaire *adj.* zwischen den Schulterblättern gelegen.

intersection *f.* Durchschneidung, point d'~: Schneidepunkt; *anat.* ~ tendineuse: Inscriptio tendinea.

interstice *m.* Zwischenraum.

interstitiel *adj. zu* interstice; hernie ~ le:: Hernie im Leistenkanal; *anat.* tissu ~: Zwischengewebe.

intertransversaire *adj.* zwischen den Querfortsätzen gelegen.

intertrigo *m.* Wundsein. Intertrigo.

inter-utéro-placentaire *adj. obst.* caduque ~ *cfr.* caduque.

intervalle *m.* Zwischenraum.

intervenir *v.* eingreifen.

intervention *f.* Eingriff.

interventriculaire *adj.* zwischen den Herzkammern gelegen.

intervertébral *adj.* Zwischenwirbel—; disque ~ *cfr.* disque.

intestin *m.* Darm; *anat.* ~ grêle: Dünndarm; gros ~; Dickdarm.

intestinal *adj.* Darm—; suc ~: Darmsaft.

intimité *f.* dans l'~ des tissus: im Innern der Gewebe.

intolérance *f.* Unerträglichkeit (für Arzneimittel).

intolérant *adj.* schwer erträglich; estomac ~: sehr empfindlicher Magen.

intoxication *f.* Vergiftung.

intoxiquer *v.* vergiften.

intracapsulaire *adj.* innerhalb der Kapsel gelegen.

intracardiaque *adj.* innerhalb des Herzens gelegen.

intralobaire *adj.* innerhalb eines Lappens gelegen.

intralobulaire *adj.* innerhalb eines Läppchens gelegen.

intraventriculaire *adj. anat.* noyau ~ du corps strié = noyau caudé: geschweifter Kern, Nucleus caudatus.

intrinsèque *adj.* innen, eigen.

introduction *f.* ~ des aliments: Einführung der Speisen.

intromission *f.* ~ de la verge: Einführung des Penis.

intumescence *f.* Anschwellung.

intussusception *f.* Ineinanderschieben.

inusité *adj.* ungebräuchlich, ungewöhnlich.

invagination *f.* Einstülpung, Invagination.

invaginé *adj.* eingestülpt.

invasion *f.* Beginn, Befallenwerden, Invasion.

inversion *f.* Umdrehung, Inversion, Transposition.

invertébré *adj.* wirbellos.

invétéré *adj.* veraltet.

involontaire *adj.* unwillkürlich.

iodate *m. chem.* Salz der Jodsäure.

iode *m.* Jod.

iodé *adj.* jodhaltig.

iodhydrique *adj. chem.* acide ~: Jodwasserstoffsäure.

iodique *adj. chem.* acide ~: Jodsäure.

iodisme *m.* Jodvergiftung.
iodoforme *m.* Jodoform.
iodure *m. chem.* Jodür; ⁓ de potassium: Jodkalium.
ions *m. plur. physic.* Ionen, die an den Elektroden ausgeschiedenen Bestandteile einer Lösung, durch welche ein elektrischer Strom geht; assion *m.*: Anion, der am positiven Pol ausgeschiedene Bestandteil; cassion *m.*: Kation, der am negativen Pol ausgeschiedene Bestandteil.
iophobie *f. psych.* Furcht vor Giften.
ipéca *m. ou* ipécacuanha *m. pharm.* Brechwurz, Ipecacuanha.
irascibilité *f.* Zornmütigkeit.
irascible *adj.* zornmütig.
iridauxesis *f. ophthal.* Hypertrophie der Regenbogenhaut.
iridectomie *f. ophthal.* künstliche Neubildung eines Pupillenlochs, Iridektomie.
iridérémie *f.* = aniridie *f. ophthal.* Mangel der Regenbogenhaut.
iridescent *adj.* irisirend, regenbogenfarbig.
iridocèle *f. ophthal.* Hernie der Regenbogenhaut.
iridochoroïdite *f. ophthal.* Entzündung der Iris und Chorioidea.
iridodésis *f. ophthal.* Einklemmung der Regenbogenhaut, Iridodesis, Iridenkleisis.
iridotomie *f. ophthal.* Einschneiden der Regenbogenhaut.
irien *adj.* Regenbogenhaut—; *anat.* artères ⁓nes *cfr.* ciliaire.
iris *m. anat.* Regenbogenhaut, Iris.
iritis *f. ophthal.* Regenbogenhautentzündung, Iritis.
irradiation *f.* Ausstrahlung.
irradier *v.* ausstrahlen.
irréductibilité *f. zu* irréductible.
irréductible *adj.* 1) nicht reponierbar, nicht reponibel (von Brüchen). 2) *chem.* nicht reduzierbar.
irrémédiable *adj.* unverbesserlich.
irrespirable *adj.* uneinatembar.
irrigateur *m.* Irrigator.

irrigation *f.* Berieselung; *hyg.* champs d'⁓: Rieselfelder.
irriguer *v.* berieseln.
irritabilité *f.* Reizbarkeit.
irritable *adj.* reizbar.
irritant *adj.* reizend.
irritation *f.* Reizung.
irriter *v.* reizen.
irruption *f.* Einbrechen, Durchbrechen.
ischémie *f.* örtliche Blutleere, Ischämie.
ischialgie *f.* Hüftweh.
ischiatique *adj.* Hüft—; *anat.* artère ⁓: Art. glutaea inferior.
ischio-anal *adj. anat.* muscle ⁓ *rar.*: M. levator ani.
ischio-bulbaire *adj. anat.* muscle ⁓:: unkonstantes Muskelbündel zwischen dem M. transversus perinei superficialis und dem M. bulbocavernosus.
ischio-caverneux *adj. anat.* muscle ⁓: M. ischio-cavernosus.
ischiocèle *f. chir.* Hernia ischiadica.
ischio-coccygien *adj. anat.* muscle ⁓: M. coccygeus.
ischion *m.* Sitzbein.
ischiopage *m.* Doppelmissgeburt, bei welcher die Zwillinge in der Beckengegend miteinander verwachsen sind.
ischiopubiotomie *f. obst.* Durchtrennung des Beckens seitlich von der Symphyse zur Entbindung bei stark schräg verengtem Becken.
ischio-rectal *adj. anat.* creux ⁓: Fossa ischiorectalis.
ischio-uréthral *adj. anat.* muscle ⁓ = muscle transverse profond: M. transversus profundus perinei.
ischor *m.* Jauche, blutiger Eiter.
ischoreux *adj.* jauchig.
ischurie *f.* Harnverhaltung.
isochrone *adj.* gleichzeitig.
isochronisme *m.* Gleichzeitigkeit.
isolateur *m. physic.* Isolator, Isolierschemel.
isolement *m.* Isolierung, Vereinzelung.
isoler *v. zu* isolement.
issu *adj.* ausgehend, abstammend.
issue *f.* Ausgang, Ausfluss; donner

~ au pus: dem Eiter Abfluss verschaffen.

isthme *m.* Enge, Isthmus: *anat.* ~ du gosier: Schlundenge, Isthmus faucium; ~ de l'encéphale *cfr.* encéphale.

ivoire *m.* 1) Elfenbein. 2) = dentine *f.* Zahnbein.

ivresse *f.* Trunkenheit.

ivrognerie *f.* Trunksucht.

J.

Jaborandi *pr. pharm.* Pilocarpus pennatifolius.

Jacob *pr. anat.* membrane de ~ *ou* couche des cônes et des bâtonnets: Schichte der Zapfen und Stäbchen (der Netzhaut).

Jacobson *pr. anat.* nerf de ~: N. tympanicus.

Jackson *pr.* épilepsie de ~:: halbseitige Epilepsie.

jacksonien *adj. zu* Jackson.

jactation *f. ou* jactitation *f.* sich Umherwerfen (von aufgeregten Kranken).

jalap *m. pharm.* Jalape.

jalapine *f. pharm.* = scammonine *f.* wirksamer Bestandteil von Jalape und andern Convolvulusarten.

jambe *f.* Bein. Unterschenkel.

jambier *adj. anat.* muscle ~ (*ou* tibial) antérieur [postérieur]: M. tibialis anterior [posterior].

jambon *m.* Schinken.

jarret *m.* = creux du ~: Kniekehle.

jarretière *f.* Strumpfband, Schenkelbinde.

jaune *adj.* gelb; *int.* fièvre ~: gelbes Fieber; *anat.* tache ~: Macula lutea (retinae); corps ~: Corpus luteum (ovarii); ligaments ~s: Ligamenta flava (columnae vertebralis); *pharm.* ~ d'oeuf: Eigelb.

jaunisse *f.* Gelbsucht, Icterus.

Javelle *pr. pharm.* eau de ~ *cfr.* hypochlorite.

jécoral *adj.* Leber—; *int.* son ~: Leberton (Schenkelton).

jéjunum *m. anat.* Leerdarm, Jejunum.

jennérien *adj. hyg.* vaccination ~ne: Jennersche Impfung d. h. Impfung von Arm zu Arm.

jet *m.* Wurf; ~ d'eau: Wasserstrahl.

jeun *adj. gew.* à jeun: nüchtern.

jeune *adj.* jung.

jeûne *m.* Fasten.

jeûner *v.* fasten.

jointure *f.* Gelenk.

joue *f.* Wange.

jour *m.* Tag, Licht; se faire ~ au déhors: nach aussen durchbrechen; voir le ~: das Licht der Welt erblicken.

jours *m. plur. vulg.* Leben.

jugal *adj.* os ~: Jochbein.

jugement *m.* Urteil.

jugulaire *adj. anat.* fosse ~: Drosseladergrube, Fossa jugularis (ossis temporalis); ganglion ~: Ganglion jugulare (nervi vagi); veine ~ externe [interne, antérieure]: V. jugularis externa [interna, anterior].

juguler *v.* 1) erdrosseln. 2) eine Krankheit coupieren.

julep *m. pharm.* Arzneitrank, Mixtur; ~ gommeux: Mixtura gummosa.

jumeau *m.* Zwilling; *anat.* ~x du bassin: Mm. gemelli pelvis; ~x de la jambe: M. gastrocnemius.

jumenteux *adj.* urines jumenteuses: pferdeharnähnlicher (trüber) Urin.

Junod *pr.* ventouse de ~ *cfr.* ventouse.

jury *m.* Prüfungskommission.

jus *m.* Brühe; ~ de citron: Zitronensaft.

jusquiame *f. pharm.* Bilsenkraut, Hyoscyamus.

juvénile *adj.* Jünglings—.

juxtaposé *adj.* nebeneinander liegend.

juxtaposition *f.* Nebeneinanderlagerung.

K.

karyokinèse *f. ou* karyocinèse *f. cfr.* caryocinèse.

kéloïde *m.* = chéloïde *w. cfr.*

kélotomie *f.* = hérniotomie *f.* Bruchschnitt.

képhir *m.* Kefir (Getränk aus gegorener Kuhmilch).

kératine *f.* Hornstoff.

kératite *f. ophthal.* Hornhautentzündung; ~ dentritique *ou* étoilé *ou* herpétique *ou* mycotique *ou* racémeuse *ou* en sillons *ou* vésiculaire = herpès de la cornée: Herpes corneae.

kératocèle *f. ou* kératocône *m. ou* kératoglobe *m. ophthal.* Hornhautvorfall, Keratoconus.

kératomalacie *f. ophthal.* Hornhauterweichung.

kératome *m. ophthal.* Hornhautgeschwulst.

kératonyxis *f. ophthal.* Hornhautdurchstechung.

kératoscopie *f.* = scioposcopie *w. cfr.*

kératose *f.* hornartige Hautverdickung, Schwiele.

kératotome *m. ophthal.* Hornhautmesser, Starmesser.

kératotomie *f. ophthal.* Hornhautschnitt.

kermès *m. pharm.* 1) = ~ minéral: Kermes (Gemisch von Schwefelantimon und Antimonoxyd). 2) = ~ animal *ou* végétal *ou* du chêne: Kermes, Schildlaus.

kina *m.* = quinquina *w. cfr.*

kinésithérapie *f.* Behandlung durch Massage.

kinésodique *adj.* nerfs ~s *rar.* = nerfs moteurs: Bewegungsnerven.

kirsch *m.* Kirschengeist.

Koch *pr.* bacille de ~:: Tuberkelbacillus.

koumis *m. ou* koumys *m.* Kumiss (Getränk aus gegorener Stutenmilch).

kousso *m. pharm.* Kusso, Kossoblüten.

Krause *pr.* corpuscule de ~ *cfr.* corpuscule.

kymographion *m.* = cymographion *w. cfr.*

kyste *m.* Cyste; *chir.* ~ dermoïde: Dermoidcyste; ~ hydatique: Echinococcuscyste; ~ sébacé: Atherom, Balggeschwulst.

kysteux *adj. zu* kyste.

kystitome *m. cfr.* cystitome.

kystitomie *f. cfr.* cystitomie.

L.

Labarraque *pr.* liqueur de ~ *cfr.* hypochlorite.

labial *adj.* Lippen—.

labiées *f. plur. pharm.* Lippenblütler, Labiaten.

labio-glosso-laryngé *adj. int.* paralysie ~e: Bulbärparalyse.

laboratoire *m.* Laboratorium.

La Bourboule *pr.* Badeort mit warmen alkalisch salinischen Quellen im Centrum von Frankreich.

labyrinthe *m. anat.* Labyrinth, inneres Ohr.

labyrinthique *adj. zu* labyrinthe.

lac *m.* See; *anat.* ~ lacrymal: Thränensee, Lacus lacrimalis; ~ sanguin:: Sinus der Placenta.

lacération *f.* Zerfetzung.

lacéré *adj.* zerfetzt.

lâche *adj.* lose; *anat.* tissu conjonctif ~: lockeres Bindegewebe.

lacis *m.* Geflecht, Netzwerk.

lacrymal *adj. anat.* conduits lacrymaux: Thränenröhrchen, Ductus lacrimales; nerf ~: N. lacrimalis; os ~: Thränenbein, Os lacrimale.

lacrymo-temporal *adj.* nerf ~ *cfr.* orbitaire.

lacs *m. obst.* Schlinge, Wendungsschlinge.

lactate *m. chem.* milchsaures Salz; *pharm.* ~ de fer: Ferrum lacticum.

lactation *f.* Stillen.

lacté *adj.* Milch—; régime ~: Milchdiät; sucre ~: Milchzucker.

lactescence *f.* milchartige Beschaffenheit.

lactescent *adj.* milchartig.

lactifère *adj.* milchführend; conduits ~s: Milchgänge.

lactifuge *adj.* milchvertreibend.

lactine *f.* Milchzucker.

lactique *adj. chem.* acide ~: Milchsäure.

lactobutyromètre *m.*, lactodensimètre *m.*, lactomètre *m.*, lactoscope *m.* Milchwage, Milchmesser.

lactose *f.* = lactine *f.* = sucre de lait: Milchzucker.

lactucarium *m. pharm.* Milchsaft.

lacunaire *adj.* aus Hohlräumen bestehend; circulation ⁓ :: Blutkreislauf durch Gewebsspalten (statt in Blutgefässen).

lacune *f.* Lücke, Spalte; *anat.* ⁓s de Morgagni: Lacunae urethrales.

ladre *adj.* finnenkrank.

ladrerie *f.* Finnenkrankheit, Krankheit (besonders des Schweines) bedingt durch den Cysticercus cellulosae.

ladrique *adj. zu* ladrerie.

laevogyre *adj.* = lévogyre *w. cfr.*

lagophthalmie *f. ophthal.* Hasenauge, Lagophthalmus.

lagostome *m. rar.* (*gew.* bec-de-lièvre): Hasenscharte.

laine *f.* Wolle.

lait *m.* Milch; *anat.* dent de ⁓: Milchzahn; *pharm.* ⁓ d'amandes: Mandelmilch; ⁓ de chaux: Kalkmilch; ⁓ mercuriel:: weisses Quecksilberpräcipitat.

laiteux *adj.* Milch—; *int.* tache (*ou* plaque) laiteuse: Milchfleck, Sehnenfleck.

laitier *adj.* vache laitière: Milchkuh.

laiton *m.* Messing.

laitue *f.* Lattich. 1) *pharm.* = Lactuca virosa: Giftlattiçh. 2) = Lactuca sativa: Lattichsalat.

Lalouette *pr. anat.* pyramide de ⁓ *cfr.* pyramide.

lambdoïde = lambdatique *adj. anat.* fontanelle ⁓: Hinterhauptsfontanelle, kleine Fontanelle; suture ⁓: Lambdanaht.

lambeau *m.* Lappen, Fetzen; *chir.* plaie à ⁓: Lappenwunde.

lame *f.* 1) Klinge, Messerklinge. 2) Objektträger; ⁓ creuse: hohlgeschliffener Objektträger. 3) Lamelle, Platte; cristaux en ⁓s: lamellenförmige Krystalle; ⁓ d'étain: Staniolplatte; *anat.* ⁓ cornée: Stria terminalis (des Streifenkörpers); ⁓ spirale du limaçon: Lamina spiralis ossea cochleae; ⁓s des vertèbres:: hintere Hälfte der Wirbelbögen (*opp.* pédicule des vertèbres *cfr.*

pédicule); ⁓ vitrée: Tabula vitrea (cranii); *embryol.* ⁓ cutanée: Hautplatte.

lamellaire *adj.* lamellenförmig; *anat.* gaine ⁓ *cfr.* périnèvre.

lamelle *f.* 1) Lamelle, kleine Platte; ⁓s épidermiques: Epidermisschuppen. 2) Deckglas.

lamelleux *adj.* blätterig; *anat.* tissu ⁓ *ou* engainant: einscheidendes (Binde-) Gewebe.

laminaire *f. pharm.* Laminaria, Laminariastift.

laminé *adj.* blattförmig; feuille de gutta-percha ⁓: Bogen Guttaperchapapier.

lamineux *adj.* blätterig; tissu ⁓: Bindegewebe; aplasie lamineuse *cfr.* aplasie.

lancéolé *adj.* lanzettenförmig.

lance-poudre *m.* Zerstäuber.

lancette *f.* Lanzette.

lancinant *adj. int.* douleurs ⁓es: lanzinierende (lanzenstichartige) Schmerzen.

Lancisi *pr. anat.* nerfs *ou* tractus longitudinaux de ⁓: Striae longitudinales (corporis callosi).

Landry *pr.* paralysie de ⁓: Landrysche Krankheit, akute aufsteigende Paralyse.

lange *f.* Windel, Wickelband.

langue *f.* 1) Zunge; ⁓ chargée: belegte Zunge. 2) Sprache.

langue-de-serpent *f. chir.* Schlangenzunge (Schabe der Zahnärzte).

languette *f.* zungenförmiges Stück.

languir *v.* schmachten, verschmachten.

languissant *adj.* siechend, welk.

laniaire *adj.* dents ⁓s: Eckzähne, Dentes canini.

lanière *f.* Band; gaze coupée en ⁓s: in Streifen geschnittene Gaze.

laparocèle *f.* Lendenhernie, Hernia lumbalis.

laparo-hystérotomie *f. chir.* Eröffnung der Gebärmutter vermittelst Bauchschnitt.

laparotomie *f. chir.* Bauchschnitt.

lapin *m.* Kaninchen.

laque *f.* Lack.

lard *m.* Speck.

lardacé *adj.* speckartig; *int.* rate ‿e: Speckmilz.

larder *v.* spicken, durchstechen.

large *adj.* breit; *anat.* muscle ‿ du cou *rar.* (*gew.* peaucier): Platysma; muscle ‿ du dos *rar.* (*gew.* muscle grand dorsal): M. latissimus dorsi; ligaments ‿s: breite Mutterbänder, Ligamenta lata.

larme *f.* 1) Thräne. 2) *pharm.* manne en ‿s *cfr.* manne.

larmoîment *m. ou* larmoiement *m.* Thränenfluss.

larvé *adj.* maskiert, versteckt; fièvres palustres ‿es: larvierte Sumpffieber (Malarianeuralgien); goutte ‿e *cfr.* goutte.

laryngé *adj.* Kehlkopf—; réflexe ‿: Hustreflex; *anat.* artère ‿e supérieure [postérieure]: Art. laryngea superior [inferior]; nerf ‿ inférieur *ou* récurrent: N. recurrens; nerf ‿ supérieur: N. laryngeus superior.

laryngien *adj.* = laryngé *w. cfr.*

laryngisme *m.* Kehlkopfkrampf.

laryngite *f.* Kehlkopfentzündung; ‿ striduleuse: Pseudokrupp, Laryngitis catarrhalis.

laryngoscope *m.* Kehlkopfspiegel.

laryngotomie *f. chir.* = laryngo-trachéotomie *f.* Kehlkopfschnitt, Laryngotomie.

larynx *m.* Kehlkopf, Larynx.

lassitude *f.* Müdigkeit, Mattigkeit.

latent *adj.* verborgen, latent; *physiol.* excitation ‿e:: Periode der latenten Reizung (des Muskels).

latéral = latéralisé *adj.* seitlich.

latéralité *f.* mouvement de ‿: seitliche Verschiebung, Seitwärtsbewegung.

latrines *f. plur.* Abort.

laudanisé *adj. pharm.* Opium enthaltend.

laudanum *m. pharm.* flüssige Opiumarznei; ‿ de Sydenham *ou* vin d'opium: Tinctura opii crocata; ‿ de Rousseau: Tinctura mellita opii.

laurier *m.* Lorbeer.

laurier-cerise *m. pharm.* Kirschlorbeer; eau de ‿: Aqua laurocerasi.

lavabo *m.* Waschtisch.

lavage *m.* Waschung; ‿ à l'éther: Aetherabwaschung.

lavande *f. pharm.* Lavendel.

lavement *m.* Klystier.

laver *v.* waschen; ‿ au savon: mit Seife waschen.

Laveran *pr. int.* hématozoaires de ‿ *cfr.* hématozoaire.

laxatif *adj. pharm.* eröffnend, leicht abführend; *m.* leichtes Abführmittel.

layette *f.* Wickelzeug, Windeln.

lazaret *m.* Krankenhaus f. ansteckende Krankheiten.

lécithine *f.* Lecithin (Stoffwechselprodukt der Eiweisskörper).

légal *adj.* gesetzlich; médecine ‿e: gerichtliche Medizin.

légiste *m.* = médecin ‿: Gerichtsarzt.

légume *m.* Gemüse.

légumineuses *f. plur.* Hülsenfrüchte.

lénitif *adj.* lindernd; électuaire ‿: Sennalatwerge.

lente *f.* Nisse, Ei von Läusen.

lenticulaire *adj.* linsenförmig; *anat.* ganglion ‿ *rar.* (*gew.* ganglion ophthalmique): Ganglion ciliare; noyau ‿: Nucleus lentiformis; os ‿: Processus lenticularis (des Ambosses).

lentiforme *adj.* = lenticulaire *w. cfr.*

lentille *f.* 1) Linse (als Frucht). 2) (optische) Linse.

lèpre *f.* Lepra, Aussatz; ‿ vraie: echter Aussatz, Elephantiasis Graecorum.

lépreux *adj.* leprakrank, aussätzig; *m.* Aussätziger, Lepröser.

léproserie *f.* Hospital zur Isolierung von Leprakranken, Leproserie.

lésé *adj.* krank, affiziert; rétrécissement de la pupille du côté ‿: Pupillenverengerung auf der kranken Seite.

lésion *f.* pathologisch-anatomische Veränderung, Läsion.

lessive *f.* Lauge.

léthal *adj.* tödlich.

léthalité *f.* Sterblichkeit.

léthargie *f. psych.* Schlafsucht, Lethargie.

Le Tréport *pr.* französischer Badeort am Kanal.

leucémie *f.* = leucocythémie *w. cfr.*

leucine *f.* Leucin (Zersetzungsprodukt der Eiweisskörper).

leucocyte *m.* weisses Blutkörperchen. Lymphkörperchen, Leukocyt.

leucocythémie *f.* Leukämie; *int.* ~ splénique [ganglionnaire] : lienale [lymphatische] Leukämie.

leucocytose *f.* Leukocytosis, vorübergehende Vermehrung der weissen Blutkörperchen.

leucorrhée *f.* Weissfluss.

leukémie *f.* = leucocythémie *w. cfr.*

levain *m.* Sauerteig.

Levant *pr. pharm.* coque du ~ *cfr.* coque.

levée *f. leg.* ~ du corps: äussere Besichtigung der Leiche, Inspektion der Leiche.

lever *v.* 1) aufgehen, gären. 2) se ~: aufstehen.

lever *m.* Aufstehen; la durée du ~: die Dauer des Aufseins.

levier *m.* Hebel.

levier-clef *m. physic.* Schlüssel (von Dubois-Raymond).

lévigation *f. pharm.* Zerreibung.

lévogyre *adj. physic.* (das polarisierte Licht) linksdrehend.

lèvre *f.* Lippe, Schamlippe, Wundrand.

lévulose *f.* Lävulose, linksdrehender Fruchtzucker.

levure *f.* Hefe, Bierhefe.

liber *m.* Bast.

libérer *m.* befreien, freipräparieren.

lichen *m.* 1) Lichen (Hautkrankheit). 2) *pharm.* ~ d'Islande: Isländisches Moos.

lie *f.* Hefe, Weinhefe.

liège *m.* Kork; bouchon de ~: Korkpfropfen.

liégeux *adj.* korkig.

liénal *ou* liénique *adj.* Milz—.

liénite *f.* Milzentzündung.

lientérie *f. invet.* Diarrhoe mit Ausstossung unverdauter Speisereste.

lier *v.* binden, unterbinden.

lierre *m. pharm.* Epheu.

lièvre *m.* Hase.

ligament *m.* Band; *anat.* ~ de Bertin, de Fallope *etc. cfr.* Bertin, Fallope *etc.*

ligamenteux *adj. zu* ligament.

ligature *f.* Unterbindung; ~ élastique: elastische Umschnürung; *obst.* ~ du cordon ombilical: Abnabelung.

ligne *f.* Linie; *anat.* ~ âpre: Linea aspera; ~ blanche: Linea alba.

ligneux *adj.* holzig.

limaçon *m. anat.* Schnecke, Cochlea.

limage *m.* Abfeilen.

limaille *f.* Eisenfeile; *pharm.* ~ porphyrique: gepulvertes Eisen, Limatura Martis.

limbal *adj. zu* limbe.

limbe *m.* Rand, Saum.

lime *f.* Feile; *int.* bruit de ~: (auskultatorisches) Feilengeräusch.

limitant *adj.* begrenzend; *anat.* membrane ~e: Membrana limitans (retinae).

limitation *f.* Begrenzung.

limite *f.* Grenze.

limiter *v.* begrenzen, umschreiben.

limitrophe *adj.* angrenzend.

limon *m.* 1) Schlamm. 2) Zitrone.

limonade *f.* Limonade, Zitronenwasser.

limoneux *adj.* schlammig.

limpide *adj.* klar, krystallhell.

limpidité *f.* Klarheit, Durchsichtigkeit.

lin *m. pharm.* Lein; cataplasme de farine de ~: Leinsamenkataplasma; toile de ~: Leinwand.

linaire *f. pharm.* Leinkraut, Linaria vulgaris.

linéaire *adj.* linienförmig; *ophthal.* extraction ~ *cfr.* extraction.

linge *m.* 1) Leinenzeug. 2) Leibwäsche.

lingual *adj.* Zungen—; *anat.* artère ~e: Art. lingualis; nerf ~: N. lingualis.

liniment *m. pharm.* flüssige Salbe, Liniment; ~ volatil: flüchtiges Liniment, Linimentum ammoniatum.

lint *m.* Lint (Verbandstoff).

liparocèle *f.* = lipome *w. cfr.*

liparoïde *m. pharm.* aus Oel und Fett bestehendes Excipiens.

liparolé *m. pharm.* einfache Pomade.

lipoïde *adj.* fettartig

lipomateux *adj.* *zu* lipome.

lipome *m.* Fettgeschwulst.

lipopsychie *f.* *ou* lipothymie *f.* Ohnmacht.

lippitude *f.* Triefäugigkeit.

liquéfaction *f.* Verflüssigung, Schmelzung.

liquéfiable *adj.* schmelzbar.

liquéfier *v.* verflüssigen, schmelzen.

liqueur *f.* 1) Flüssigkeit; ~ de Van Swieten, de Labarraque *etc. cfr.* Van Swieten, Labarraque *etc.* 2) Liqueur, feiner Branntwein.

liquide *adj.* flüssig; *m.* Flüssigkeit; *obst.* ~ amniotique: Fruchtwasser.

lis *m. pharm.* Lilie.

liseré *m.* Saum, Rand; ~ bleuâtre: blauer Saum (der Zähne bei Bleiintoxication, Bleisaum).

liseron *m. pharm.* Winde.

Lisfranc *pr. anat.* articulation de ~:: Gelenk zwischen Fusswurzel und Mittelfuss.

lisse *adj.* glatt; myome à fibres ~s: Leiomyom.

Lister *pr. chir.* pansement de ~:: antiseptischer Verband.

lit *m.* Bett; *obst.* ~ de travail: Kreissbett.

literie *f.* Bettzeug.

lithagogue *adj. pharm.* steinabtreibendes Mittel.

litharge *m. pharm.* Bleiglätte, Bleioxyd, Lithargyrum.

lithiase *f.* Steinbildung, Steinkrankheit; ~ biliaire (rénale): Gallen(Nieren-)Steinkrankheit.

lithine *f. pharm.* Lithiumoxyd.

lithiocénose *f. rar. ou* lithioclastie *f.* = lithiotritie *w. cfr.*

lithioclaste *m. rar.* = lithiotriteur *w. cfr.*

lithiodialyse *f.* Steinvertreibung.

lithiolabe *m. chir.* Steinzange, Steinlöffel.

lithiomyleur *m. chir.* Steinzermalmer.

lithiotriptique *adj.* steinauflösend, *m.* steinauflösendes Mittel.

lithique *adj.* acide ~ *rar.* (*gew.* acide urique): Harnsäure.

lithopaedion *m. obst.* Steinkind.

lithopalaxie *f. chir.* Lithopalaxie, Lithotripsie in einer Sitzung (nach Bigelow).

lithotome *m. chir.* Steinschnittmesser.

lithotomie *f. chir.* Steinschnitt.

lithotriteur *m. chir.* Lithotriptor, Steinzermalmer, Steinzerreiber.

lithotritie *f. chir.* Lithotripsie, Steinzermalmung.

Little *pr. int.* maladie de ~:: angeborene spastische Rigidität der untern Extremitäten.

Littre *pr. anat.* glandes de ~: Glandulae urethrales.

livide *adj.* bleifarben, livid.

lividité *f. zu* livide.

lixiviation *f. pharm.* Auslaugung.

lobaire *adj.* lobär, aus Lappen bestehend.

lobe *m.* Lappen; *anat.* ~s du cerveau: Hirnlappen, Lobi cerebri; ~ *ou* bulbe olfactif: Bulbus olfactorius; ~ carré [de Spigel] du foie: Lobus quadratus [caudatus] hepatis.

lobé *adj.* grosslappig, aus Lappen bestehend.

lobulaire *adj.* kleinlappig aus Läppchen bestehend; emphysème ~: interstitielles Emphysem; pneumonie ~: Bronchopneumonie.

lobule *m.* Läppchen; *anat.* ~s du cerveau: Hirnläppchen, Lobuli cerebri; ~ du nez: Nasenspitze: ~ de l'oreille: Ohrläppchen.

lobulé *adj.* = lobulaire *w. cfr.*

local *adj.* örtlich; affection ~e: Lokalaffektion; état ~: Lokalbefund.

local *m.* Ort; ~ clos: geschlossener Raum.

localiser *v.* lokalisieren, an einen bestimmten Ort hinziehen.

lochial *adj. zu* lochies.

lochies *f. plur. obst.* Lochien, Wochenfluss.

locomoteur *adj.* Bewegungs—.

locomotion *f.* Fortbewegung.

Loeffler *pr. int.* bacille de ~:: Diphtheriebacillus.

loemique *adj.* Pest betreffend.

loemographie *f.* Lehre von der Pest.

loge *f.* Kammer, abgegrenzter Raum; kyste divisé en plusieurs loges: multilokuläre Cyste.

loi *f.* Gesetz; *physic.* ‿ de la gravitation: Gesetz der Schwere.

loïmographie *f.* = loemographie *w. cfr.*

lombaire *adj.* Lenden—.

lombes *f. plur.* Lenden.

lombo-sacré *adj. anat.* nerf ‿: Truncus lumbosacralis.

lombric *m.* Spulwurm.

lombrical *adj.* wurmförmig; *anat.* muscles lombricaux: Mm. lumbricales.

long *adj.* lang; *anat.* muscle ‿ du cou: M. longus colli; muscle ‿ dorsal: M. longissimus dorsi.

longévité *f.* Langlebigkeit.

looch *m. pharm.* Zucker und Gummi enthaltende Emulsion; ‿ blanc:: Präparat aus Mandelmilch, Zucker, Tragant und Orangenblütenwasser.

loquacité *f.* Geschwätzigkeit.

lordose *f.* Lordosis, zu starke Konkavität der Lendenwirbelsäule.

lotion *f.* Waschung, Abwaschung.

lotionner *v.* waschen, abwaschen.

louable *adj.* lobenswert; *chir. invet.* pus ‿: Pus laudabile.

louche *adj.* 1) schielend. 2) trübe, unklar.

loucher *v. vulg.* schielen.

loup *m.* Wolf; *chir.* gueule de ‿ *cfr.* gueule.

loupe *f.* 1) Lupe, Vergrösserungsglas. 2) Atherom, Balggeschwulst.

lourdeur *f.* Schwere; ‿ de la tête: schwerer Kopf.

lubrification *f. zu* lubrifier.

lubrifier *v.* einschmieren, ölen.

lucide *adj. zu* lucidité.

lucidité *f.* Geistesklarheit.

luette *f.* Zäpfchen; ‿ du voile du palais: Uvula palatina; ‿ du cervelet [de la vessie]: Uvula cerebelli [vesicae].

luisant *adj.* glänzend.

lumbago *m.* Lumbago, Hexenschuss, Lendenweh.

lumière *f.* 1) Licht. 2) Kaliber, Lichtweite, Lumen.

lumineux *adj.* leuchtend; *physic.* rayon ‿: Lichtstrahl,

lunaire *adj.* sel ‿ *invet.*: Argentum nitricum, salpetersaures Silber.

lunatique *adj. vulg.* geisteskrank; mal ‿: Epilepsie; *m.* Geisteskranker.

lunette *f.* Fernrohr, Fernglas.

lunettes *f. plur.* Brille.

lunule *f. anat.* kleiner Mond; ‿ de l'ongle: Nagelfleck, Lunula unguis.

lupuline *f.* Hopfenbitter, Lupulin.

lupus *m.* Lupus, fressende Flechte.

luride *adj.* fahl.

lut *m.* Kitt.

luxation *f.* Ausrenkung, Luxation.

luxer *v.* ausrenken, luxieren.

Luys *pr. anat.* ganglion de ‿ *cfr.* amygdalin.

lycopode *m. pharm.* Bärlappsamen, Lycopodium.

lycorexie *f.* Wolfshunger.

lymphadénie *f.* multiple hyperplastische Lymphdrüsenerkrankung.

lymphadénite *f.* Lymphdrüsenentzündung.

lymphadénome *m.* Lymphdrüsengeschwulst, Lymphadenom.

lymphangiome *m.* Lymphgefässgeschwulst, Lymphangiom.

lymphangite *f.* Lymphgefässentzündung.

lymphatique *adj.* lymphatisch; *anat.* vaisseaux ‿s: Lymphgefässe; grande veine ‿: Ductus thoracicus sinister‿.

lymphatisme *m.* lymphatische Beschaffenheit.

lymphe *f.* Lymphe; ‿ de Koch: Tuberkulin, Kochsche Lymphe.

lymphogène *adj.* lymphbildend; diathèse ‿: Leukämie.

lymphoïde *adj.* lymphartig.

lyngode *adj. invet.* affection ‿: mit Singultus (Höcker) einhergehende Krankheit.

lypémanie *f.* Melancholie.

lyre *f.* Leier; *anat.* ‿ du cerveau *ou* corps psalloïde: Pars libera columnae fornicis; ‿ de la cavité du col *cfr.* arbre.

lysis *f.* Lysis, allmähliche Abfieberung.

lysse *f.* Hundswutbläschen.

M.

M. 1) *abrev. pharm.* = mêlez: man mische. 2) *abrev. ophthal.* = myopie: Kurzsichtigkeit.

macération *f. zu* macérer.

macérer *v.* aufweichen; *pharm.* mit kalter Flüssigkeit aufgiessen.

mâche *f.* Ackersalat, Valerianella.

mâchelière *f. rar.* (*gew.* dent molaire): Mahlzahn.

mâcher *v.* kauen.

mâchoire *f.* Kiefer; ⁓ supérieure [inférieure): Ober-[Unter-]Kiefer.

macis *m.* Muskatblüte.

macrobie *f.* Langlebigkeit.

macrocéphalie *f.* Makrocephalie, Grossköpfigkeit.

macrochélie *f.* Hypertrophie der Lippen.

macrocythémie *f.* zu grosse Beschaffenheit der roten Blutkörper.

macroglossie *f.* Zungenhypertrophie.

macromélie *f.* Missgeburt mit übermässiger Entwickelung der Extremitäten.

macroscopique *adj.* makroskopisch, mit blossem Auge sichtbar.

macrostomie *f.* krankhafte Vergrösserung des Mundes.

macule *f.* Hautfleck.

maculé *adj.* fleckig.

magdaléon *m.* in Cylinderform dargestellte Pflastermasse.

magistère *m. pharm.* ⁓ de bismuth = sous-azotate (*ou* sous-nitrate) de bismuth: Bismuthum subnitricum.

magistral *adj. pharm.* nach Angabe eines Arztes bereitet (*opp.* officinal: vorschriftsmässig).

magma *m.* ausgepresster Rückstand, Satz; ⁓ sanieux: schmierige Jauche.

magnésie *f. pharm.* Magnesia, Magnesiumoxyd; ⁓ calcinée: gebrannte Magnesia, Magnesia usta.

maigre *adj.* mager; diabète maigre *cfr.* diabète.

maigreur *f.* Magerkeit.

maille *f.* Masche.

maillechort *m.* Neusilber, Legierung aus Zink, Kupfer und Nickel.

maillet *m.* hölzerner Hammer.

maillot *m.* 1) Windel, Wickel; ⁓ humide: feuchter Wickel. 2) Kleidungsstück aus Trikot.

main *f.* Hand.

main-bote *f.* Klumphand.

maïs *m.* Mais, Welschkorn.

major *m.* médecin ⁓ *cfr.* militaire.

makintosch *m. engl.* flüssigkeitsundurchlässiger Verbandstoff.

mal *m.* Uebel, Krankheit, Schmerz; *vulg.* ⁓ blanc: Panaritium; ⁓ de Bright: Brightsche Nierenkrankheit; ⁓ caduc *ou* divin *ou* comitial *ou* lunatique: Fallsucht, Epilepsie; *vulg.* ⁓ aux cheveux: Katzenjammer; *vulg.* ⁓ au coeur: Uebelkeit; ⁓ aux dents: Zahnweh; ⁓ à la gorge: Halsweh; grand [petit] mal: Epilepsie mit deutlich [undeutlich] ausgesprochenen Anfällen; ⁓ de mer: Seekrankheit; ⁓ de montagne: Bergkrankheit; ⁓ du pays: Heimweh; ⁓ perforant du pied :: trophoneurotisches Dekubitalgeschwür am Fusse; ⁓ de Pott: Pottsche Wirbelkaries; ⁓ aux reins: Kreuzschmerzen; ⁓ sousoccipital :: Karies der oberen Halswirbel; ⁓ de tête: Kopfweh; *veterin.* ⁓ de vers *ou* de bassine *cfr.* bassine.

malacie *f.* 1) Erweichung. 2) Malacia, Gelüste, Geschmacksperversion.

malade *adj.* krank; *m.* Patient, Kranker; *f.* Patientin, Kranke.

maladie *f.* Krankheit; ⁓ d'Addison, de Basedow *etc. cfr.* Addison, Basedow *etc.*

maladif *adj.* krankhaft.

maladrerie *f.* = léproserie *w. cfr.*

malaire *adj. anat.* Wangen—; os ⁓: Jochbein.

malaise *m.* Unbehagen.

malaria *f. rar.* (*gew.* impaludisme *ou* fièvre palustre): Sumpffieber.

malate *m. chem.* apfelsaures Salz.

malaxation *f. zu* malaxer.

malaxer *v.* 1) *pharm.* durch Kneten weich machen. 2) kneten, massieren.

mâle *adj.* männlich; *obst.* le cuiller ⁓ :: der das Schloss tragende (linke)

Zangenlöffel; *pharm.* fougère ~:
Wurmfarn, Aspidium filix mas.
malformation *f.* Missbildung.
malignité *f.* Bösartigkeit, bösartiger
Charakter.
malin *adj.* bösartig; angine maligne::
Diphtherie.
malique *adj. chem.* acide ~: Apfelsäure.
malléabilité *f. zu* malléable.
malléable *adj.* schmiedbar; sonde ~:
biegsame Metallsonde.
malléaire *adj. anat.* Hammer—.
malléolaire *adj. zu* malléole.
malléole *f.* Fussknöchel, Malleolus.
Malpighi *pr. anat.* couche (*ou* corps
ou réseau) muqueux de ~: Schleimschicht der Haut, Stratum germinativum; corpuscules de ~: Corpuscula renis.
malpropreté *f.* Unreinlichkeit.
malsain *adj.* ungesund, unhygienisch.
malt *m.* Malz.
maltose *f.* Maltose.
mamelle *f.* weibliche Brust; enfants
à la ~: Brustkinder.
mamelon *m.* Brustwarze.
mamelonné *adj.* warzenartig.
mamillaire *adj.* warzenförmig; éminences (*ou* tubercules) ~s: Corpora
mamillaria (an der Hirnbasis).
mammaire *adj.* Brustdrüsen—; *anat.*
artère ~ interne: Art. mammaria
interna; artère ~ externe: Art.
thoracalis lateralis.
mammifères *m. plur.* Säugetiere.
mammite *f.* = mastite *f.* Brustdrüsenentzündung, Mastitis.
manche 1) *f.* Aermel. 2) *m.* Griff,
Stiel; *anat.* ~ du marteau: Manubrium mallei.
manchette *f.* Manchette, *chir.* zirku-
läre Hauptpartie zum Bedecken von
Wundflächen bei Amputationen.
manchon *m.* Hülse, Muff.
manchot *adj.* einarmig.
mancinisme *m.* Linkshändigkeit.
mandibulaire *adj.* Unterkiefer—.
mandibule *f.* Unterkiefer.
mandrin *m.* Mandrin, Innenstab.
manducation *f. rar.* (*gew.* mastication):
Kauen.

manège *m. int.* mouvements de ~:
Reitbahnbewegungen (als Zwangs-
bewegungen).
manganate *m. chem.* mangansaures
Salz.
manganèse *m. chem.* Mangan.
manger *v.* essen.
mangeur *m.* Esser; gros ~: Vielesser.
maniable *adj.* handlich, verwendbar.
maniaque *ou* maniacal *adj. zu* manie.
manie *f.* Tobsucht, Manie; *psych.* ~ de
grandeur: Grössenwahn.
manifestation *f.* Aeusserung, Erscheinung.
maniluve *m.* Handbad.
manipule *m. invet. pharm.* = poignée
w. cfr.
manivelle *f.* Kurbel, Handgriff.
manne *f. pharm.* Manna; ~ en larmes:
stängelförmige Manna, Manna ca-
nellata; ~ en sortes: stückförmige
Manna, Manna communis.
mannequin *m. obst.* Phantom.
mannite *f.* Mannasaft, Mannit.
manoeuvre *f.* Handgriff; *obst.* version
par ~s externes *etc. cfr.* version.
manomètre *m.* Manometer, Instrument zur Bestimmung der Gas-
spannung.
manteau *m.* Mantel; *anat.* ~ des hémi-
sphères: Grosshirnmantel.
manuel *adj.* Hand—; *obst.* extraction
~le du placenta: Herausholen der
Nachgeburt mit der Hand.
manuel *m.* 1) Handbuch. 2) Verfahren;
~ opératoire: Operationsverfahren.
manuluve *m.* Handbad.
marais *m.* Sumpf; *chem.* gaz de ~:
Sumpfgas.
marasme *m.* Siechtum, Marasmus.
marbré *adj.* marmoriert.
marbrure *f.* Marmorierung.
marc *m.* Rückstand, Treber; ~ de café:
Kaffeesatz: ~ de Bourgogne:: Tre-
berschnaps.
marche *f.* Verlauf; meningite à ~ lente:
langsam verlaufende Hirnhautentzündung.
mare *f.* Pfuhl, Lache.
marécage *m.* Sumpf, Morast.
marécageux *adj.* sumpfig.

margarine *f.* Margarine.

marge *f.* Rand.

marginal *adj.* Rand—.

marginé *adj.* gerändert; érythème ~: Erythema marginatum.

marin *adj.* See—; sel ~: Kochsalz, Seesalz.

Mariotte *pr. physiol.* tache de ~ :: blinder Fleck der Netzhaut.

marisque *f. invet.* Hämorrhoidalknoten.

marjolaine *f. pharm.* Majoran.

marmelade *f.* Latwerge, Marmelade.

marmite *f.* Kochtopf; ~ de Papin: Papinscher Topf.

marmottement *m.* Murmeln.

marmotter *v.* murmeln.

marque *f.* Merkmal, Zeichen.

marquer *v. obst.* zeichnen, blutigen Schleim zu Beginn der Geburt aussondern.

Mars *pr. pharm. rar. (gew.* fer): Eisen; teinture de ~ tartarisé: weinsteinhaltige Eisentinktur.

marsupiaux *m. plur.* Beuteltiere.

marteau *m.* Hammer; *int.* ~ percuteur: Perkussionshammer; bruit de ~ *cfr.* galop; *chir.* ~ de Mayor *cfr.* Mayor; orteil en ~ :: Flexionskontraktur der Zehe; *anat.* = os du ~: Malleus, Hammer (als Gehörknöchelchen) muscle interne du ~ *ou* salpingo-malléen: M. tensor tympani; muscle externe du ~ *cfr.* acoustico-malléen.

martial *adj. zu* Mars *w. cfr.*

masque *m.* Maske; ~ à chloroforme: Chloroformmaske; *obst.* ~ de la grossesse: Chloasma uterinum der Schwangeren.

massage *m.* Massage, Knetung.

masse *f.* Masse; *pharm.* ~ pilulaire: Pillenmasse; *anat.* ~ commune: M. sacrospinalis.

masser *v.* massieren.

masséter *m.* Kaumuskel, M. masseter.

massétérique *ou* massétérin *adj. zu* masséter; *anat.* artère massétérine: Art. masseterica; nerf ~: N. masticatorius.

massif *adj.* fest; tubercule ~ *cfr.* tubercule; calomel à doses massives: Calomel in starken Einzeldosen.

massue *f.* Keule; en ~: keulenförmig.

mastic *m.* Mastix, Glaserkitt.

masticateur *adj. anat.* nerf ~ = racine motrice du trijumeau: motorische Wurzel des Trigeminus, Portio minor nervi trigemini.

mastication *f.* Kauen.

masticatoire *m.* Kaumittel.

mastite *f.* Brustdrüsenentzündung, Mastitis.

mastodynie *f.* Brustdrüsenschmerz.

mastoïde *adj.* zitzenförmig, warzenförmig; *anat.* apophyse ~: Warzenfortsatz, Processus mastoideus.

mastoïdien *adj. anat.* cellules ~nes: Knochenzellen im Warzenfortsatz; nerf ~ *ou* branche ~ne: N. occipitalis minor.

mastoïdite *f.* Warzenfortsatzentzündung.

mastoïdo-auriculaire *adj. anat.* muscle ~ *rar. (gew.* muscle auriculaire postérieur): M. auricularis posterior.

mastoïdo-génien *adj. anat.* muscle ~ *rar. (gew.* muscle digastrique): M. digastricus.

mastopexie *f. chir.* Annähen der Brustdrüse an die darunterliegende Muskelschicht.

masturbation *f.* Onanie, Masturbation.

mat *adj.* matt, dumpf; *int.* son ~ *cfr.* son.

maté *m. pharm.* Paraguaythee.

matelas *m.* Polster, Matratze; ~ d'air: Luftkissen; ~ d'eau: Wasserkissen.

matelasser *v.* polstern.

matériaux *m. plur.* Bestandteile; les ~ solides des urines: die festen Harnbestandteile.

maternel *adj.* mütterlich; dystocie ~le *cfr.* dystocie.

maternité *f.* 1) Mutterschaft. 2) Gebäranstalt, geburtshilfliche Klinik.

matière *f.* Stoff; ~ colorante: Farbstoff; les ~s = les ~s fécales: der Kot; *pharm.* ~ médicale: Arzneimittellehre.

matité *f. int.* dumpfer Perkussionsschall, Dämpfung.

matras *m.* Retorte, Kolben.

matrice *f.* Gebärmutter: *anat.* ~ unguéale: Nagelfalz.

matrone *f. invet.* (*gew.* sage-femme): Hebeamme.

mattoïde *m. psych.* Halbverrückter.

maturatif *adj.* eiterziehend, eiterreifend; *m.* eiterziehendes Mittel.

maturation *f.* Reifung.

maturité *f.* Reife.

matutinal *adj.* morgendlich; pituites ~es: Vomitus matutinus.

maussade *adj.* verdriesslich.

mauve *f. pharm.* Malve.

maxillaire *adj.* Kiefer—; *anat.* artère ~ externe [interne] Arteria maxillaris externa [interna]; nerf ~ supérieur: N. maxillaris; nerf ~ inférieur: N. mandibularis; os ~ supérieur: Oberkiefer, Maxilla; os ~ inférieur: Unterkiefer, Mandibula.

maxima *lat.* thermomètre ~: Maximalthermometer.

Mayor *pr.* marteau de ~:: metallener Hammer, welcher in heisses Wasser getaucht und dann auf die Haut behufs Blasenziehung aufgelegt wird.

méat *m.* Gang, Kanal, Oeffnung; *anat.* ~ auditif: Gehörgang, Meatus acusticus; ~ urinaire: Orificium urethrae externum.

mécanique *adj.* mechanisch.

mécanisme *m.* Mechanismus, Prozess.

mèche *f.* Docht, Streifen; ~ de gaze iodoformée: Jodoformgazestreifen.

Meckel *pr. embryol.* cartilage de ~: Meckelscher Knorpel, Knorpel des ersten Kiemenbogens; *anat.* ganglion de ~: Ganglion sphenopalatinum.

méconium *m. obst.* Kindspech, Meconium.

médecin *m.* 1) Arzt (als allgemeine Berufsbezeichnung); ~ militaire *cfr.* militaire. 2) Spezialarzt für innere Medizin; ~ des hôpitaux de Paris:: Chef einer inneren Abteilung in einem Pariser Krankenhaus.

médecine *f.* 1) Medizin, Heilkunst; ~ légale: gerichtliche Medizin; ~ opératoire: operative Chirurgie. 2) innere Medizin (*opp.* Chirurgie). 3) *pharm.* Medizin, Arznei.

médian *adj. anat.* nerf ~: N. medianus.

médiastin *m. anat.* Mittelfell, Mediastinum.

médiat *adj.* mittelbar; contagion ~e: direkte Uebertragung.

médical *adj.* ärztlich.

médicament *m.* Heilmittel, Arzneimittel.

médicastre *m.* ärztlicher Pfuscher.

médication *f.* Behandlungsart.

médicinal *adj. zu* médicament.

médico-légal *adj.* gerichtsärztlich.

médio-canellé *adj. cfr.* taenia.

médio-carpien *adj. anat.* zwischen der ersten und zweiten Reihe der Handwurzelknochen gelegen.

médio-frontal *adj. anat.* suture ~e: Frontalnaht.

médio-tarsien *adj. anat.* zwischen der ersten und der zweiten Reihe der Fusswurzelknochen gelegen.

médius *m.* Mittelfinger.

médullaire *adj.* Mark—, Knochenmark—, Rückenmark—; carcinome ~ ou encéphaloïde: Markschwamm, weicher Krebs.

médullite *f.* = ostéomyélite *w. cfr.*

médullocelle *f.* = cellule médullaire: Knochenmarkzelle, Lymphzelle des Knochenmarks; tumeur à ~s: Myeloidgeschwulst, Myeloidsarkom.

mégalomanie *f. psych.* Grössenwahn.

Méglin *pr. pharm.* pilules de ~:: schmerzstillende (Bilsenkraut enthaltende) Pillen.

Meibomius *pr. anat.* glandes de ~: Glandulae tarsales.

Meissner *pr. anat.* corpuscule de ~ = corpuscule de tact *cfr.* corpuscule.

mélaena *m. ou* miléna *m.* blutiger Stuhl.

mélancolie *f. psych.* Melancholie, Schwermut.

mélancolique *adj. zu* mélancolie.

mélanémie *f.* Melanämie, schwarze Beschaffenheit des Blutes.

mélange *m.* Gemisch, Gemenge.

mélangeur *m.* Mischinstrument, Mischpipette.

mélanidrose *f.* = chromhidrose *w. cfr.*

mélanique *ou* mélanotique *adj.* Pigment—.

mélanose *f.* Melanosis, Schwarzfärbung der Haut.

mélasme *m.* Melasma, Melanodermie.

mélasse *f. pharm.* Zuckerhonig, Zuckersirup.

méliceris *m.* Honiggeschwulst (Abart der Atheromcysten).

melléolé *m. pharm.* Honiglatwerge.

mellite *m. pharm.* Süsshonig (*opp.* oxymel: Sauerhonig).

melliturie *f. rar.* Zuckerharnruhr.

mélomèle *m.* Missgeburt mit accessorischen Gliedmassen.

membrane *f.* dünne Haut, Membrane; fausse membrane *ou* néo-membrane *ou* pseudo-membrane: Pseudomembran, Diphtherie (als pathologisch-anatomischer Begriff); *obst.* les ‿s: die Eihäute; *anat.* ‿ olfactive *ou* pituitaire *ou* de Schneider: Riechschleimhaut, Schleimhaut der Regio olfactoria nasi.

membraneux *adj.* häutig.

membraniforme *adj.* membranartig.

membre *m.* Glied, Extremität (*opp.* extrémité *f.*: gipfelnder Körperteil); les membres supérieurs [inférieurs]: die obere [untere] Extremität.

mémoire *m.* Gedenkschrift, Abhandlung.

mémoire *f.* Gedächtnis.

menace *f.* Drohung; *obst.* ‿ d'avortement: drohender Abortus.

ménager *adj.* Haus—; *hyg.* eaux ménagères: Hausabwässer.

Menière *pr. chir.* maladie de ‿:: Schwindelanfälle und Kopfschmerz nach Verletzungen des inneren Ohres.

méninge *f. anat.* Hirnhaut; ‿ spinale: Rückenmarkshaut.

méningé *adj. zu* méninge; *anat.* artères ‿es: Arteriae meningeae.

méningien *adj. zu* méninge; *anat.* granulations ‿nes *ou* de Pacchioni: Granulationes arachnoideales.

méningite *f.* Hirnhautentzündung, Meningitis.

ménisque *m.* mondsichelförmiger Körper; *anat.* Gelenkmeniskus, scheibenförmiger Zwischenknorpel; ‿ tactile: einfache Tastzelle, Tastmeniskus.

ménopause *f.* Menopause, normales Aufhören der Menstruation.

ménorrhagie *f.* Menorrhagie, abnorme Gebärmutterblutung zur Zeit der Regeln.

menstruation *f.* Monatsfluss, Menstruation.

menstrue *m. invet.* Lösungsmittel.

menstruel *adj.* Menstruations—; troubles ‿s: Menstruationsbeschwerden.

menstrues *f.plur.* Regeln, Menstruation.

mensurateur *adj. obst.* toucher [palper] ‿: Messung durch Touchieren [Palpieren].

mensuration *f.* Messung.

mentagre *m.* Kinnflechte, Mentagra.

mental *adj.* Geistes—; aliénation ‿e: Geisteskrankheit.

menthe *f. pharm.* Minze; ‿ poivrée: Pfefferminze, Mentha piperita.

mento- *obst. cfr.* position.

mento-labial *adj. anat.* muscle ‿ *ou* carré du menton: M. quadratus labii inferioris.

menton *m.* Kinn.

mentonnier *adj.* Kinn—.

méphitique *adj.* verdorben, verpestet.

méphitisme *m.* verdorbene Luft.

méplat *adj.* halbflach; *m.* Halbfläche.

mer *f.* Meer; mal de ‿: Seekrankheit.

méralgie *f. int.* ‿ paresthésique: Meralgia paraesthetica (Neuralgie des N. cutaneus femoris lateralis).

mercenaire *adj.* nourrice ‿: Mietamme (*opp.* mère qui nourrit son propre enfant: Mutter, die ihr eigenes Kind stillt).

mercure *m.* Quecksilber; *pharm.* ‿ corrosif: Sublimat; ‿ doux: Calomel.

mercureux *adj. chem.* oxyde ‿: Quecksilberoxydul.

mercurialisation *f.* Quecksilbereinverleibung.

mercuriaux *m. plur. pharm.* Quecksilberpräparate, Quecksilberarzneimittel.

mercuriel *adj.* Quecksilber—; *pharm.* pommade ‿le simple = onguent gris (1 Teil Quecksilber auf 6 Teile Fett):

einfache Quecksilbersalbe; pommade ~ le double = onguent napolitain (Quecksilber und Fett zu gleichen Teilen): doppelte Quecksilbersalbe (*opp.* Unguentum hydrargyri cinereum der deutschen Pharmakopöe: 1 Teil Quecksilber auf 2 Teile Fett).

mercurique *adj. chem.* oxyde ~: Quecksilberoxyd.

mère *f.* Mutter; *pharm.* solution-~: Mutterlösung, konzentrierte Lösung; eau-~: Mutterlauge; onguent de la mère = emplâtre brun: Mutterpflaster, Emplastrum fuscum; *int.* vésicule-~ *cfr.* vésicule.

méridien *m.* Kreisbogen durch die Pole, Meridian.

mérismatique *adj.* reproduction ~: Fortpflanzung durch Teilung oder Sprossung.

mérocèle *f. rar.* (*gew.* hernie crurale): Schenkelbruch.

mérocrine *adj. anat.* glandes ~s:: Drüsen, deren Sekretionsprodukt ein aus den Drüsenzellen ausgeschiedener Bestandteil ist, z. B. Schleimdrüsen (*opp.* glandes holocrines:: Drüsen, deren Sekretionsprodukt die Drüsenzellen selbst sind, z. B. Talgdrüsen).

Mery *pr. anat.* glande de ~ *cfr.* Cowper.

mérycisme *m.* Wiederkäuen.

mésaraïque *adj. anat.* grande [petite] veine ~: V. mesenterica superior [inferior].

mésartérite *f.* Entzündung der mittleren Arterienhaut.

mésentère *m. anat.* Dünndarmgekröse, Mesenterium des Dünndarms.

mésentérique *adj. anat.* artère ~ supérieure [inférieure]: Art. mesenterica superior [inferior].

mesmérisme *m.* Mesmerismus, tierischer Magnetismus.

méso *m.* Mesenterium.

mésocaecum *m.* Mesenterium des Blinddarms.

mésocéphale *m. anat.* Mittelhirn.

mésocôlon *m. anat.* Grimmdarmgekröse.

mésocrâne *m. rar.* Scheitel.

mésoderme *m. embryol.* mittleres Keimblatt.

mésolobe *m. anat. rar.* (*gew.* corps calleux): Hirnbalken.

mésomphale *m. rar.* (*gew.* ombilic): Nabel.

mésorectum *m. anat.* Mesenterium des Mastdarmes.

mésosystolique *adj. int.* souffle ~:: Geräusch, welches in der Mitte der Systole beginnt, nachschleppendes systolisches Geräusch.

mesurer *v.* messen.

métabolisme *m.* = catalyse *w. cfr.*

métacarpe *m.* Mittelhand, Metacarpus.

métacarpien *adj.* Mittelhand—.

métal *m.* Metall.

métallique *adj.* metallisch; *int.* timbre ~ des bruits du coeur: metallischer Beiklang der Herztöne.

métalloïde *m.* Metalloid, nicht metallisches Element.

métallophobie *f. psych.* Angst vor metallenen Gegenständen.

métallothérapie *f. int.* Metallotherapie (Heilmethode mittelst Auflegen von Metallstücken).

métamorphose *f.* Umwandelung.

métastase *f.* Metastase, Ueberwanderung.

métastatique *adj. zu* métastase.

métatarse *m.* Mittelfuss.

métatarsien *m.* Mittelfussknochen.

météorisé *adj.* aufgetrieben.

météorisme *m.* Meteorismus, Aufgetriebensein des Bauches.

méthémérine *f. int. rar.* Febris quotidiana.

méthémoglobine *f.* Methämoglobin.

méthode *f.* Methode; ~ expectante: exspektative Methode.

méthyle *m. pharm.* chlorure de ~: Methylchlorid.

métis *m.* Bastard, Blendling, Mestize.

métissage *m.* Kreuzung, Bastardbildung.

métopage *m.* an der Stirn verwachsene Doppelmissgeburt.

métopique *adj. embryol.* suture ~: Sutura frontalis.

métrite *f.* Gebärmutterentzündung, Metritis.

métroptose *f.invet.* Gebärmuttervorfall.

métrorrhagie *f.* Metrorrhagie, Gebärmutterblutung ausserhalb der Menstruationszeit.

mets *m.* Gericht; ~ épicés: scharfe Speisen.

meurtrir *v.* quetschen.

meurtrissure *f.* Quetschung.

miasme *m.* Miasma, Krankheit erzeugende Ausdünstung.

mi-clos *adj.* halbgeschlossen.

microbe *m.* Mikrobium, Bakterie.

microbicide *adj.* bakterientötend.

microbien *adj.* *zu* microbe.

microbiologie *f.* Lehre von den Lebenseigenschaften der Mikrobien.

microcéphalie *f.* Kleinköpfigkeit, Mikrocephalie.

microcidine *f. pharm.*:: aus Naphthol und Natronlauge gebildetes desinfizierendes Mittel.

microcoque *m.* Mikrococcus, Coccus.

microcythémie *f.* zu kleine Beschaffenheit der roten Blutkörper.

micrographie *f.* Naturgeschichte der kleinsten Lebewesen.

micromètre *m.* Mikrometer (Messinstrument für mikroskopische Gebilde).

micro-organisme *m.* Mikroorganismus, kleinstes Lebewesen.

microphone *m. physic.* Mikrophon (Apparat zur Verstärkung und Wahrnehmung geringer Schallintensitäten).

microphyte *m.* mikroskopisches Pflanzenwesen.

micropyle *m. embryol.* Mikropyle, Durchtrittsöffnung in der Zona pellucida.

microscope *m.* Mikroskop.

microscopique *adj. zu* microscope.

microsporon *m. int.* ~ furfur:: Pilz von Pityriasis versicolor.

microtome *m.* Mikrotom (Apparat zum Schneiden mikroskopischer Präparate); ~ à congélation: Gefriermikrotom; ~ à la paraffine: Paraffinmikrotom.

microzoaire *m.* mikroskopisches Tierwesen.

miction *f.* Harnen, Harnlassen.

mie *f.* ~ de pain: Brotkrume.

miel *m.* Honig.

miellat *m. pharm.* = miellée *f.* Honigtau.

migraine *f.* Migräne, Kopfschmerz.

migrateur *adj.* Wander—; *chir.* abcès ~: Senkungsabscess; *anat.* cellule migratrice: Wanderzelle.

migration *f.* Wanderung.

Milan *pr. pharm.* mouche de ~ *cfr.* mouche.

miliaire *adj.* hirsekornartig, hirsekorngross, miliär; *int.* suette ~ *ou* fièvre ~: Schweissfriesel; tubercule ~: Miliartuberkel.

milieu *m.* Medium; ~ de culture: Nährboden, Kulturflüssigkeit; le ~ sanguin: das Blut.

militaire *adj.* Militär—; médecin ~: Militärarzt (médecin auxiliaire: Unterarzt; médecin aide-major: Assistenzarzt; médecin major: Stabsarzt, Oberstabsarzt; médecin principal: Generalarzt; médecin inspecteur: Generalstabsarzt); goutte ~ *cfr.* goutte.

milium *m. int.* = Strophulus albus: Hautgries, Schleimpfropf im Talgdrüsenkörper.

millefeuille *f. pharm.* Schafgarbe, Millefolium.

millet *m.* Hirse; *ophthal.* hirsekornartige Granulation.

milliampère *m. physic.* Milliamper (Einheit zur Messung der elektrischen Stromesstärke).

mince *adj.* dünn.

minceur *f.* = mincité *f.* Dünne.

Mindérérus *pr. pharm.* esprit de ~: Liquor ammonii acetici.

mine *f.* 1) Aussehen, Gesicht. 2) Bergwerk.

minéral *m.* Mineral; *adj.* mineralisch; eau ~e: Mineralwasser; acides minéraux: Mineralsäuren.

minéralisation *f. hyg.* ~ de l'eau: Gehalt des Wassers an Mineralbestandteilen.

minerve *f. chir.* Extensionsapparat des

Halses, welcher seine Stütze am Becken nimmt (*opp.* collier *w. cfr.*).

mineur *adj.* minderjährig; *m.* Minderjähriger.

mineur *m.* Bergwerksarbeiter.

minima *lat.* température ˍ: Minimaltemperatur.

minium *m. chem.* rotes Bleioxyd, Mennige.

mirage *m. physic.* Luftspiegelung.

miroir *m.* Spiegel; ˍ dentaire: Zahnspiegel; ˍ réflecteur: Spiegel zur Untersuchung im reflektierten Licht, z. B. Kehlkopfspiegel, Ohrspiegel.

miscibilité *f.* Vermengungsfähigkeit.

miscible *adj.* mischbar.

mise *f.* 1) Einbringen, Einlegen. 2) Kleidungsart.

mise à bas *f. ou* mise-bas *f.* Niederkunft (von Tieren).

misère *f.* Elend.

miséréré *m. invet.* Darmverschluss mit Kotbrechen.

misonéisme *m. psych.* Hass gegen das Neue.

mite *f.* Milbe.

mitigation *f.* Besänftigung, Milderung.

mitiger *v.* besänftigen, mildern; *pharm.* nitrate d'argent mitigé:: Lapis mitigatus (salpeterhaltiges Silbernitrat).

mitose *f.* indirekte Zellenteilung.

mitral *adj.* zweizipfelig; *int.* rétrécissement ˍ: Verengerung des Mitralostium, Mitralstenose; *anat.* valvule ˍe: Valvula bicuspidalis, zweizipfelige Herzklappe.

mixture *f.* Mischung, Mixtur.

mobile *adj.* beweglich; rein ˍ: Wanderniere.

mobiliser *v.* beweglich machen.

mobilité *f.* Beweglichkeit.

mode *m.* Art und Weise, Modus; *obst. cfr.* siège.

modelé *adj.* geformt; *anat.* tissu conjonctif ˍ: geformtes (straffes) Bindegewebe.

modérateur *adj.* nerf ˍ = nerf d'arrêt: Hemmungsnerv.

modérer *v.* mässigen; fièvre modérée: mässiges Fieber.

modificateur *adj.* umstimmend; *m.* umstimmendes Mittel.

modification *f.* Aenderung, Umbildung.

moelle *f.* Mark; ˍ de sureau: Hollundermark; *anat.* ˍ des os: Knochenmark; ˍ nerveuse: Myelin; ˍ allongée: verlängertes Mark; ˍ épinière: Rückenmark.

mogostocie *f. obst.* = dysponotocie *w. cfr.*

moignon *m.* Stumpf.

moineau *m.* Sperling.

moisi *adj.* schimmelig.

moisissure *f.* Schimmel.

moite *adj.* feucht.

moiteur *f.* Feuchtigkeit der Haut.

molaire *adj.* Mahlzahn—; *anat.* dents petites ˍs: Dentes praemolares; dents grosses ˍs: Dentes molares.

môle *m. obst.* Mole, Masse in der Gebärmutter; ˍ charnue: Fleischmole; ˍ hydatiforme *ou* vésiculaire: Blasenmole.

moléculaire *adj. zu* molécule.

molécule *f. chem.* Molekül, kleinstes Massenteilchen.

molette *f. pharm.* Reiber.

mollasse *adj.* schwammig, weich.

mollesse *f.* Weichheit.

mollet *m.* Wade.

molletière *f.* Wadenbinde, Wadenstrumpf.

molluscum *m.* Molluscum (Hautkrankheit).

momie *f.* Mumie.

momification *f.* 1) Absterben durch Austrocknung. 2) Einbalsamierung.

momifier *v. zu* momification.

moniliforme *adj.* rosenkranzförmig.

monocéphalien *m.* Doppelmissgeburt mit gemeinsamem Kopfe.

monocle *m. ophthal.* Verband um ein Auge.

monocrote *adj. int.* monokrot, einschlägig.

monoculaire *adj.* ein Auge allein betreffend.

monomanie *f. psych.* Monomanie; ˍ d'orgueil: Grössenwahn.

monomphalien *m.* in der Nabelgegend verwachsene Doppelmissgeburt.

monophobie *f. psych.* Angst vor der Einsamkeit.

monoplégie *f.* isolierte Lähmung, Monoplegie.

Monro *pr. anat.* trou de ⁓: Foramen interventriculare cerebri.

monstre *m.* Missgeburt.

monstruosité *f.* Missbildung.

mont *m.* Berg; *anat.* ⁓ de Vénus = pénil: Mons Veneris, Schamhügel.

montagne *m.* Gebirge; mal de ⁓: Bergkrankheit.

montant *adj.* ansteigend; *anat.* apophyse ⁓e du maxillaire supérieure: Processus nasalis maxillae.

Mont-Dore *pr.* Badeort mit heissen alkalischen und eisenhaltigen Quellen im Centrum von Frankreich.

montée *f.* Anstieg; *obst.* ⁓ laiteuse: Einschiessen der Milch.

monter *v.* 1) steigen. 2) stielen, fassen; éponge montée: Stielschwamm.

Montgomery *pr. anat.* tubercules de ⁓: Montgomerysche Drüsen, Talgdrüsen des Warzenhofes.

Montlignon *pr.* Badeort mit kalten Eisenquellen im Norden von Frankreich.

Montmirail *pr.* Badeort mit salinischen und Schwefelquellen im Süden von Frankreich.

monture *f.* Fassung.

Morand *pr. anat.* ergot de ⁓ *cfr.* ergot.

morbide *adj.* krankhaft, Krankheits—; entité ⁓ *cfr.* entité.

morbidité *f.* Morbidität, Gesamtkrankheitszustand.

morbifique *adj.* krankheiterzeugend.

morbilleux *adj.* Masern—.

morbilliforme *adj.* masernartig.

morceler *v.* zerstückeln.

morcellement *m.* Zerstückelung.

mordant *m.* Beizflüssigkeit, Beize.

mordicant *adj.* stechend, prickelnd.

mordiller *v.* leicht beissen.

mordre *v.* beissen.

morelle *f. pharm.* Nachtschatten, Solanum nigrum.

morfondure *f. veterin.* Schleimfluss (Nasenkatarrh der Pferde).

Morgagni *pr. anat.* cellules (*ou* humeur) de ⁓:: äusserste Schicht der Linsenzellen des Auges; cornet de ⁓: obere Nasenmuschel; glandes *ou* lacunes de ⁓: Lacunae urethrales; hydatide de ⁓: Appendix testis; nodules de ⁓ = tubercules d'Aranzi: Noduli valvularum semilunarium; trou de ⁓ *cfr.* borgne.

morgue *f.* Totenschauhaus, Leichenhaus.

moribond *adj.* sterbend.

morosité *f.* Verdrossenheit.

morphée *f. int.* Morphaea (Hautkrankheit).

morphine *f.* Morphin, Morphinum.

morphinisme *m.* Morphinvergiftung.

morphiomane *m.* Morphiumsüchtiger.

morphiomanie *f.* Morphiumsucht.

morphologie *f.* Lehre von der Form.

morphologique *adj.* die Form betreffend.

morpion *m. vulg.* Filzlaus.

mors *m.* Mundstück, zum Fassen bestimmtes Endstück einer chirurgischen Zange.

morsure *f.* Biss, Bisswunde; ⁓ de puce: Flohstich; *chir.* plaie par ⁓: Bisswunde; ⁓ de la langue: Biss in die Zunge.

mort *f.* Tod; ⁓ apparente: Scheintod; ⁓ réelle: wirklicher Tod.

mortaise *f.* Zapfenloch, Einschnitt, Ausfurchung.

mortalité *f.* Sterblichkeit, Mortalität.

mortel *adj.* tödlich.

mortier *m. pharm.* Mörser.

mortification *f.* Absterben.

mortifier *v.* absterben.

mort-né *adj.* totgeboren.

morue *f.* Stockfisch, Kabeljau; huile de foie de ⁓: Leberthran.

morve *f.* = farcin *m. veterin.* Rotz, Wurm.

morveux *adj. veterin.* Rotz—.

moteur *adj.* Bewegungs—; le centre ⁓: das motorische Centrum (im Hirn); trouble ⁓: Bewegungsstörung; *anat.* cellule motrice: motorische Zelle; plaque motrice *cfr.* plaque; nerf ⁓ oculaire commun:

N. oculomotorius; nerf ~ oculaire externe: N. abducens.

motilité *f.* Motilität, Bewegungsvermögen.

motricité *f.* Fähigkeit (der Nerven) Bewegungen zu vermitteln.

mou *adj.* weich; *int.* pouls mou: weicher Puls.

mouche *f.* Fliege; *pharm.* ~ de Milan: Mailänder Zugpflaster.

mouches *f. plur.* 1) *obst.* die die Wehenthätigkeit einleitenden Schmerzen. 2) *ophthal.* ~ volantes: Fliegensehen, Mückensehen (Sinnestäuschung des Auges infolge von Glaskörpertrübungen).

moucheté *adj.* gesprengelt.

moucheture *f.* Tüpfelung, Sprengelung; *chir.* multiple Incisionen, Skarifikationen.

mouchoir *m.* Taschentuch.

moufle *f.* Flaschenzug.

mouillage *m.* *zu* mouiller.

mouiller *v.* durchnässen; drap mouillé: feuchter Wickel; *hyg.* ~ le vin [le lait]: den Wein [die Milch] durch Wasserzusatz verdünnen.

moulage *m.* Abguss, Modell.

moule *f.* Miesmuschel.

moule *m.* Gussform.

mouler *v.* abgiessen, modellieren.

moulin *m.* Mühle; *int.* bruit de ~ ou bruit de roue de ~: Mühlradgeräusch (auskultatorisches Phänomen bei Hydropneumoperikard).

mourir *v.* sterben; se ~: im Sterben sein.

mousse *adj.* stumpf; *chir.* crochet ~: stumpfer Haken.

mousse *f.* Moos; *pharm.* ~ perlée *ou* d'Irlande: irländisch Moos, Knorpeltang, Carrageen.

mousser *v.* schäumen.

mousseux *adj.* schäumend.

moustache *f.* Schnurrbart.

moustique *m.* Moskito, Stechmücke.

moût *m.* Most, Weinmost.

moutarde *f.* Senf, Mostrich.

mouton *m.* Hammel, Schaf.

mouture *f.* *pharm.* Zermahlen.

mouvement *m.* Bewegung; ~ réflexe: Reflexbewegung.

moxa *m.* *invet.* Moxe (Brenncylinder, meist aus Zunder gemacht, mit welchem als Ableitung dienen sollende Hautwunden angelegt wurden).

moyen *adj.* mittel; *anat.* oreille ~ne: Mittelohr; *m.* Mittel, Heilmittel.

moyenne *f.* Mittelgrösse, Durchschnitt.

mucédinées *f. plur.* nacktsporige Schimmelpilze.

mucilage *m.* Schleim.

mucilagineux *adj.* schleimig.

mucine *f.* 1) Bestandteil des Klebers. 2) = mucosine: Mucin, Schleimstoff.

mucipare *adj.* schleimabsondernd.

mucique *adj.* acide ~: Schleimsäure.

mucocèle *f.* Schleimgeschwulst.

muco-purulent *adj.* schleimig-eiterig.

muco-pus *m.* schleimiger Eiter.

mucosine *f.* Mucin, Schleimstoff.

mucosité *f.* schleimige Masse, Schleim.

mucus *m.* Schleim.

mue *f.* 1) Haarausfall, Mauserung. 2) Stimmwechsel (zur Pubertätszeit).

muet *adj.* stumm.

muguet *m.* 1) *pharm.* Convallaria, Maiblume. 2) *int.* Soor.

Müller *pr. embryol.* canal de ~: Müllerscher Kanal (aus welchem Tuben und Uterus hervorgehen).

multicuspidé *adj.* vielhöckerig.

multilobulé *adj.* viellappig.

multiloculaire *adj.* vielkammerig.

multinucléé *adj.* vielkernig.

multipare *f.* *obst.* Multipara, Mehrgebärende; grande ~: vielmals wiederholt Gebärende.

multiplication *f.* Vermehrung.

multiplier *v.* vermehren.

multipolaire *adj.* mit vielen Fortsätzen versehen.

muqueuse *f.* Schleimhaut.

muqueux *adj.* schleimig; fièvre muqueuse *vulg.*: Schleimfieber (fieberhafter Magenkatarrh oder leichter Typhus); râles ~: Schleimrasseln; *anat.* corps ~ de Malpighi: Schleimschicht der Haut.

mûr *adj.* reif.

mûre *f.* Maulbeere.

muriate *m. chem.* salzsaures Salz.

muriatique *adj.chem.* acide ~: Salzsäure.

mûriforme *adj.* maulbeerförmig.

murmure *m.* Geräusch; *int.* ~ respiratoire: Atemgeräusch; ~ vésiculaire: Vesikuläratmen (*opp.* souffle bronchique: Bronchialatmen).

musc *m. pharm.* Moschus.

muscade *f.* Muskatnuss; *int.* foie ~: Muskatnussleber.

muscardine *f. veterin.* Krankheit der Seidenraupen.

muscarine *f.* Muskarin (Alkaloid des Fliegenschwammes).

muscle *m.* Muskel; *anat.* ~ lisse [strié]: glatter [quergestreifter] Muskel.

musculaire *adj.* Muskel—.

musculaire *f.* Muskelhaut, Muscularis.

musculeux *adj.* membrane musculeuse = musculaire *w. cfr.*

musculine *f.* = syntonine *w. cfr.*

musculo-cutané *adj. anat.* nerf ~ (*ou* cutané externe) du bras *ou* nerf perforant du Cassérius: N. musculocutaneus; nerfs ~s de la cuisse: Rami cutanei anteriores nervi femoralis; nerf ~ de la jambe: N. peronaeus superficialis.

musculo-phrénique *adj. anat.* artère ~: Art. musculophrenica.

museau *m.* Schnauze; *obst.* ~ de tanche :: Muttermund (*wörtlich* Schleienmaul).

Musseux *pr. chir.* pince de ~: Musseuxsche Hakenzange.

mutilant *adj.* verstümmelnd; *int.* lèpre ~e: Lepra mutilans.

mutilation *f.* Verstümmelung.

mutisme *m.* = mutité *f.* Stummheit.

mycélium *m.* Mycelium, Pilzmutter (Ernährungsorgan der Pilze).

mycosis *f.* schwammartige Hauterkrankung.

mycotique *adj.* schwammartig; *ophthal.* kératite ~ *cfr.* kératite.

mydriase *f.* Mydriasis, Pupillenerweiterung.

mydriatique *adj.* pupillenerweiternd; *m.* pupillenerweiterndes Mittel.

myelencéphale *m.* Centralnervensystem.

myéline *f. anat.* Myelin, Substanz der Nervenscheiden.

myélite *f.* Rückenmarksentzündung; *int.* ~ antérieure: Poliomyelitis anterior; ~ systématique: Systemerkrankung des Rückenmarks.

myélocyte *m. anat.* Zelle der grauen Rückmarksubstanz.

myéloïde *m.* markartig.

myéloplaxe *m.* Myeloplaxe, Riesenzelle des Knochenmarks; tumeur à ~s: Myeloidsarkom.

myiasis *f.* Myiasis (*d. h.* durch Fliegenlarven erzeugte Krankheit).

myiodopsie *f. ophthal.* Mückensehen, Fliegensehen.

myléen *ou* mylien *adj.* Mahlzahn—.

mylo-glosse *adj. anat.* muscle ~ :: Faserzüge des M. constrictor pharyngis superior.

mylo-hyoïdien *adj. anat.* muscle ~: M. mylohyoideus.

myloïde *ou* myloïdien *adj.* Mahlzahn—.

mylo-pharyngien *adj. anat.* muscle ~: M. mylopharyngeus (Teil des Constrictor superior).

myocarde *m.* Myocardium, Herzmuskelsubstanz.

myocardite *f.* Myocarditis, Herzmuskelentzündung.

myodynie *f.* Muskelschmerz.

myographe *m. physiol.* Instrument zur Beobachtung der Muskelkontraktion.

myoïde *adj.* muskelartig.

myolemme *m.* = sarcolemme *w. cfr.*

myome *m.* Myom, Muskelgeschwulst; ~ à fibres lisses [striées]: Geschwulst aus glatter [quergestreifter] Muskelsubstanz.

myomectomie *f. chir.* Ausschneiden der Myome.

myopathie *f.* Muskelerkrankung.

myope *adj.* kurzsichtig.

myopie *f.* Kurzsichtigkeit, Myopie.

myosalgie *f.* Muskelschmerz.

myose *f.* Myosis, Pupillenverengerung.

myosine *f.* Muskeleiweiss.

myosite *f.* Muskelentzündung.

myotique *adj.* pupillenverengernd; *m.* pupillenverengerndes Mittel.

myringite *f.* Trommelfellentzündung.
myrrhe *f.* Myrrha, Myrrhe.
myrtiforme *adj.* myrtenblattförmig; *anat.* caroncles ⁓s: Carunculae hymenales; muscle ⁓: M. depressor septi nasi.
myxoedème *m.* = cachexie pachydermique: Myxödem; ⁓ opératoire: Cachexia strumipriva.
myxome *m.* Myxom, Schleimgeschwulst, Gallertgeschwulst.
myxomycètes *m. plur.* Myxomyceten, Sprosspilze.

N.

Naboth *pr. obst.* oeufs (*ou* vésicules) de ⁓: Ovula Nabothi (zu kleinen Cysten entartete Drüsen am Cervix).
nacre *f.* Perlmutter.
nacré *adj.* perlmutterartig.
naevus *m.* Muttermal, Naevus.
nain *adj.* zwerghaft; *m.* Zwerg.
naine *f.* Zwergin.
naissance *f.* Geburt, Ausgangspunkt, Ursprung.
naissant *adj.* entstehend; *chem.* état ⁓: Status nascendi.
naître *v.* geboren werden; *anat.* entspringen, Ursprung nehmen.
nanisme *m.* Zwergwachstum.
napha *m. pharm.* Orangenblüte.
naphthaline *f. pharm.* Naphthalin.
naphthol *m. pharm.* Naphthol.
Napoléon *pr. pharm.* médecine de ⁓ *cfr.* Corvisart.
napolitain *adj. pharm.* onguent ⁓ *cfr.* mercuriel.
nappe *f.* 1) Tafeltuch; en ⁓: teppichartig, weit ausgebreitet; granulations en ⁓: Granulationsfläche. 2) ⁓ d'eau: Wasseroberfläche; *hyg.* ⁓ d'eau souterraine: Grundwasser.
narcotico-âcre *adj. pharm. invet.* poisons ⁓s:: bitter schmeckende, narkotisch wirkende Gifte.
narcotique *adj.* narkotisch; *m.* Schlafmittel.
narine *f.* Nasenloch.
nasal *adj.* Nasen—; *anat.* os nasaux = os propres du nez: Nasenbeine,

Ossa nasalia; épine ⁓e antérieure *ou* inférieure [postérieure]: Spina nasalis anterior [posterior]; Fosses ⁓es: Nasenhöhle, Cavum nasi; bosse ⁓e = glabelle *w. cfr.*; canal ⁓: Thränennasenkanal, Ductus nasolacrimalis; artère ⁓e: Art. dorsalis nasi; nerf ⁓: N. nasociliaris; nerf ⁓ interne *ou* filet ethmoïdal: N. ethmoidalis anterior; nerf ⁓ externe: N. ethmoidalis posterior.
naseau *m.* Nasenloch.
nasillement *m.* Näseln.
nasiller *v.* näseln.
naso-lobaire *adj. anat.* nerf ⁓: Ramus nasalis externus nervi ethmoidalis anterioris.
nasonné *adj.* voix ⁓e: näselnde Stimme.
nasonnement *m.* = nasillement *m.* Näseln.
naso-palatin *adj. anat.* nerf ⁓: N. nasopalatinus.
naso-palpébral *adj. anat.* muscle ⁓ *rar.* (*gew.* muscle orbiculaire des paupières): M. orbicularis oculi.
natal *adj.* Geburts—.
natalité *f.* Natalität, allgemeine Geburtsverhältnisse.
natron *m.* krystallisierte Soda (*opp.* soude: Natron. *W. cfr.* soude).
naturaliste *m.* Naturforscher.
nauséabond = nauséeux *adj. zu* nausée.
nausée *f.* Brechneigung, Uebelkeit, Nausea.
navet *m.* Rübe, Brassica napus.
naviculaire *adj.* kahnförmig; *anat.* os ⁓ *rar.* (*gew.* os scaphoïde): Os naviculare carpi; fosse ⁓: 1) Fossa navicularis urethrae. 2) Fossa triangularis auriculae.
né *adj.* geboren, entstanden, entsprungen.
néarthrose *f.* Nearthrose, neugebildetes Gelenk.
nécrobiose *f.* Nekrobiose, langsames Absterben von Geweben mit Ersatz durch anderartiges Gewebe.
nécropsie *f. rar.* (*gew.* autopsie): Sektion, Autopsie.
nécrose *f.* Nekrose, Absterben.

nécroser *v.* se ~ : absterben.
négatif *adj.* verneinend; *physiol.* variation négative: negative Stromesschwankung.
némathelminthes *m.plur.* Rundwürmer.
nématoïdes *m. plur.* Fadenwürmer (Unterart der Rundwürmer).
néoformation *f.* neue Bildung.
néo-membrane *f.* neugebildete Haut, Pseudomembran.
néoplasique *adj. zu* néoplasme; rétrécissement ~ : durch eine Neubildung bedingte Verengerung.
néoplasme *m.* Neoplasma, Neubildung.
néoplastie *f. chir.* Ersetzung, Neubildung.
néphélion *m. ophthal.* Fleck auf der Cornea, Nubecula corneae.
néphéloïde *adj.* wolkig.
néphralgie *f.* Nierenschmerz.
néphrétique *adj. zu* néphrite.
néphrite *f.* Nierenentzündung, Nephritis; *int.* ~ interstitielle = petit rein rouge = rein contracté *ou* granuleux: interstitielle Nephritis, Schrumpfniere; ~ épithéliale *ou* parenchymateuse *ou* tubulaire = gros rein blanc *ou* lisse: parenchymatöse Nephritis.
néphritique *adj. zu* néphrite.
néphropexie *f. chir.* Annähen der Niere.
néphroptose *f.* Herabsinken der Niere.
néphrorrhaphie *f. chir.* Annähen der Niere.
néphrostome *m. embryol.* Einmündung der Kanäle des Wolffschen Körpers in die Peritonealhöhle.
nerf *m.* Nerv.
nerprun *m. pharm.* Kreuzdorn, Wegdorn, Rhamnus.
nerval *adj. pharm.* baume ~ = onguent nervin :: nervenberuhigendes, aromatische Oele enthaltendes, Präparat.
nerveux *adj.* nervös, Nerven—.
nervin *adj. pharm.* nervenberuhigend; *m.* Nervenmittel.
nervosisme *m. cfr.* névropathie.
nettoyage *m.* Reinigung.
nettoyer *v.* reinigen.

neurilité *f. ou* névrilité *f.* Leitungsfähigkeit der Nerven.
neurine *f. ou* névrine *f.* Nervensubstanz, Neurin.
neurotique *adj.* poison ~ : Nervengift.
neutre *adj. chem.* neutral.
névralgie *f.* Neuralgie, Nervenschmerz.
névralgiforme *adj.* neuralgisch.
névrasthénie *f.* Neurasthenie, Nervenschwäche.
névraxe *m.* Axe des Nervensystems, Centralnervensystem.
névrilème *m. anat.* Neurilemm, Nervenscheide.
névrilité *f.* Leitungsfähigkeit der Nerven.
névrine *f.* Neurin.
névrite *f.* Nervenentzündung, Neuritis.
névroglie *f.* Neuroglia, Nervenstützgewebe.
névroglique *adj. zu* névroglie; sarcome ~ : Gliom.
névrologie *f.* Nervenlehre.
névrome *m.* Neurom, Nervengeschwulst.
névro-musculaire *adj.* neuromuskulär; poison ~ : Muskel- und Nervengift.
névropathie *f.* = nervosisme *m.* = névrosthénie *f.* = faiblesse irritable = surexcitation nerveuse: reizbare Schwäche, Nervosität.
névrose *f.* Neurose, Nervenerkrankung.
névrosisme *m.* krankhafte Reizbarkeit des Nervensystems.
névrosthénique *adj. pharm.* nervenstärkend, nervenerregend; *m.* nervenerregendes Mittel.
névrotomie *f. chir.* Neurotomie, Nervendurchschneidung.
nez *m.* Nase; *anat.* os propres du ~ : Ossa nasalia, Nasenbeine.
nickel *m.* Nickel.
nickeler *v.* vernickeln.
Nicolaier *pr.* bacille de ~ :: Tetanusbacillus.
nicotine *f. pharm.* Nikotin, Alkaloid der Tabaksblätter.
nictitant *adj.* = clignotant *w. cfr.*
nictitation *f.* = clignement *w. cfr.*
nidation *f. obst.* Aufenthalt und Entwickelung des Eies im Uterus.

nidoreux *adj.* den Geruch von faulen Eiern habend.

nigritie *f.* Schwarzfärbung der Haut.

nitrate *m. chem.* = azotate: salpetersaures Salz; ~ de potasse: Salpeter.

nitre *m.* Salpeter.

nitré *adj.* Salpeter—; *pharm.* papier ~: Salpeterpapier.

nitreux *adj. chem.* = azoteux; acide ~: salpetrige Säure.

nitrification *f. chem.* Umwandlung zu Salpetersalzen.

nitrique *adj. chem.* = azotique; acide ~: Salpetersäure.

nitrite *m. chem.* = azotite: salpetrigsaures Salz.

nitrogène *m. rar.* (*gew.* azote): Stickstoff.

nitroglycérine *f.* = trinitrine: Nitroglycerin.

nitro-muriatique *adj. chem.* acide ~ = eau régale: Königswasser.

nocif *adj.* schädlich.

nodosité *f.* Knötchen; *int.* ~s d'Heberdeen:: gichtische Gelenkverdickungen an den Fingerphalangen.

nodulaire *adj.* Knoten—.

nodule *m.* Knötchen; ~ vocal: Sängerknötchen (an den Stimmbändern).

noeud *m.* Knoten; *physiol.* ~ vital: Lebenspunkt, Atemcentrum; *anat.* ~ de l'encéphale: Pons Varoli.

noir *adj.* schwarz.

noirâtre *adj.* schwärzlich.

noircir *v.* schwärzen.

noisette *f.* Haselnuss.

noix *f.* Nuss; *pharm.* ~ de galle: Gallapfel; ~ muscade: Muscatnuss; ~ vomique: Brechnuss.

noma *m.* Noma, Wasserkrebs, Mundgangrän.

nombril *m. vulg.* Nabel.

nonane *adj.* fièvre ~: alle 9 Tage wiederkehrendes Fieber.

non-viabilité *f. leg.* Lebensunfähigkeit.

normale *f.* Lot, Senkrechte.

nosocomial *adj.* Krankenhaus—.

nosologie *f.* Krankheitslehre.

nosomanie *f.* = nosophobie *f. psych.* krankhafte Angst vor Krankheiten.

nosophore *m.* Krankenhebeapparat.

nostalgie *f.* Heimweh.

notalgie *f.* Rückenschmerz.

notocorde *f. embryol.* Chorda dorsalis, Rückensaite.

notomèle *m.* Missgeburt mit accessorischen Gliedmassen auf dem Rücken.

notophore *m.* Missgeburt mit einer von Spina bifida herrührenden Geschwulst auf dem Rücken.

nouage *m. vulg.* Rhachitis.

noué *adj. vulg.* buckelig, rhachitisch.

noueux *adj.* knotig; *int.* érythème ~: Erythema nodosum; rhumatisme ~: Arthritis deformans.

nourrice *f.* Amme; ~ mercenaire *cfr.* mercenaire; ~ sèche: Kinderwärterin; épingle de ~: Sicherheitsnadel.

nourricier *adj.* ernährend, Nähr—; *anat.* canal ~: Canalis nutricius, Ernährungskanal (der Knochen); artère nourricière ~: Art. nutricia, Ernährungsarterie.

nourrir *v.* ernähren; ~ au sein: stillen; ~ au biberon: mit der Flasche ernähren.

nourrisant *adj.* nahrhaft.

nourrisson *m.* Säugling, Brustkind.

nourriture *f.* Nahrung.

nouure *f. vulg.* buckelige Beschaffenheit, Rhachitismus.

nouveau-né *adj.* neugeboren; *m.* neugeborenes Kind.

nouvelle-accouchée *f.* Frischentbundene.

noyau *m.* Kern; ~ inflammatoire: Entzündungsherd.

noyé *adj.* ertränkt; *m.* Ertrunkener.

noyer *m.* Nussbaum, Nussbaumholz.

noyer *v.* ertränken; se ~: ertrinken.

nu *adj.* nackt; mettre à ~: blosslegen.

nuage *m.* Wolke.

nuageux *adj. ophthal.* wolkig.

nubécule *f. ophthal.* wolkige Trübung, Nubecula (corneae).

nubile *adj. leg.* heiratsfähig.

nubilité *f. leg.* Heiratsfähigkeit.

Nuck *pr. embryol.* canal de ~:: Peritonealausstülpung in den Leistenkanal beim weiblichen Fötus.

nucléaire *adj.* Kern—; *anat.* substance

~: Kerngerüstsubstanz; suc ~: Kerngrundsubstanz, Kernsaft.

nucléine *f.* = chromatine *f.*: chromatische (färbbare) Substanz des Kerngerüstes.

nucléole *m.* Kernkörperchen, Nucleolus.

nucléolé *adj.* mit Kernkörperchen versehen.

numération *f.* Zählen, Abzählen.

nummulaire *adj.* münzenförmig (kreisrund).

nuque *f.* Nacken; *anat.* ligament de la ~: Lig. nuchae; *int.* contracture de la ~: Nackenstarre.

nutriment *m.* Nahrungsstoff.

nutritif *adj.* nahrhaft, Ernährungs—; mouvement ~: Stoffwechsel; gelose nutritive: Nähragar.

nutrition *f.* Stoffwechsel, Ernährung; *int.* maladies par ralentissement de la ~: Krankheiten durch Verlangsamung des Stoffwechsels.

nyctalopie *f.* Tagblindheit.

nymphe *f. anat.* kleine Schamlippe.

nymphomanie *f.* Nymphomanie, Mannestollheit.

nystagmus *m.* Nystagmus, Zittern des Augapfels.

O.

obèse *adj.* fett.

obésité *f.* Fettsucht.

obitoire *m. ou* obituaire *m.* Leichenaufbewahrungshaus (zur Beobachtung auf etwaigen Scheintod).

objectif *m. physic.* Objektivlinse.

oblique *adj.* schräg; *anat.* ligne ~ du tibia: Linea poplitea; muscle grand ~ ou ~ externe [petit ~ ou ~ interne]: M. obliquus externus [internus] abdominis; muscle grand [petit] ~ de l'oeil: M. obliquus superior [inferior] oculi; muscle grand [petit] ~ de la tête: M. obliquus capitis inferior [superior]; *obst.* bassin ~ ovalaire: schräg ovales (verengtes) Becken.

oblitération *f.* Verschwinden, Verwachsen.

oblitérer *v. zu* oblitération.

obnubilation *f.* Schwindel.

observation *f.* 1) Beobachtung; ~ personnelle: eigene Beobachtung. 2) Krankengeschichte.

obsession *f.* Zwangsvorstellung.

obsolescence *f.* Atrophie mit Verhärtung.

obstétrical *adj. zu* obstétrique; la position ~e:: das geburtshilfliche Querbett.

obstétrique *f.* Geburtshilfe.

obstruction *f.* Verstopfung.

obstruer *v.* verstopfen.

obturateur *adj. anat.* artère obturatrice: Art. obturatoria; ligament ~: Membrana obturatoria; nerf ~: N. obturatorius; muscle ~ externe [interne]: M. obturator externus [internus]; trou ~: Foramen obturatum.

obturateur *m.* Schliessplatte, Verstopfer.

obturation *f.* Verstopfen; ~ des dents: Ausfüllen (Plombieren) der Zähne.

obturatrice *adj. femin. zu* obturateur *w. cfr.*

obturer *v. zu* obturation.

obtus *adj.* stumpf; angle ~: stumpfer Winkel.

obtusion *f.* Abstumpfung.

occasionnel *adj.* gelegentlich; cause ~ le: Gelegenheitsursache.

occipital *adj.* Hinterhaupt—; *anat.* os ~: Hinterhauptsbein; trou ~: Foramen magnum ossis occipitis; muscle ~: M. occipitalis; artère ~e: Art. occipitalis; petit *ou* premier nerf ~: N. suboccipitalis; grand *ou* second nerf ~: N. occipitalis major (*opp.* branche mastoïdienne du plexus cervical: N. occipitalis minor).

occipito- *adj. obst. cfr.* position.

occipito-frontal *adj. anat.* muscle ~ *ou* épicrânien: M. epicranius.

occiput *m.* Hinterhaupt.

occlusif *adj.* abschliessend; *chir.* pansement ~: Occlusivverband.

occlusion *f.* Verschluss; ~ intestinale: Darmverschluss.

oculaire *adj.* Augen—; *anat.* nerf moteur ~ commun: N. oculomotorius; nerf moteur ~ externe: N. abducens.

oculaire *m.* Okularlinse.
oculiste *m.* Augenarzt.
oculistique *m.* Augenheilkunde.
oculo-moteur *adj.* = moteur oculaire *cfr.* moteur.
ocytocique *adj.* geburtsbefördernd.
odeur *f.* Geruch.
odontalgie *f.* Zahnschmerz, Zahnweh.
odontoblaste *m.* Zahnzelle, Odontoblast.
odontoïde *adj. anat.* apophyse ͜ : zahnförmiger Fortsatz (des 2. Halswirbels), Dens epistrophei.
odontologie *f.* Zahnkunde.
odontome *m.* Zahngeschwulst.
odorant *adj.* riechend, wohlriechend.
odorat *m.* Geruchsinn.
odoration *f. rar.* (*gew.* olfaction): Riechen.
odoriférant *adj.* wohlriechend.
oedématié *adj.* angeschwollen, ödematös.
oedématiser *v.* s'͜ : anschwellen.
oedème *m.* umschriebene Hautwassersucht (*opp.* anasarque: allgemeine Wassersucht); ͜ bleu:: hysterisches Oedem der Hand; ͜ malléolaire: Knöchelödem.
oeil *m.* Auge; ͜ de perdrix *cfr.* perdrix.
oeiller *adj.* dent oeillère: Augzahn.
oeillet *m.* Nelke; *obst.* Auge d. h. (oberer oder unterer) Pol des Ovals des Fensters der Geburtszange.
oenolature *f. pharm.* mit Wein hergestellte Maceration.
oenolé *m. pharm.* Arzneiwein (zum inneren Gebrauch).
oenolotif *m. pharm.* Arzneiwein (zum äusseren Gebrauch).
oenomanie *f. rar.* Delirium tremens.
oenomel *m. pharm.* mit Wein und Honig bereiteter Sirup.
oenomellé *m. pharm.* mit Oenomel (*w. cfr.*) hergestelltes Präparat.
oesophage *m. anat.* Speiseröhre, Oesophagus.
oesophagien *adj. zu* oesophage; sonde ͜ ne: Schlundsonde.
oesophagisme *m.* Oesophaguskrampf, Spasmus oesophagi.
oesophagotomie *f.* Speiseröhrenschnitt.

oeuf *m.* Ei; *embryol.* ͜ de Graaf: Graafscher Follikel.
office *m.* Amt, Dienst; *psych.* placement d'͜ : zwangsweise Unterbringung (in eine Irrenanstalt; *opp.* placement volontaire: freiwilliger Eintritt).
officier *m.* Beamter, Offizier; ͜ de santé: Wundarzt.
officinal *adj.* offizinell, vorschriftsmässig.
oie *f.* Gans; patte d'oie *cfr.* patte.
oignon *m.* 1) Zwiebel. 2) *vulg.* Schwiele am Fusse.
oindre *v.* salben.
oisiveté *f.* Müssiggang.
Oken *pr.* corps d'͜ *cfr.* Wolff.
oléagineux *adj.* ölig.
oléate *m. chem.* ölsaures Salz.
olécrane *m. anat.* Ellenbogenhöcker, Olekranon.
olécranien *adj. zu* olécrane.
oléique *adj. chem.* acide ͜ : Oelsäure.
oléo-calcaire *adj. pharm.* liniment ͜ :: Liniment aus Oel und Kalkwasser.
oléo-cérolé *m. pharm.* = cérat *w. cfr.*
olfactif *adj.* Geruchs—; *anat.* membrane olfactive *cfr.* membrane; ganglion ͜ *cfr.* amygdalin.
olfaction *f.* Riechen.
oliban *m.* Weihrauch, Olibanum.
oligémie *f.* = oligaemie *f.* Blutmangel, Anämie.
oligocythémie *f.* Mangel an roten Blutkörpern.
olivaire *adj.* olivenförmig; *anat.* éminence (*ou* corps) ͜ du bulbe = olive bulbaire *cfr.* olive.
olive *f.* Olive; *anat.* ͜ bulbaire: Oliva medullae oblongatae; ͜ cérébelleuse *ou* corps rhomboïdal du cervelet: Nucleus dentatus cerebelli; ͜ supérieure *ou* noyau rouge de Stilling: Nucleus olivaris superior pontis.
omarthrocace *m. invet.* Schulterleiden.
ombelle *f. pharm.* Dolde.
ombellifères *f. plur. pharm.* Doldenpflanzen.
ombilic *m.* Nabel.
ombilical *adj.* Nabel—; hernie ͜ e: Nabelhernie; *embryol.* cordon ͜ :

Nabelstrang; vésicule ⁀e: Nabelbläschen.

ombilication *f.* Bildung einer nabelartigen Einsenkung.

ombiliqué *adj.* genabelt.

ombrage *m. vulg.* Hornhautfleck.

ombre *f.* Schatten.

ombré *adj.* beschattet.

oméga *m. anat.* anse ⁀ = S. iliaque: Colon sigmoideum.

omentum *m. anat.* Netz.

omo-hyoïdien *adj. anat.* muscle ⁀: M. omohyoideus.

omoplate *f.* Schulterblatt, Scapula.

omphalite *f.* Nabelentzündung (des Neugeborenen).

omphalocèle *f.* Nabelbruch.

omphalo-mésentérique *adj. embryol.* vaisseaux ⁀s: Vasa omphalomesenterica.

onanisme *m.* Onanie, Masturbation.

oncologie *f. invet.* Lehre von den Geschwülsten.

onction *f.* Einsalbung, Einölung.

onctueux *adj.* fettig.

onde *f.* Welle, Wellenform; *physiol.* ⁀ musculaire:: Muskelzuckungskurve.

ondée *f.* Welle, Wellenmasse; ⁀ sanguine: Blutwelle.

ondulation *f.* Welle, Wellenbewegung.

onduleux *adj.* wellenförmig.

ongle *m.* Nagel; *anat.* lit d'⁀: Nagelbett; *leg.* coups d'⁀ sur la peau: Nageleindrücke auf der Haut.

onglet *m. ophthal.* Flügelfell, Pterygium.

onguéal *adj. zu* ongle.

onguent *m.* Salbe; ⁀ napolitain, ⁀ gris *cfr.* mercuriel.

oniomanie *f. psych.* krankhafter Trieb zum Einkaufen.

onomatomanie *f. psych.* krankhafter Trieb, ein Wort zu suchen oder auszusprechen.

ontologie *f.* ⁀ médicale:: Lehre von den Krankheiten aus denselben allein gewonnen und nicht von physiologischer Grundlage ausgehend.

onychie *f.* = onyxis *m.* Nagelentzündung.

onychogène *f.* nagelbildende Substanz, Epithel des Nagelbettes.

onychogryphosis *f.* Nagelverkrümmung.

onychomycosis *f.* parasitäre Nagelerkrankung.

onychose *f.* schwielige Verdickung der Nägel.

oocyte *m.* Eizelle.

oophorectomie *f.* Abtragung der Eierstöcke.

oophorite *f.* Eierstocksentzündung.

opacité *f.* Undurchsichtigkeit; *ophthal.* Trübung.

opalescent = opalisant *adj.* opalschimmernd.

opalin *adj.* opalartig, von bläulich milchiger Farbe.

opaque *adj.* undurchsichtig.

opération *f.* 1) Verrichtung, Ausführung. 2) chirurgische Operation.

opératoire *adj.* operativ; médecine ⁀: operative Chirurgie.

opercule *m.* Deckel.

opérer *v. zu* opération.

ophthalmie *f.* 1) *invet.* Entzündung des Auges überhaupt ⁀ arthritique: Glaukom. 2) Entzündung der Lider (= blépharite) oder der Bindehaut (= conjonctivite) oder der Hornhaut (= kératite) oder der weissen Augenhaut (= sclérite).

ophthalmique *adj.* Augen—; *anat.* artère [veine] ⁀: Art. [V.] ophthalmica; ganglion ⁀: Ganglion ciliare; nerf ⁀ de Willis: N. ophthalmicus (trigemini).

ophthalmoblennorrhée *f.* eiterige Augenentzündung.

ophthalmologie *f.* Lehre von den Augenkrankheiten.

ophthalmologiste *m.* Ophthalmologe, Augenarzt.

ophthalmoscope *m.* Augenspiegel.

ophthalmostat *m.* 1) Instrument zum Festhalten des Augapfels bei Operationen. 2) = blépharostat *w. cfr.*

opiacé *adj.* opiumhaltig.

opiat *m.* = électuaire: Latwerge (mit oder ohne Opium).

opiniâtre *adj.* hartnäckig.

opisthocrâne *m.* = occiput: Hinterhaupt.

opisthotonos *m.* Opisthotonus, tetanische Rückwärtskrümmung des Körpers.

opium *m.* Opium, Mohnsaft; *pharm.* pain d'~: Opiumkuchen; ~ brut: rohes Opium, Opium purum; teinture d'~ *ou* teinture thébaïque = Tinctura opii simplex; vin d'~ *cfr.* Laudanum.

opodeldoch *m. pharm.* = baume ~: Opodeldok (künstlicher, hauptsächlich mit Oel und Ammoniak hergestellter Balsam).

opothérapie *f.* Gewebsaftbehandlung.

oppilation *f. rar.* (*gew.* obstruction): Verschluss.

opportunité *f.* günstige Gelegenheit; ~ morbide: Rezeptionsfähigkeit, Empfänglichkeit für Krankheiten.

opposant *m. anat.* gegenstellender Muskel; ~ du pouce [petit doigt]: M. opponens pollicis [digiti quinti].

opposition *f.* 1) Widerstand. 2) *anat.* Gegenstellung.

oppression *f.* Beklemmung.

optique *adj. anat.* bandelette ~: Tractus opticus; couche ~: Thalamus; nerf ~: N. opticus.

optique *f. physic.* Optik.

optomètre *m. ophthal.* Instrument zur Bestimmung des Astigmatismus.

or *m.* Gold.

oral *adj.* mündlich.

orange *f.* Orange, Apfelsine.

orangé *adj.* orangenfarbig.

oranger *m.* Orangenbaum; *pharm.* sirop de fleurs d'~: Sirupus florum Aurantii, Orangenblütensirup.

orbiculaire *adj.* kreisförmig; *anat.* muscle ~ des lèvres [des paupières]: M. orbicularis oris [oculi].

orbitaire *adj. zu* orbite; *anat.* arcade ~: Margo supraorbitalis; fente ~ *cfr.* fente; trou ~ antérieur [postérieur]: Foramen ethmoidale anterius [posterius]; nerf ~ *ou* lacrymo-temporal: N. zygomaticus (trigemini).

orbite *f.* Augenhöhle, Orbita.

orbito-oculaire *adj. anat.* aponévrose ~*ou* capsule de Tenon: Fascia bulbi.

orchidopexie *f. chir.* Annähen des Hodens (in den Hodensack).

orchite *f.* Hodenentzündung.

orchitine *f.* Hodenextrakt.

orchotomie *f. ou* orchitomie *f. chir. rar.* Kastration.

ordonnance *f.* Verordnung. *W. cfr.* formule.

ordre *m.* Ordnung; ~ des médecins: Aerztekammer (besteht noch nicht in Frankreich, ist aber in Erwägung gezogen).

ordure *f.* Unrat; *hyg.* ~s menagères: Hausabfälle.

oreille *f.* Ohr; *anat.* ~ interne [moyenne, externe]: inneres [mittleres, äusseres] Ohr.

oreillé *adj.* geöhrt.

oreiller *m.* kleines Kopfkissen.

oreillette *f. anat.* Herzvorhof, Vorkammer, Atrium cordis.

oreillons *m. plur. int.* Mumps, Ziegenpeter, Parotitis epidemica.

Orezza *pr.* Ort mit eisenhaltigen Quellen auf Corsica.

organe *m.* Organ.

organisation *f.* ~ du caillot: Organisation des Thrombus.

organisé *adj. zu* organisation.

organisme *m.* Organismus; les ~s inférieurs: die niederen Lebewesen.

orgasme *m.* Orgasmus, Sinnestaumel.

orge *f.* Gerste.

orgeat *m.* Mandelwassersirup.

orgelet *m. ou* orgeolet *m. ophthal.* Gerstenkorn, Hordeolum.

orgueil *m.* Stolz; *psych.* monomanie orgueilleuse *ou* d'~: Grössenwahn.

orgueilleux *adj. cfr.* orgueil.

orifice *m.* Mündung, Ostium; *anat.* ~ auriculo-ventriculaire: Atrioventricularostium.

origine *f.* Ursprung; *anat.* ~ apparente (*ou* émergence) du nerf: Nervenaustrittstelle; ~ réelle ou noyau du nerf: Nervenkern.

orpiment *m. pharm.* Operment, Schwefelarsen, Auripigmentum.

orseille *f. pharm.* Färberflechte, Rocella tinctoria.

orteil *m.* Zehe; gros ~: grosse Zehe; ~ en marteau *cfr.* marteau.

orthopédie *f.* Orthopädie, unblutige Behandlung von Skelettdifformitäten.

orthopédique *adj. zu* orthopédie.

orthopnée *f.* Orthopnoe (Schweratmigkeit, welche den Kranken zu aufrechter Körperhaltung zwingt).

ortie *f. pharm.* Brennessel, Urtica.

ortié *adj. zu* ortie; fièvre ~e: Nesselsucht, Urticaria.

os *m.* Knochen; *anat.* grand ~: Os capitatum carpi, Kopfbein.

oschéocèle *f. chir.* in den Hodensack herabgetretener Bruch.

oscillariées *f. plur. ou* oscillatoriées *f.* Oscillarien (Algenart).

oscillation *f.* Schwankung; *physiol.* ~ négative: negative Stromesschwankung.

oscillatoire *adj. zu* oscillation.

osciller *v. zu* oscillation.

oscitant *adj. invet.* krankhaft gähnend.

oscitation *f. invet.* Gähnen.

oseille *f.* Sauerampfer, Rumex; *pharm.* sel d'~: Sauerkleesalz, oxalsaures Kali.

osmique *adj.* acide ~: Osmiumsäure.

osmose *f.* Osmosis, Flüssigkeitsaustausch durch poröse Scheidewände.

osséine *f.* Osseïn, organische Knochensubstanz, Knochenknorpel.

osselet *m.* kleiner Knochen; *anat.* les ~s de l'ouïe: die Gehörknöchelchen.

osseux *adj.* knöchern; *chir.* suture osseuse: Knochennaht.

ossification *f.* Verknöcherung.

ossifier *v.* verknöchern.

ossifluent *adj.* knocheneinschmelzend.

ostéine *f.* = osséine *w. cfr.*

ostéite *f.* Knochenentzündung.

ostéoblaste *m. anat.* Osteoblast, knochenbildende Zelle.

ostéoclasie *f. chir.* Brechen der Knochen.

ostéoclaste *m.* 1) Instrument zur ostéoclasie *w. cfr.* 2) *anat.* knochenresorbierende Zelle.

ostéocope *adj.* douleurs ~s: Dolores osteocopi (Schmerzen der oberflächlich gelegenen Knochen bei Syphilis).

ostéogène *adj.* knochenbildend.

ostéogénie *f.* Knochenbildung.

ostéoïde *adj.* knochenartig.

ostéologie *f.* Knochenlehre.

ostéomalacie *f.* Knochenerweichung.

ostéome *m.* Knochengeschwulst.

ostéomyélite *f.* Knochenmarkentzündung, Osteomyelitis.

ostéopériostite *f.* Knochenhautentzündung.

ostéophage *m.* knochenresorbierende Zelle.

ostéophyte *m.* Knochenauswuchs.

ostéoplaste *m.* Knochenkörperchen.

ostéoplastie *f. chir.* Knochenneubildung, Knochenplastik.

ostéoporose *f.* abnorme Porosität des Knochens.

ostéostéatome *m.* Knochenmarkgeschwulst.

ostéotomie *f.* Knochendurchmeisselung, Osteotomie.

ostiole *m.* kleine Oeffnung.

ostiolique *adj. zu* ostiole.

otalgie *f.* Ohrenschmerz.

otiatrie *f.* Ohrenheilkunde.

otique *adj. anat.* ganglion ~ *ou* d'Arnold: Ganglion oticum.

otite *f.* Ohrentzündung; ~ interne [moyenne, externe]: Otitis interna [media, externa]

otoconie *f. anat.* Gehörsand, Otoconia.

otolithe *f.* = otoconie *w. cfr.*

otopiésis *f.* Ohrerkrankung, durch Drucksteigerung im Labyrinth.

otorrhagie *f.* Blutausfluss aus dem Ohr.

otorrhée *f.* Ohrenfluss.

otoscope *m.* Ohrenspiegel.

ouate *f.* Watte, Verbandbaumwolle.

ouaté *adj. zu* ouate; pansement ~: Watteverband.

ouïe *f.* Gehör; *anat.* les osselets de l'~: die Gehörknöchelchen.

ouïr *v.* hören.

ouraque *m. embryol.* Urachus, Harngang.

ourler *v.* säumen.

ourles *m. plur.* = oreillons *w. cfr.*

ourlet *m.* Saum; *anat.* Saum des Hirnbalkens; circonvolution de l'~ *ou* du corps calleux: Gyrus fornicatus.

ourlien *adj. zu* ourles *w. cfr.*

outillage *m.* Ausrüstung, Instrumentarium.

ouvre-bouche *m.* Mundspatel.

ouvrir *v.* aufmachen, aufschneiden.

ovaire *m.* Eierstock, Ovarium.

ovalaire *adj.* eiförmig; *chir.* luxation ~: Ausrenkung des Schenkelkopfes nach der Gegend des Foramen ovale; *anat.* trou ~ *ou* sous-pubien *ou* obturateur: Foramen obturatum.

ovale *adj.* oval, eiförmig; *anat.* trou ~: Foramen ovale ossis sphenoidalis; centre ~ *cfr.* centre.

ovarien *adj.* Eierstock—; *anat.* artère ~ne *ou* utéro-~ne: Arteria ovarica.

ovariotomie *f. chir.* Ovariotomie, Abtragung der Eierstöcke.

ovarique *adj. anat.* artère ~ = artère ovarienne *cfr.* ovarien; *obst.* grossesse ~: Eierstockschwangerschaft.

ovarite *f.* Eierstocksentzündung.

oviducte *m. anat.* Eileiter, Muttertrompete, Tuba uterina.

ovigène *adj. anat.* couche ~ de l'ovaire:: Rindenschicht des Eierstocks.

ovisac *m. embryol.* Graafscher Follikel, Eifollikel.

ovulaire *adj. zu* ovule; *obst.* avortement ~ *cfr.* avortement; *embryol.* membrane ~ = membrane vitelline: Dotterhaut.

ovulation *f.* Ovulation, Ausstossung eines Eies aus dem Eierstock.

ovule *m.* Eichen, Ovulum.

oxalate *m. chem.* oxalsaures (kleesaures) Salz.

oxalique *adj. chem.* acide ~: Oxalsäure, Kleesäure.

oxalurie *f.* Oxalurie, übermässige Ausscheidung von oxalsauren Salzen im Harn.

oxalurique *adj.* diabète ~ = oxalurie *w. cfr.*

oxéolé *m. pharm.* = acétolé *w. cfr.*

oxydable *adj. chem.* oxydierbar, fähig sich mit Sauerstoff zu verbinden.

oxydation *f. chem.* Oxydierung, Verbrennung, Verbindung mit Sauerstoff.

oxyde *m. chem.* Oxyd (gesättigte Sauerstoffverbindung).

oxydule *m. chem.* Oxydul (unvollständig gesättigte Sauerstoffverbindung).

oxygénation *f.* = oxydation *w. cfr.*

oxygène *m. chem.* Sauerstoff.

oxygéné *adj. chem.* sauerstoffhaltig; eau ~e: Wasserstoffdioxyd, Wasserstoffsuperoxyd.

oxyhémoglobine *f.* = hémoglobine oxygénée: Oxyhämoglobin.

oxymel *m.* = oxymellite *m. pharm.* Sauerhonig.

oxytocie *f. obst.* Geburtschwierigkeit bedingt durch zu raschen Verlauf der Geburt.

oxyure *m.* Oxyuris, Madenwurm.

ozène *m.* Ozaena, Stinknase.

ozone *m.* Ozon.

ozonomètre *m.* Instrument zur Bestimmung des Ozongehaltes der Luft.

P.

Pacchioni *pr. anat. cfr.* méningien.

Paccini *pr. anat.* corpuscules de ~ *cfr.* corpuscule.

pachydermique *adj. int.* cachexie ~: Myxödem.

pachyméningite *f.* Pachymeningitis, Entzündung der harten Hirnhaut.

paediatrie *f.* = pédiatrie *w. cfr.*

paille *f.* Stroh; jaune ~: strohgelb.

paillette *f.* Blättchen.

pain *m.* Brot; *pharm.* ~ d'opium: Opiumkuchen.

paire *f.* Paar; *anat.* Hirnnervenpaar.

palais *m.* Gaumen.

palatin *adj.* Gaumen—; *anat.* artère ~e ascendante [descendante]: Art. palatina inferior [superior]; canaux (*ou* conduits) ~s: Canales palatini; nerf ~ antérieur *ou* grand nerf ~: N. palatinus anterior; nerf ~ moyen [postérieur]: N. palatinus medius [posterior].

palatite *f.* Gaumenentzündung.

palato-glosse *adj. anat* muscle ~ =

muscle staphylo-glosse *cfr*. staphyloglosse |

palato-pharyngien *adj. anat.* muscle ⌐ = muscle staphylo-pharyngien *cfr.* staphylo-pharyngien.

palato-salpingien *adj. anat.* = péristaphylin *w. cfr.*

palato-staphylin *adj. anat.* muscle ⌐ = muscle éleveur de la luette: M. uvulae.

pâle *adj.* blass.

palette *f.* Aderlassbecken.

pâleur *f.* Blässe.

palliatif *adj. et m. zu* palliation.

palliation *f.* palliative Behandlung, Behandlungsweise, welche einzelne Krankheitserscheinungen zu bekämpfen sucht, ohne jedoch das Wesen der Krankheit zu beeinflussen.

pallier *v. zu* palliation.

palmaire *adj.* Handteller—; *anat.* grand muscle ⌐: M. flexor carpi radialis; petit muscle ⌐: M. palmaris longus; muscle ⌐ cutané: M. palmaris brevis.

palpation *f.* Palpation, Betasten.

palpébral *adj.* Augenlid—; *anat.* artères ⌐s: Arteriae palpebrales.

palper *m.* Palpieren, Abtasten.

palper *v. zu* palper

palpitation *f.* Herzklopfen.

palpiter *v.* klopfen.

paludéen *adj.* sumpfig; fièvre ⌐ne: Sumpffieber.

paludisme *m.* Sumpffieber.

palustre *adj.* = paludéen *w. cfr.*

pâmoison *f.* Ohnmacht.

panacée *f.* Allheilmittel.

panaris *m. chir.* Panaritium, Zellgewebsentzündung am Finger.

pancarte *f.* Tafel, Schild (über dem Bett der Kranken in Spitälern).

pancréas *m.* Bauchspeicheldrüse.

pancréatine *f.* Pankreasferment.

pancréatique *adj.* Pankreas—.

pandémie *f.* Pandemie, Volksseuche.

pandiculation *f.* sich Strecken, Recken der Glieder.

panification *f.* Brotbereitung.

pannicule *m. anat.* Schicht, Panniculus; ⌐ adipeux: (subkutane) Fettschicht.

pannus *m. ophthal.* Augenfell, Pannus (Entzündung der Hornhaut mit Gefässneubildung).

panophthalmie *f. ophthal.* Chorioiditis purulenta (eiterige Entzündung der Gefässhaut).

panoptose *f. int.* allgemeines Herabsinken, allgemeines Tiefertreten (der Baucheingeweide).

pansement *m.* Verband; ⌐ vaginal: Scheidenausspülung, Scheidentampon.

panser *v.* verbinden.

papier *m.* 1) medizinisches Papier; *pharm.* ⌐ épispastique: auf Papier aufgestrichenes Blasenpflaster; ⌐ nitré: Salpeterpapier; ⌐ (*ou* feuille *ou* sinapisme) de Rigollot: Senfpapier; ⌐ de tournesol: Lackmuspapier; 2) ⌐ peint: Tapete.

papillaire *adj. zu* papille; *anat.* muscles ⌐s: Mm. papillares (cordis).

papille *f.* Papille, Warze; *anat.* ⌐ optique: Papilla nervi optici; ⌐s rénales: Nierenpapillen, Papillae renales.

papillome *m.* Papillom, Geschwulst der Haut oder Schleimhaut vom Baue der Hautpapillen.

papule *f.* Knötchen.

papuleux *adj.* Knötchen—.

papyracé *adj.* papierartig; *anat.* os ⌐ *ou* lame ⌐e: Lamina papyracea ossis ethmoidalis.

paquet *m.* Ballen, Paket; *pharm.* in Papier eingewickeltes Pulver; un ⌐ à prendre toutes les 2 heures: zweistündlich ein Pulver zu nehmen.

paracentèse *f.* Einstich, Punktion, Paracentese.

paracentral *adj. anat.* lobule ⌐: Lobulus paracentralis (cerebri).

paracmastique *adj. invet.* fièvre ⌐: regelmässig absinkendes Fieber.

paracousie *f.* Ohrensausen.

paradidyme *m. anat.* = corps innominé de Giraldès: Paradidymis.

paradoxal *adj.* paradox, dem Gewöhnlichen zuwiderlaufend.

paraffine *f.* Paraffin.

paralbumine *f.* Paralbumin (Varietät des Eiweisses).

paralyser *v.* lähmen.

paralysie *f.* Lähmung; *int.* ~ agitante: Schüttellähmung, Paralysis agitans; ~ ascendante aiguë:: Kussmaul-Landrysche Lähmung; ~ faciale *ou* de Bell: Gesichtslähmung, Facialislähmung; ~ générale des aliénés: allgemeine progressive Paralyse; ~ labio-glosso-laryngée: Bulbärparalyse.

paraphasie *f.* Paraphasie (Sprachstörung bestehend in Verwechslung der Worte).

paraphimose *f.* Paraphimosis, spanischer Kragen.

paraplégie *f.* Paraplegie, Querlähmung.

parasitaire *adj.* *zu* parasite.

parasite *m.* Schmarotzer.

parasiticide *adj.* parasitentötend; *m.* parasitentötendes Mittel.

paratrimme *m.* Wundsein, Intertrigo.

parcelle *f.* Stückchen.

parchemin *m.* Pergament; *int.* bruit de ~: Pergamentknarren.

parégorique *adj.* beruhigend; *pharm.* élixir ~:: Tinctura opii benzoica.

parencéphale *m.* *rar.* (*gew.* cervelet): Kleinhirn.

parenchymateux *adj.* *zu* parenchyme.

parenchyme *m.* Parenchym, Organgewebe.

parépididyme *m.* *anat.* = paradidyme *w. cfr.*

parésie *f.* Parese, leichte Lähmung.

paresseux *adj.* träge.

paresthésie *f.* *rar.* Hallucination.

parétique *adj.* *zu* parésie.

parfum *m.* Wohlgeruch.

pariétal *adj.* *anat.* os ~: Seitenwandbein, Os parietale; bosse ~e: Scheitelhöcker, Tuber frontale.

Parkinson *pr.* *int.* maladie de ~ = paralysie agitante *cfr.* paralysie.

paroi *f.* Wand; ~ abdominale *f.* Bauchdecken, Bauchwand.

parole *f.* Sprache, Wort.

paromphalique *adj.* *anat.* veine ~:: Sappeysche Vene, subperitoneale Vene des Lig. teres hepatis.

paromphalocèle *f.* Hernie in der Nabelgegend.

paronychie *f.* Panaritium, Zellgewebsentzündung am Fingernagel.

parotide *f.* *anat.* = glande ~: Parotis, Ohrspeicheldrüse.

parotidite *f.* (*ou* parotite *f.* *rar.*): Ohrspeicheldrüsenentzündung, Parotidis; ~ épidémique = oreillons *w. cfr.*

parovaire *m.* *embryol.* Paraoophoron.

paroxysme *m.* Anfall.

paroxystique *adj.* anfallsweise.

parsemé *adj.* bestreut, durchsetzt.

part *m.* 1) *rar.* Geburt. 2) *leg.* Leibesfrucht.

parturiente *f.* Kreissende, Gebärende.

parturition *f.* Gebären.

parulie *f.* Parulis, Zahngeschwür.

pas *m.* Schritt.

passage *m.* Durchgang; ~ à l'état chronique: Chronischwerden; ~ des sondes: Einführen von Kathetern.

passager *adj.* vorübergehend.

passer *v.* vorüberbewegen; *vulg.* faire ~ le lait: die Milch abtreiben; *pharm.* filtrieren, durchsieben.

passereau *m.* Sperling.

passion *f.* Leidenschaft.

pasteuriser *v.* pasteurisieren (durch Kochen keimfrei machen).

pastille *f.* *pharm.* = tablette: Täfelchen.

pâte *f.* Teig, Paste; *pharm.* ~ de Vienne: Wiener Aetzpaste.

pâté *m.* Pastete.

patente *f.* 1) Gewerbesteuer (der Aerzte). 2) *hyg.* (ärztlicher) Schiffsausweis, Schiffspapiere; ~ nette [brute]: Schiffspapiere in Ordnung [in Beanstandung].

pâteux *adj.* teigig.

pathétique *adj.* *anat.* nerf ~ *ou* trochléateur: N. trochlearis; muscle ~ *ou* grand oblique de l'oeil: M. obliquus superior.

pathogène *adj.* krankheiterregend; agent ~: Krankheitserreger.

pathogénie *f.* Pathogenese (Zustandekommen der Krankheit).

pathognomie *f.* Erkennen der Krankheit aus charakteristischen Zeichen.

pathognomonique *adj.* *zu* pathognomie.

pathologie *f.* Pathologie, Krankheitslehre; ～ interne: innere Medizin; ～ externe: Chirurgie.

pathologique *adj. zu* pathologie.

pathologiste *m.* Pathologe.

patient *m. rar.* (*gew.* malade): Kranker.

patiente *f. rar.* (*gew.* malade): Kranke.

patte *f.* Pfote; *anat.* ～ d'oie: Gänsefuss d. h. Endsehnen der Mm. sartorius, semitendinosus und gracilis.

paume *f.* Handteller.

paupière *f.* Augenlid.

pavillon *m.* Glocke, erweitertes Ende; *anat.* ～ de l'oreille: Ohrmuschel; ～ de la trompe: Ostium abdominale tubae.

pavimenteux *adj. anat.* épithélium ～: Pflasterepithel, Plattenepithel.

pavot *m.* Mohn.

p. e. *abrev. pharm.* = parties égales: zu gleichen Teilen.

Pearson *pr. pharm.* liqueur de ～:: arsenhaltige Tinktur (fünfmal stärker als die liqueur de Fowler).

peau *f.* Haut.

peaucier *m.* (*ou* peaussier *m. rar.*) *anat.* = muscle ～: 1) Hautmuskel (im allgemeinen). 2) Platysma (im speziellen).

pébrine *f. veterin.* Krankheit der Seidenraupen.

Pecquet *pr. anat. cfr.* citerne.

pectiné *adj.* kammförmig; *anat.* muscle ～: M. pectineus.

pectoral *adj.* Brust—; *anat.* muscle grand [petit] ～: M. pectoralis major [minor]; muscle ～ interne: M. transversus thoracis; *pharm.* espèces ～es: Brustthee, Species pectorales.

pectoriloquie *f. int.* = voix caverneuse: Bruststimme, Kavernenstimme.

pédérastie *f. leg.* Päderastie (widernatürliche Unzucht).

pédiatrie *f.* Lehre von den Kinderkrankheiten, Kinderheilkunde.

pédiculaire *adj.* maladie ～: Läusekrankheit.

pédicule *m.* 1) *chir.* Stiel einer Geschwulst; procédé à ～ rentré [sorti]: innere [äussere] Stielbehandlung. 2) *anat.* ～s des vertèbres: vordere Hälfte des Bogens der Wirbel (*opp.* lames vertébrales *cfr.* lame). 3) *obst.*

zwischen Schloss und Fenster gelegener Teil der Geburtszange.

pédiculiser *v.* stielen.

pédieux *adj.* Fuss—; *anat.* artère pédieuse: Art. dorsalis pedis; muscle ～: M. extensor digitorum brevis.

pédiluve *m.* Fussbad.

pédoncle *m.* (*ou* pédoncule *m. rar.*) *anat.* ～s cérébelleux *ou* du cervelet: Kleinhirnstiele; ～s cérébelleux supérieurs: Brachium conjunctivum cerebelli (*invet.* Processus cerebelli ad corpus quadrigeminum); ～s cérébelleux moyens: Brachium pontis (*invet.* Processus cerebelli ad cerebrum); ～ cérébelleux inférieurs: Corpora restiformia; ～s cérébraux *ou* cuisses du cerveau: Pedunculi cerebri Hirnstiele, Hirnschenkel; toit (*ou* calotte) du ～ *ou* étage supérieur du ～: Haube des Hirnschenkels, Tegmentum pedunculi; pied *ou* étage inférieur du ～: Fuss des Hirnschenkels, Basis pedunculi.

peine *f.* Schmerz, Sorge.

pelade *f.* = alopécie en aires *cfr.* aire.

péliose *f. int.* 1) = erythème noueux *ou* urticaire tubéreuse: Erythema nodosum. 2) = purpura rhumatismal: Purpura haemorrhagica.

pellagre *f.* Pellagra, Intoxikation durch verdorbenen Mais.

pellicule *f.* Häutchen, Schuppe.

pellucide *adj.* transparent, durchscheinend.

pelote *f.* Nadelkissen, Bausch, Knäuel, Pelotte.

peloton *m.* Knäuel, Haufen.

pelotonnement *m. zu* pelotonner.

pelotonner *ou* peloter *v.* aufknäueln, aufrollen.

pelvien *adj.* Becken—; *obst.* angustie ～ne: Beckenverengerung.

pelvigénital *adj. obst.* filière ～e: (vom Becken und den Geschlechtsteilen gebildeter) Geburtskanal, Durchtrittsschlauch.

pelvimètre *m.* Beckenmesser; ～ de Baudelocque: Baudelocquescher Tasterzirkel.

pelvimétrie *f.* Beckenmessung.

pelvipéritonite *f.* Perimetritis, Entzündung des Beckenbauchfells.

pelvi-rectal *adj. anat.* espace *ou* creux ⌣ inférieur: Fossa ischiorectalis; espace *ou* creux ⌣ supérieur:: zwischen der Fascie des Levator ani und dem Beckenbauchfell gelegener Raum.

pelvi-support *m.* Beckenstütze.

pelvi-trochantérien *adj. anat.* muscles ⌣s: vom Becken zum grossen Trochanter gehende Muskeln.

pemphigus *m.* Pemphigus, Blasenausschlag.

penchant *m.* Hang, Neigung.

pencher *v.* neigen, bücken.

pendaison *f.* Erhängen.

pendant *adj.* ventre ⌣: Hängebauch.

pendu *m.* Erhängter.

pendule *m.* Pendel.

pénétrant *adj.* durchdringend; plaie ⌣e *cfr.* plaie.

pénétration *f.* Durchdringen.

pénible *adj.* mühsam, peinlich.

pénien *adj. zu* pénis.

pénil *m.* Venusberg.

pénis *m.* Rute, Penis.

penné *adj.* gefiedert.

penniforme *adj.* fiederförmig.

pénombre *f.* Halbschatten.

pépin *m.* Fruchtkern.

pépinière *f.* Pflanzschule.

pepsine *f.* Pepsin.

pepsinogène *adj.* pepsinbildend.

pepsique *adj.* glande ⌣: Pepsindrüse.

peptogène *adj.* Pepsinbildung anregend.

peptogénie *f. zu* peptogène.

peptone *f.* Pepton.

peptonisé *adj.* bouillon ⌣: Nährbouillon.

percaline *f.* Perkal (kalikoähnlicher Stoff, auf welchen Pflaster aufgestrichen werden).

perce-crâne *m. obst.* Instrument zur Perforation des Schädels.

perce-membranes *m. obst.* Instrument zur Perforation der Eihäute.

perceptible *adj.* wahrnehmbar, erkenntlich.

perception *f.* Wahrnehmung.

percer *v.* durchbohren, durchlöchern.

perchlorate *m. chem.* überchlorsaures Salz.

perchlorique *adj. chem.* acide ⌣: Ueberchlorsäure.

perchlorure *m. pharm.* ⌣ de fer: Eisenchlorid, Ferrum sesquichloratum.

percussion *f. int.* Perkussion, Beklopfen; ⌣ auscultatoire: Plessimeterstäbchenperkussion.

percuter *v. int. rar.* (*gew.* pratiquer la percussion): perkutieren, beklopfen.

percuteur *m. int.* = marteau ⌣: Perkussionshammer.

perdrix *f.* Rebhuhn; *vulg.* oeil de ⌣: Hühnerauge.

perdu *adj.* verloren; *chir.* suture à fils ⌣s: versenkte Naht.

perforant *m.* durchbohrend; *anat.* nerf ⌣ de Cassérius: N. musculocutaneus brachii.

perforateur *m. obst.* Perforationsinstrument, Perforatorium.

perforation *f.* Durchbohren.

perforé *adj.* durchbohrt; *anat.* espace ⌣ antérieur [postérieur]: Substancia perforata anterior [posterior]; muscle ⌣ de Cassérius: M. coracobrachialis.

périadénite *f.* Entzündung des die Lymphdrüsen umgebenden Zellgewebes.

périangiocholite *f.* Entzündung des Gewebes um die Gallengänge.

périartérite *f.* Entzündung des die Arterien umgebenden Bindegewebes.

périarticulaire *adj.* ums Gelenk herum gelegen.

péricarde *m.* Pericardium, Herzbeutel.

périchondre *m.* Perichondrium, Knorpelhaut.

péricrâne *m.* äussere Beinhaut der Schädelknochen.

périglandulaire *adj.* um die Drüsen herum gelegen.

périkératique *adj. ophthal.* um die Hornhaut herum gelegen.

périlymphe *f. anat.* Perilympha, Gehörwasser zwischen knöchernem und häutigem Labyrinth.

périmétrite *f. rar.* (*gew.* pelvi-peritonite): Perimetritis.

périnéal *adj. zu* périnée.
périnée *m.* Damm, Perineum.
périnéorrhaphie *f.* Dammnaht.
périnéphrétique *adj.* um die Nieren herum gelegen.
périnéphrite *f.* Entzündung des die Nieren umgebenden Bindegewebes.
périnèvre *m. anat.* = gaine lamelleuse *ou* lamellaire = gaine de Henle: Nervenscheide, Perineurium.
période *f.* Zeitraum, Periode, Regel.
périodicité *f.* regelmässige Wiederkehr.
périone *m. rar.* = caduque *w. cfr.*
périoste *m.* Periost, Knochenhaut.
périostite *f.* Periostitis, Knochenhautentzündung.
périostose *f.* Knochenhautwucherung, Hyperostose, Periostose.
péripneumonie *f. veterin.* Lungenkrankheit der Horntiere.
périr *v.* zu Grunde gehen.
périsclérite *f.* = sclérotite *w. cfr.*
périscopique *adj. ophthal.* verres _s:: mondsichelförmig gekrümmte (konvex-konkave oder konkav-konvexe) Brillengläser.
péristaltique *adj.* peristaltisch, wurmförmig.
péristaphylin *adj. anat.* muscle _ externe [interne *ou* postérieur]: M. tensor [levator] veli palatini.
péritoine *m.* Bauchfell.
péritonéal *adj. zu* péritoine.
péritonite *f.* Bauchfellentzündung, Peritonitis.
pérityphlite *f.* Entzündung des Zellgewebes um den Blinddarm, Paratyphlitis.
périutérin *adj.* phlegmon _: Entzündung des Zellgewebes um die Gebärmutter, Parametritis.
perkinisme *m.* = métallothérapie *w. cfr.*
perle *f.* Perle, Kügelchen, kleine Pille.
perlé *adj.* perlenartig.
permanganate *m.* übermangansaures Salz; *pharm.* _ de potasse: Kalium permanganicum.
perméabilité *f.* Durchgänglichkeit.
perméable *adj.* durchgänglich.
pernicieux *adj.* verderblich; *int.* fièvre pernicieuse:: sehr rasch und schlimm

verlaufendes Malariafieber; anémie progressive pernicieuse: progressive perniziöse Anämie.
péroné *m. anat.* Wadenbein, Fibula.
péronier *adj. zu* péroné; *anat.* artère péronière: Art. peronaea; muscle long [court] _ latéral: M. peronaeus longus [brevis].
peroxyde *m. chem.* Peroxyd, übersättigtes Oxyd.
perpendiculaire *adj.* senkrecht; *anat.* scissure _ cfr. scissure.
perroquet *m.* Papagei.
persécuté *m. psych.* sich verfolgt glaubender Geisteskranker.
persécuteur *m. psych.* andere verfolgender Geisteskranker.
persécution *f.* Verfolgung; *psych.* délire (*ou* idée *ou* manie) de _: Verfolgungswahn.
persel *m. chem.* Salz, welches überschüssige Säure enthält.
persil *m.* Petersilie.
perspiration *f.* Ausdünstung.
perte *f.* Verlust; _ de connaissance: Verlust des Bewusstseins.
pertérébrant *adj.* bohrend.
pertes *f. plur. vulg.* Abgänge; _ blanches: Weissfluss; _ séminales: Samenverlust.
perturbation *f.* Störung.
pervenche *f. pharm.* Vinca, Immergrün.
perversion *f.* Verderbtheit, Verkehrtheit.
pesage *m.* Wägen, Wiegen (im allgemeinen *opp.* pesée *w. cfr.*).
pesanteur *f.* Schwere.
pèse-alcool *m.* Alkoholwage.
pesée *f.* (einmaliges) Wägen, Wiegen.
pèse-lait *m.* Milchwage.
pèse-urine *m.* Harnwage.
pessaire *m.* Pessarium; _ en traineau: Schlittenpessar.
peste *f.* Pest.
pestifère *adj.* pestübertragend.
pestiféré *adj.* pestkrank; *m.* Pestkranker.
pestilentiel *ou* pestilent *adj.* Pest—.
pétale *m. pharm.* Kronenblatt der Blüte.

pétéchial *adj. zu* pétéchie.

pétéchie *f.* Petechie, Blutflecken von einer Spontanhämorrhagie herrührend (*opp.* ecchymose: traumatischer Blutflecken).

petit *adj.* klein. *m.* les infiniments ~s: die kleinsten Lebewesen (Bakterien).

Petit *pr.* triangle de ~ *cfr.* triangle.

petit-lait *m.* Molken.

pétreux *adj.* steinig; *anat.* os ~: Felsenbeinpyramide, Pars petrosa ossis temporalis; ganglion ~: Ganglion petrosum; grand [petit] nerf ~ superficiel: N. petrosus superficialis major [minor]; grand et petit nerf ~ profond: N. petrosus profundus.

Petri *pr. cfr.* boîte.

pétrification *f.* Versteinerung.

pétrir *v.* kneten.

pétrissage *m.* Kneten.

pétrole *m.* Petroleum, Steinöl.

pétro-salpingo-staphylin *adj.* muscle ~ = muscle péristaphylin interne: M. levator veli palatini.

peuplier *m. pharm.* Pappelbaum.

pexie *f. chir.* Annähen.

Peyer *pr. anat.* follicules [plaques] de ~: Noduli lymphatici solitarii [aggregati] intestini.

phacoïde *adj.* linsenförmig; *anat. rar.* corps ~: Linse, Lens oculi.

phagédénique *adj.* fressend; ulcère ~: weiterfressendes (sich ausdehnendes) Geschwür; *pharm.* eau ~: Aetzwasser.

phagédénisme *m.* geschwürige Zerstörung.

phagocytose *f.* Phagocytose, Aufzehrung von Mikroben durch die Wanderzellen.

phalange *f. anat.* 1) Fingerknochen, Zehenknochen, Phalanx. 2) erste Phalanx, Grundphalanx der Finger.

phalangette *f.* dritte Phalanx, Endphalanx der Finger.

phalangien *adj.* Phalanx—.

phalangine *f.* zweite Phalanx, Mittelphalanx der Finger.

pharmaceutique *adj. zu* pharmacie.

pharmacie *f.* 1) Apothekerkunst, Pharmacie. 2) Apotheke.

pharmacien *m.* Apotheker.

pharmacodynamie *f.* Lehre von der physiologischen Wirkung der Arzneimittel.

pharmacognosie *f.* Lehre von den Charakteren der Arzneimittel.

pharmacologie *f.* Pharmakologie, Lehre von der Beschaffenheit und Anwendungsweise der Arzneimittel.

pharmacopée *f. invet. (gew.* Codex medicamentarius): Pharmakopöe, (offizielles) Arzneibuch.

pharyngé *adj.* Rachen—; réflexe ~: Würgreflex.

pharyngien *adj. anat.* Rachen—; artère ~ne inférieure: Art. pharyngea ascendens; artère ~ne supérieure *ou* ptérygo-palatine: Art. sphenopalatina; nerf ~ de Bock:: Hauptast der Rami nasales posteriores inferiores des Ganglion sphenopalatinum.

pharyngite *f.* Rachenentzündung, Pharyngitis.

pharyngo-glosse *adj. anat.* muscle ~: M. glossopharyngeus (im Constrictor pharyngis superior).

pharyngo-staphylin *adj. anat.* muscle ~ = muscle staphylo-pharyngien *w. cfr.*

pharyngotomie *f.* Schlundschnitt, Pharyngotomie.

pharynx *m.* Schlund, Schlundkopf, Pharynx.

phase *f.* Stadium, Wandelung.

phénacétine *f. pharm.* Phenacetin, Acetphenaethylidin.

phène *m. invet.* = benzine *w. cfr.*

phénique *adj. pharm.* acide ~: Karbol, Karbolsäure.

phéniqué *adj.* karbolhaltig; *pharm.* vaseline ~e: Karbolvaseline.

phénol *m.* = acide phénique *cfr.* phénique.

phénols *m. plur. chem.* Phenole, Benzolderivate nach dem Typus des Karbols.

phényle *m. chem.* Phenyl (Phenolradikal).

phimosis *m.* Phimosis, Vorhautverengerung.

phlébite *f.* Phlebitis, Venenentzündung.

phlébolithe *m.* Phlebolith, Venenstein.
phlébotomie *f.* Aderlass.
phlegmasie *f.* Entzündung (besonders der innern Organe).
phlegmasique *adj. zu* phlégmasie.
phlegmatia *f.* ~ alba dolens: Phlegmasia dolens alba(puerperale Venenentzündung).
phlegmatique *adj.* schleimblütig, phlegmatisch, lymphatisch.
phlegme *m.* Schleim, Phlegma.
phlegmon *m.* Phlegmone, Zellgewebsentzündung.
phlegmoneux *adj. zu* phlegmon.
phlogose *f. rar.* (*gew.* inflammation): Entzündung.
phlyctène *f.* Bläschen, Wasserbläschen.
phlycténulaire *adj.* bläschenförmig.
phocomèle *m.* Missgeburt mit direkt an den Rumpf angewachsenen Händen und Füssen.
phonation *f.* Stimmbildung.
phosphate *m. chem.* phosphorsaures Salz; ~ de chaux: phosphorsaurer Kalk.
phosphaté *adj. zu* phosphate.
phosphaturie *f.* Phosphaturie, übermässig reichliche Ausscheidung von phosphorsauren Salzen im Urin.
phosphaturique *adj. int.* diabète ~ = phosphaturie *w. cfr.*
phosphène *m. physiol.* Phosphen, Lichtwahrnehmung durch mechanische Reizung der Netzhaut.
phosphite *m. chem.* phosphorigsaures Salz.
phosphore *m.* Phosphor.
phosphoré *adj.* Phosphor—; intoxication ~e: Phosphorvergiftung.
phosphorescence *f.* Phosphorescenz.
phosphoreux *adj. chem.* acide ~: phosphorige Säure.
phosphorique *adj. chem.* acide ~: Phosphorsäure.
phosphure *f. chem.* einfache Verbindung des Phosphor mit einem Metall oder Metalloid; ~ d'hydrogène: Phosphorwasserstoff.
photogène *adj.* selbstleuchtend.
photomètre *m. physic.* Lichtmesser.
photophobie *f.* Lichtscheu.

photopsie *f.* Funkensehen.
phrénasthénie *f. psych.* Hirnschwäche; ~ raisonnante = folie morale: moralisches Irresein.
phrénésie *f.* = frénésie *w. cfr.*
phrénique *adj.* Zwerchfell—; *anat.* centre ~: Centrum tendineum diaphragmatos; nerf ~: N. phrenicus.
phréno-gastrique *adj. anat.* ligament ~:: Bauchfellduplikatur zwischen Zwerchfell und Cardiateil des Magens.
phrénologie *f.* Phrenologie (Lehre von den Beziehungen zwischen Schädelform und Geisteseigenschaften).
phréno-splénique *adj. anat.* ligament ~:: Bauchfellduplikatur zwischen dem linken Zwerchfellpfeiler und der Milz.
phricode *adj. invet.* fièvre ~: intermittierendes Fieber mit stark ausgesprochenem Schüttelfrost.
phthisie *f. int.* Schwindsucht; ~ galopante: galoppierende Schwindsucht; ~ pulmonaire: Lungenschwindsucht.
phthisique *adj.* schwindsüchtig *m.* Schwindsüchtiger.
phthisurie *f. invet.* ~ sucrée = diabète sucré: Zuckerharnruhr.
phthyriase *f.* Läuse (als parasitäre Krankheit).
phyme *m. ou* phymie *f. ou* phymatose *f. rar.* = tuberculose *w. cfr.*
physiologie *f.* Physiologie (Lehre von den Lebenseigenschaften).
physiologique *adj.* physiologisch.
physiologiste *m.* Physiologe.
physionomie *f.* Physiognomie, Gesichtsausdruck.
physique *adj.* physikalisch, physisch, körperlich.
physique *m.* Körperbeschaffenheit, Aeusseres.
physique *f.* Physik.
physocèle *f.* = pneumatocèle *w. cfr.*
physométrie *f.* Gasansammlung in der Gebärmutterhöhle.
physostigmine *f. pharm.* Physostigmin, Eserin, Alkaloid der Kalabarbohne.
phytozoaires *m. plur.* = protistes *w. cfr.*

piaulement *m. int.* bruit de ⁓: piependes (girrendes) Geräusch.

pic *m.* Hacke, Picke; à ⁓: steil, senkrecht; ulcérations taillées à ⁓: steil geränderte Geschwüre.

pica *m.* Geschmacksperversion, Geschmacksverirrung.

picote *f. vulg.* = variola *w. cfr.*

picotement *m.* Prickeln, Stechen.

picoter *v. zu* picotement.

picrate *m. chem.* pikrinsaures Salz.

picrique *adj. chem.* acide ⁓: Pikrinsäure.

picrotoxine *f. pharm.* Pikrotoxin, giftige Substanz der Kokkelskörner.

picrotoxique *adj. zu* picrotoxine.

pièce *f.* 1) Stück, Geldstück. 2) anatomisches Präparat. 3) Zimmer.

pied *m.* Fuss; *chir.* ⁓ plat: Plattfuss; ⁓-bot: Klumpfuss (teilt sich in pied varus, valgus, equin und talus); coup de ⁓ de cheval: Hufschlag.

pie-mère *f. anat.* weiche Hirnhaut, Pia mater.

pierre *f.* Stein: *pharm.* ⁓ à cautère = potasse caustique en crayons: Aetzkalistift, Kali causticum fusum; ⁓ divine: Kupferalaun, Lapis divinus; ⁓ infernale: Höllenstein.

pierreux *adj.* steinig; *anat.* portion pierreuse du temporal = os pétreux *cfr.* pétreux.

pigeon *m.* Taube.

pigment *m.* Pigment, Farbstoff.

pigmentaire *adj. zu* pigment.

pigmentation *f.* Pigmentbildung.

pignon *m. pharm.* Jatropha; huile de ⁓: Oleum ricini majoris.

pile *f. physic.* galvanisches Element, Säule, Kette.

piler *v.* zerstossen.

pileux *adj.* haarig; follicule ⁓: Haarbalg.

pilier *m.* Säule, Pfeiler; ⁓s de l'anneau herniaire: Bruchpforten; *anat.* voûte à 3 ⁓s *cfr.* voûte; ⁓s du trigone: Columnae fornicis; ⁓s du diaphragme: Zwerchfellschenkel, Crura diaphragmatos; ⁓s du palais: Gaumenbögen, Arcus palatini.

piliforme *adj.* haarförmig.

pilocarpine *f. pharm.* Pilokarpin, Alkaloid der Jaborandiblätter.

pilon *m. pharm.* Stösser (des Mörsers).

pilulaire *adj.* Pillen—.

pilule *f.* Pille; *pharm.* ⁓s asiatiques, bleues *etc. cfr.* asiatique, bleu *etc.*

pilulier *m. pharm.* Pillenteiler.

piment *m. pharm.* Beissbeere, Capsicum.

pin *m.* Fichte.

pince *f.* Pincette, Fasszange; *chir.* ⁓ tire-balle, porte-aiguille *etc. cfr.* tire-balle, porte aiguille *etc.*; ⁓ à dissection: anatomische Pincette; ⁓ à griffes: Hakenpincette, chirurgische Pincette; ⁓ à verrou *cfr.* verrou; *physic.* ⁓ à tourmalines: Turmalinzange (Instrument zur Lichtpolarisation).

pinceau *m.* Haarpinsel, Pinsel; *physic.* ⁓ de lumière: Lichtbüschel, Strahlenbüschel.

pincée *f. pharm.* Menge, welche zwischen 2 (Finger-)Spitzen genommen werden kann; à prendre par ⁓s: Messerspitzenweise zu nehmen.

pincement *m.* Fassen, Abkneipen, Einklemmen.

pincer *v.* fassen, kneipen, zuklemmen; face pincée: eingefallenes Gesicht.

pinéal *adj. anat.* glande ⁓e *ou* épiphyse du cerveau: Zirbeldrüse, Corpus pineale.

pinguicula *f. ou* pinguecula *f. ophthal.* Pinguecula (kleine Fettgeschwulst an der Conjunctiva).

pinnal *adj. invet. anat.* muscle ⁓ radié = muscle myrtiforme *cfr.* myrtiforme; muscle ⁓ transverse = muscle transverse du nez *cfr.* transverse.

pipette *f.* Pipette, Saugeglas.

pique *f.* Spiess; *ophthal.* ⁓ triangulaire:: krumme Lanze.

piquer *v.* stechen; *chir.* plaie par instrument piquant: Stichwunde.

piqueté *adj.* mit kleinen Flecken besät, gesprenkelt.

piqûre *f.* Stich; ⁓ de sangsues; Blutegelbiss; ensemencement par ⁓: Anlegung einer Stichkultur; *physiol.* ⁓ du 4ᵉ ventricule:: (Cl. Bernards) Zuckerstich.

piriforme *adj.* birnenförmig.

pis *m.* Euter.

piscine *f.* Badebassin, Schwimmbad.

pisiforme *adj.* erbsenförmig; *anat.* os ⌣: Erbsenbein, Os pisiforme; tubercules (*ou* éminences) ⌣s *cfr.* éminence.

pissenlit *m. pharm.* Taraxacum, Löwenzahn.

pistation *f. pharm.* Zerstossen (im Mörser).

piston *m.* Stempel; ⌣ de la seringue: Spritzenstempel.

pituitaire *adj. anat.* corps (*ou* glande) ⌣ = hypophyse du cerveau: Hypophysis, Gehirnanhang; fosse ⌣: Türkensattel, Sella turcica; membrane ⌣ *cfr.* membrane; repli ⌣: Diaphragma sellae turcicae; tige ⌣: Infundibulum.

pituitaire *f.* Riechschleimhaut.

pituite *f.* 1) Schleim. 2) schleimiges Erbrechen (Vomitus matutinus potatorum).

pituiteux *adj.* Schleim—; fièvre pituiteuse = fièvre muqueuse *cfr.* muqueux.

pityriasique *adj. zu* pityriasis.

pityriasis *f.* Pityriasis (Hautkrankheit mit reichlicher Schuppenbildung).

pivot *m.* Zapfen, Angel; *obst.* Axe am Schlosse der Zange.

pivoter *v.* sich drehen.

placard *m.* Fleck, Stelle, Platte.

placenta *m. obst.* Mutterkuchen, Placenta.

placentaire *adj. zu* placenta.

placentite *f.* Entzündung der Placenta.

plaie *f.* Wunde; ⌣ d'entrée [de sortie]: Einstich- [Ausstich-] Wunde; ⌣ pénétrante: penetrierende (Körperhöhle eröffnende) Wunde; ⌣ par instrument tranchant [piquant]: Schnitt- (Stich-)Wunde; ⌣ par arme à feu: Schusswunde.

plaintif *adj.* klagend.

plan *m.* Fläche; ⌣ incliné: schiefe Ebene; *chir.* 3 ⌣s de suture: dreifache Etagennaht.

plancher *m.* hölzerner Fussboden; *anat.* ⌣ périnéal: Beckenboden; ⌣

du 4ᵉ ventricule: Rautengrube, Fossa rhomboidea.

plantain *m. pharm.* Wegerich, Plantago.

plantaire *adj.* Fusssohlen; *anat.* muscle ⌣ grêle: M. plantaris; artère ⌣ externe [interne]: Art. plantaris lateralis [medialis]; arcade ⌣: Arcus plantaris; nerf ⌣ externe [interne]: N. plantaris lateralis [medialis].

plante *f.* 1) Pflanze. 2) Fusssohle.

plaque *f.* Platte, Fleck; *int.* cultures en ⌣s: Plattenkulturen; ⌣ calcaire: verknöcherte Stelle, Knochenplatte; ⌣ muqueuse: nässende Papel (syphilitischen Ursprungs); ⌣ laiteuse: Sehnenfleck; sclérose en ⌣s: multiple Sklerose; *anat.* ⌣ de Bizzozero: Bizzozeros Blutplättchen; ⌣ motrice: Endplatte, Nervenendigung im willkürlichen Muskel; ⌣ de Peyer *cfr.* Peyer; *chir.* suture à ⌣s: Plattennaht.

plasma *m.* Plasma (flüssiger Teil eines Gewebes).

plasticité *f.* Bildungsfähigkeit.

plastique *adj.* plastisch, bildend; *hyg.* aliments ⌣s:: Körpergewebe bildende, stickstoffhaltige, Nahrungsmittel; (*opp.* aliments respiratoires: zur Verbrennung dienende, stickstofffreie, Nahrungsmittel).

plat *adj.* eben; le bistouri est glissé à ⌣: das Messer wird flach eingeschoben; pied ⌣: Plattfuss; vers ⌣s = plathelminthes *w. cfr.*

plat *m.* Platte, Speise; ⌣s sucrés: süsse Speisen.

plateau *m.* Ebene, Schale, Scheibe; *anat.* Saum, Kutikularsaum.

plateaux *m. plur.* Wagschalen.

plathelminthes *m. plur.* Plattwürmer.

platine *m.* Platina, Platinmetall.

plâtrage *m.* Gipsen (des Weines).

plâtre *m.* Gips.

platré *adj. zu* plâtre; *chir.* appareil ⌣: Gipsverband.

pleine *adj. femin.* trächtig.

plénitude *f.* Vollsein, Vollbesitz.

plessimètre *m. int.* Plessimeter, Klopfplatte.

pléthore *f. int.* Plethora, Vollblütig-keit.

pléthorique *adj. zu* pléthore.

pleur *m.* Weinen; pleurs et rires: Lachen und Weinen.

pleural *adj. zu* plèvre; *int.* frottement ˷: pleuritisches Reiben.

pleurésie *f.* Pleuritis, Brustfellentzün-dung, Rippfellentzündung.

pleurétique *adj. zu* pleurésie.

pleurite *f. rar.* = pleurésie *w. cfr.*

pleurodynie *f.* Seitenschmerz.

pleuro-péritonéal *adj. embryol.* fente (*ou* cavité)˷e: Pleuroperitonealhöhle (gemeinsame Brust- und Leibes-höhle).

pleurothonos *m. ou* pleurosthonos *m.* Tetanus mit starker Seitwärts-biegung des Rumpfes.

pleurotomie *f.* Pleuraschnitt, Brust-schnitt (bei Empyem).

plèvre *f.* Pleura, Brustfell, Rippfell, Lungenfell.

plexiforme *adj. anat.* ganglion ˷ *ou* plexus gangliforme: Ganglion no-dosum (nervi vagi).

plexus *m.* Plexus, Geflecht.

pli *m.* Falte; *anat.* ˷ du coude: Ellen-beuge; ˷s cérébraux = circon-volutions cérébrales: Hirnwin-dungen, Gyri cerebri; ˷ courbe: Gyrus angularis; ˷s de passage: Gyri occipitales; ˷ unciforme = circonvolution en crochet: Uncus gyri hypocampi.

plier *v.* falten; se ˷: sich in Falten legen.

plique *f.* = plique polonaise: Weich-selzopf.

plomb *m.* Blei; colique de ˷: Blei-kolik; *pharm.* sucre de ˷ = acé-tate neutre de ˷: Bleizucker.

plombage *m.* = obturation des dents: Plombieren, Ausfüllen der Zähne.

plombé *adj.* = livide: bleifarben.

plomber *adj. zu* plombage.

Plombières *pr.* Badeort mit Thermen in den französischen Vogesen.

plonger *v.* tauchen, eintauchen.

plumasseau *m. invet.* Charpiepolster, Bausch.

plume *f.* Feder.

plumule *f.* Daune, Flaumfeder.

pluvial *adj. hyg.* eau ˷e: Regenwasser.

pnéomètre *m.* = spiromètre *w. cfr.*

pneumatique *adj.* Luft—, Luftdruck—.

pneumatocèle *f.* Gewebsemphysem.

pneumatose *f.* Windsucht, Gasan-sammlung; ˷ gastrique *ou* intesti-nale = météorisme *w. cfr.*; ˷ du tissu cellulaire: Hautemphysem; ˷ utérine = physométrie *w. cfr.*

pneumocèle *f.* Lungenhernie.

pneumocoque *m.* Pneumococcus (Ba-cillus der Lungenentzündung).

pneumogastrique *adj.* nerf ˷: N. vagus (10. Hirnnerv).

pneumographe *m. physiol.* Apparat zur graphischen Darstellung der Atembewegung.

pneumonie *f.* Lungenentzündung, Pneumonie; ˷ caséeuse: käsige Pneumonie; ˷ hypostatique: hypo-statische Pneumonie, passive Lungenkongestion; ˷ lobaire *ou* fibrineuse: fibröse Pneumonie; ˷ lobulaire: Bronchopneumonie; ˷ massive:: Pneumonie mit Infil-tration der Bronchialäste.

pneumonique *adj. zu* pneumonie; tuber-cule ˷ *cfr.* tubercule.

pneumonokoniose *f. ou* pneumoconiose *f.* Pneumonoconiosis, Krankheit durch Staubablagerung in der Lunge.

pneumopéricarde *m.* Gasansammlung im Herzbeutel.

pneumorrhagie *f.* Lungenblutung.

pneumothorax *m.* Luftansammlung in der Pleurahöhle, Pneumothorax.

pneumotomie *f.* Lungenschnitt.

poche *f.* Tasche, Sack; ˷ de glace: Eisbeutel; *obst.* ˷ des eaux: Frucht-blase.

podagre *f.* Fussgicht, Podagra.

podalique *adj. obst.* version ˷ *ou* pel-vienne: Wendung auf den Fuss.

podophylle *m. pharm.* Podophyllum peltatum.

podophylline *f. pharm.* Podophylline, wirksamer Bestandteil von podo-phylle *w. cfr.*

poêle *m.* Ofen.

poids *m.* Gewicht; ~ spécifique: spezifisches Gewicht.

poignant *adj.* douleur ~e: stechender Schmerz.

poignée *f.* 1) Griff, Heft; *anat.* ~ stérnale: Manubrium sterni. 2) *pharm.* Menge, welche mit der Hand gefasst werden kann, Handvoll.

poignet *m.* Handgelenk.

poil *m.* Haar.

poing *m.* Faust.

point *m.* Punkt, Schmerzpunkt; *int.* ~ de côté: Seitenstechen; ~ de côté hépatique: Leberstechen; ~ cystique: Blasenstechen; ~ douleureux névralgique: Druckpunkt bei Neuralgieen; *chir.* ~ de suture *cfr.* suture; *anat.* ~ lacrymal: Punctum lacrimale.

pointe *f.* Spitze; ~ du coeur: Herzspitze; ~ du pied: Fussspitze; ~ de feu: punktförmiges Kauterisieren; *chir.* ~ de hernie:: in den Leistenring eingetretene Hernie.

pointiller *v.* punktieren, mit Punkten bezeichnen.

pointu *adj.* spitzig; *chir.* crochet ~: scharfer Haken.

poire *f.* 1) Birne. 2) birnförmiger Apparat; ~ en caoutchouc: Gummiballon; ~ à air: (Politzerscher) Luftdusche-Ballon.

poireau *m. ou* poirreau *m.* Lauch.

poiré *m.* Birnenmost.

pois *m.* Erbse; *pharm.* ~ à cautère: Fontanellkügelchen.

poison *m.* Gift.

poisseux *adj.* pechig.

poisson *m.* Fisch.

poitrinaire *adj.* lungenkrank, schwindsüchtig; ~ *m.* Lungenkranker, Schwindsüchtiger.

poitrine *f.* Brust.

poivre *m.* Pfeffer.

poivré *adj. zu* poivre; *pharm.* menthe ~e *cfr.* menthe.

poix *f.* Pech; *pharm.* ~ blanche *ou* de Bourgogne: burgundisches Pech, Weihrauch.

polaire *adj. zu* pôle.

polarimètre *m.* = polariscope *w. cfr.*

polarisateur *m. physic.* Instrument zum Polarisieren des Lichtes.

polarisation *f. physic.* Polarisierung.

polariscope *m. physic.* Instrument zur Bestimmung des Grades der Drehung der Polarisationsebene.

pôle *m.* Pol.

policlinique *f.* Poliklinik, klinische Behandlung von nicht in einem Spital untergebrachten Kranken.

poliose *f.* Grauwerden.

pollakiurie *f.* häufiger Harndrang.

pollen *m.* Blütenstaub.

pollution *f.* (unfreiwilliger) Samenerguss.

polycholie *f.* zu reichliche Gallenbereitung.

polydactylie *f.* überzählige Finger.

polydipsie *f.* übermässiger Durst, Polydipsie.

polyémie *f.* = pléthore *w. cfr.*

polygnathe *m.* Missgeburt, charakterisiert durch Verdoppelung oder Verunstaltung der Kiefer.

polymélien *m.* Missgeburt mit überzähligen Gliedmassen.

polyopie *f. ou* polyopsie *f. ophthal.* Sehen mehrerer Gegenstände an Stelle eines einzigen.

polyorexie *f.* = boulimie *w. cfr.*

polyparésie *f. rar.* = paralysie générale des aliénés *cfr.* paralysie.

polype *m.* Polyp, gestielte Geschwulst; ~ muqueux: Schleimpolyp, Nasenpolyp; ~ fibreux: gestieltes Fibrom.

polypeux *adj.* polypenartig.

polyphagie *f.* Vielesserei, Gefrässigkeit.

polypiforme *adj.* polypenförmig.

polypore *m. pharm.* Polyporus, Lochschwamm.

polypotome *m.* Polypenschnürer.

polysarcie *f.* Fettleibigkeit.

polysialie *f.* Speichelfluss.

polystome *m.* Polystomum (Eingeweidewurm).

polytrichie *f.* übermässig reichliche Behaarung.

polyurie *f.* Polyurie, übermässig reichliche Harnabsonderung (*opp.* pollakiurie: häufiger Harndrang); ~ essentielle: Diabetes insipidus.

pommade *f.* Salbe; *pharm.* ~ d'Helmerich, mercurielle *etc. cfr.* Helmerich, mercuriel *etc.*

pomme *f.* Apfel; ~ de terre: Kartoffel; *anat.* ~ d'Adam: Prominentia laryngea.

pommelière *f. veterin.* Schwindsucht des Rindviehs, Perlsucht.

pommette *f.* oberer Backen; *anat.* os de la ~: Jochbein.

pommique *adj. rar.* = malique *w. cfr.*

pompe *f.* Pumpe; *int.* ~ stomacale: Magenpumpe; *obst.* ~ à sein: Brustpumpe, Milchpumpe; *physic.* ~ foulante [aspirante]: Druck-[Saug-]Pumpe.

ponction *f.* Einstich, Punktion.

ponctionner *v.* punktionieren, Einstich machen.

ponctué *adj.* punktförmig, punktiert.

pondérable *adj.* wägbar.

pondération *f.* Gleichgewicht.

pondérer *v.* ausgleichen, equilibrieren, richtig verteilen.

pondre *v.* Eier legen.

pongitif *adj.* douleur pongitive: stechender Schmerz.

pont *m.* Brücke; *anat.* ~ de Varole *rar. (gew.* protubérance annulaire): Varolsbrücke, Pons Varoli; ~ de Tarin *invet.*: Substantia perforata posterior.

poplité *adj.* Kniekehlen—; *anat.* artère ~e: Art. poplitea; creux ~: Kniekehle; muscle ~: M. popliteus; nerf sciatique ~ externe: N. peronaeus communis; nerf sciatique ~ interne: N. tibialis; veine ~e: V. femoro-poplitea.

populéum *m. pharm.* = onguent (*ou* pommade) ~: Pappelsalbe.

porc *m.* Schwein.

pore *m.* Pore, kleine Oeffnung.

porencéphalie *f.* Porencephalie (Hirn mit Substanzdefekten).

poreux *adj.* porös, löcherig.

porosité *f.* poröse Beschaffenheit.

porphyrique *adj. pharm.* limaille ~ *cfr.* limaille.

porphyrisation *f.* Verpulvern.

porrigo *m.* unbestimmter Ausdruck für Krankheiten des Kopfes; ~ décalvans: Area Celsi.

port *m.* Tragen; le ~ d'un bandage herniaire: das Tragen eines Bruchbandes.

porte *f.* Pforte; ~ d'entrée: Eingangspforte; *anat.* veine ~: Pfortader; appareil ~: Pfortadersystem; éminence ~ *cfr.* éminence.

porte-aiguille *m.* = pince ~: Nadelhalter.

porte-caustique *m.* Höllensteinträger.

porte-coton *m.* = pince ~: Watteträger.

porte-éponge *m.* = pince ~: Schwammhalter.

porte-jambe *m.* Beinhalter.

porte-lacs *m. obst.* Schlingenträger.

porte-nitrate *m.* Höllensteinträger.

porte-noeud *m.* Fadenträger.

porte-object *m.* = lame ~: Objektträger.

porte-pierre *m.* Höllensteinträger.

porter *m.* bringen, tragen; ~ une ceinture: eine Leibbinde tragen; thermocautère porté au rouge sombre: zur Dunkelrotglut erhitzter Thermokauter.

porte-voix *m.* Sprachrohr.

portion *f.* Teil.

portoir *m.* Tragstuhl.

position *f.* Stellung, Lage; ~ assise: sitzende Haltung; ~ inclinée de Trendelenburg: Trendelenburgs Beckenhochlagerung; *obst.* Stellung der Frucht, Positio (*opp.* attitude: Haltung, Habitus; présentation: Lage; variété: Unterart der Stellung); ~ gauche [droite]: Stellung der Frucht mit Rücken nach links [rechts].

Die Kindslagen oder richtiger Kindsstellungen werden in Frankreich durch ein zusammengesetztes Wort in der Sprache und durch die Anfangsbuchstaben jener Wörter in der Schrift ausgedrückt. Dabei zeigt stets das erste Wort oder der erste Buchstabe den vorausgehenden Kindsteil an: Occipito oder O. bedeutet Hinterhaupt oder Schädel, Mento oder M. bedeutet Kinn oder Gesicht, Sacro oder S. bedeutet Kreuzbein oder Beckenende,

Acromio oder A. bedeutet Acromion oder Schulter.

Das folgende Wort oder der folgende Buchstabe gibt den mütterlichen Teil an, mit welchem der vorliegende Kindsteil in Berührung steht:
Iliaque oder I. bedeutet Darmbein,
Pubo „ P. „ Schambein,
Sacro „ S. „ Kreuzbein.
(Bilden diese Bezeichnungen das Ende des Wortes, so wird sacro durch sacrée und pubo durch pubienne ersetzt.)

Das folgende Wort oder der folgende Buchstabe gibt Aufschluss über die mütterliche Seite, in welcher der vorangehende Kindsteil sich befindet:
Gauche oder G. bedeutet links,
Droite „ D. „ rechts.

Das letzte Wort oder der letzte Buchstabe sagt aus, ob die Frucht nach vorne oder hinten gedreht ist oder sich in seitlicher Mittelstellung in der Gebärmutter befindet:
Antérieure oder A. bedeutet vorne,
Transverse „ T. „ in der Mitte,
Postérieure „ P. „ hinten.

Eine position occipito-iliaque-gauche-antérieure wird also O.I.G.A. bezeichnet, eine sacro-iliaque-droite-postérieure S.I.D.P., eine mento-sacrée M.S., eine acromio-iliaque-droite A.I.D.

Es kommen folgende Bezeichnungen vor:
O.I.G.A. = 1. Schädellage, Rücken (links) vorne,
O.I.G.T. = 1. Schädellage, Rücken (links) in der Mitte,
O.I.G.P. = 1. Schädellage, Rücken (links) hinten (auch 4. Schädellage genannt),
O.I.D.A. = 2. Schädellage, Rücken (r.) vorne,
O.I.D.T. = 2. Schädellage, Rücken (r.) in der Mitte,
O.I.D.P. = 2. Schädellage, Rücken (r.) hinten (auch 3. Schädellage genannt),
O.P. = Schädellage in Geradstand, Hinterhaupt nach vorne,
O.S. = Schädellage in Geradstand, Hinterhaupt nach hinten,
M.I.G.A. = 2. Gesichtslage, Rücken (r.) hinten,
M.I.G.T. = 2. Gesichtslage, Rücken (r.) in der Mitte,
M.I.G.P. = 2. Gesichtslage, Rücken (r.) vorne,
M.I.D.A. = 1. Gesichtslage, Rücken (links) hinten,
M.I.D.T. = 1. Gesichtslage, Rücken (links) in der Mitte,
M.I.D.P. = 1. Gesichtslage, Rücken (links) vorne,
M.P. = Gesichtslage in Geradstand, Kinn nach vorne,
M.S. = Gesichtslage in Geradstand, Kinn nach hinten,
S.I.G.A. = 1. Beckenendlage, Rücken (l.) vorne,
S.I.G.T. = 1. Beckenendlage, Rücken (l.) in der Mitte,
S.I.G.P. = 1. Beckenendlage, Rücken (l.) hinten,
S.I.D.A. = 2. Beckenendlage, Rücken (r.) vorne,
S.I.D.T. = 2. Beckenendlage, Rücken (r.) in der Mitte,
S.I.D.P. = 2. Beckenendlage, Rücken (r.) hinten,
S.P. = Beckenendlage in Geradstand, Steiss nach vorne,
S.S. = Beckenendlage in Geradstand, Steiss nach hinten,
A.I.G. de l'épaule droite = 1. Querlage, Rücken nach vorne,
A.I.D. de l'épaule droite = 2. Querlage, Rücken nach hinten,
A.I.G. de l'épaule gauche = 1. Querlage, Rücken nach hinten,
A.I.D. de l'épaule gauche = 2. Querlage, Rücken nach vorne.

posologie *f. pharm.* Dosenlehre, Lehre von den Gewichtsmengen, in welchen die Arzneimittel verabreicht werden.

possédé *adj. psych.* besessen.

possession *f. psych.* Besessensein

posthite *f.* Vorhautentzündung.

postiche *adj.* unecht; dent ∼: falscher Zahn.

post-partum *m. lat.* Wochenbett.

pot *m.* Topf; *int.* bruit de ∼ fêlé: Geräusch des gesprungenen Topfes.

potable *adj.* trinkbar; *hyg.* eau ∼: Trinkwasser.

potage *m.* Suppe.

potager *adj.* Suppen—, Küchen—.

potamophobie *f. psych.* Angst vor Wasser und Flüssen.

potasse *f. chem.* 1) Pottasche, unreines kohlensaures Kali. 2) Kali, d. h. Kalium als Basis mit Oxysäuren

in Salzen; carbonate [sulfate] de
~: kohlensaures [schwefelsaures]
Kali. 3) Aetzkali, Kaliumhydroxyd;
~ liquide caustique: Liquor kalii
caustici; ~ à la chaux:: gewöhnliches mit Kalk hergestelltes Aetzkali; ~ à l'alcool:: durch Alkohol
gereinigtes Aetzkali.

potassium *m. chem.* Kalimetall, Kalium;
iodure de ~: Jodkalium.

potentiel *adj.* cautère ~ *cfr.* cautère.

potion *f. pharm.* Trank, flüssige Arznei,
Mixtur; *W. cfr.* apozème.

Pott *pr. chir.* mal de ~: Pottscher
Buckel.

pottique *adj. zu* Pott.

pou *m.* Laus; ~ de la tête [du corps]:
Kopf- [Kleider-] Laus; ~ du pubis:
Filzlaus.

pouce *m.* Daumen.

poudre *f.* Pulver; ~ dentifrice: Zahnpulver; *pharm.* ~ de Dower *cfr.*
Dower.

poudrette *f.* ausgetrockneter Kot.

Pougues *pr.* Kurort mit kohlensäure-
haltigem Mineralwasser im Centrum
von Frankreich.

poulain *m.* 1) Füllen. 2) *vulg.* Bubo
(der Leiste).

poule *f.* Huhn; chaire de ~: Gänsehaut.

poulet *m.* Hühnchen.

poulie *f.* Rolle.

pouls *m.* Puls.

poumon *m.* Lunge.

Poupart *pr. anat.* ligament de ~ *rar.*
= arcade crurale *cfr.* arcade.

pourpre *adj.* purpurfarben.

pourpre *m.* 1) *int.* Purpura, Blutfleckkrankheit. 2) *physiol.* ~ rétinien:
Sehpurpur.

pourpré *adj.* purpurrot; *pharm.* digitale ~e: Digitalis purpurea.

pourri *adj.* faul, faulig.

pourriture *f.* Fäulnis; *chir.* ~ d'hôpital: Hospitalbrand, Nosokomial-
gangrän.

poussée *f.* Schub; marche avec re-
missions ou ~s aiguës: Verlauf mit
Besserung oder akuten Exacerba-
tionen.

poussière *f.* Staub.

poussoir *m.* Stösser, Schlundstösser.

pouvoir *m.* Macht; *physiol.* ~ colorant
du sang: Färbekraft des Blutes;
~ excito-moteur: motorische Er-
regungsfähigkeit.

practicien *m.* praktizierender Arzt,
Heilkünstler.

pratique *adj.* praktisch.

pratique *f.* Eingriff, Verfahren.

pratiquer *v.* ausüben, ausführen; ~ la
médecine: (als Arzt) praktizieren;
obst. ~ la rupture des membranes:
die Eihäute sprengen.

préataxique *adj. int.* période ~: Vorstadium der Tabes.

précaution *f.* Vorsicht.

précipitation *f. chem.* Niederschlag,
Fällung.

précipité *m.* Präcipitat, Niederschlag;
~ blanc [rouge]: weisses [rotes]
Quecksilberpräcipitat.

précipiter *v.* 1) niederschlagen, aus-
fällen. 2) übereilen; *obst.* accouchement précipité: Sturzgeburt.

précis *m.* Grundriss (als Büchertitel).

précoce *adj.* frühreif; diagnostique ~:
frühzeitige Diagnose.

précocité *f.* frühzeitiges Auftreten,
Frühreife.

précordial *adj.* vor dem Herzen gelegen.

précurseur *m.* = signe ~: Vorbote.

prédisposer *v.* prädisponieren, geeignet machen.

prédisposition *f.* Neigung, Anlage.

prédorso-atloïdien *adj. anat. rar.*
muscle ~ = muscle long du cou
cfr. long.

préexistant *adj.* präexistierend (schon
vorher vorhanden).

préhension *f.* Ergreifen.

prélèvement *m.* Entnahme.

prélombo-suspubien *adj. anat. rar.*
muscle ~ = petit muscle psoas
cfr. psoas.

prélombo-trochantinien *adj. anat. rar.*
muscle ~ = grand muscle psoas
cfr. psoas.

prématuré *adj.* frühzeitig; *obst.* accouchement ~: Frühgeburt.

prémonitoire *adj.* signe ⌣: Vorbote; période ⌣: Vorstadium.
préparant *adj.* vorbereitend; *obst.* douleurs ⌣es: vorbereitende Wehen.
préparate *adj. anat.* veine ⌣: V. angularis (faciei).
préparation *f.* 1) *pharm.* Darstellung, Bereitung. 2) *anat.* Präparat (*opp.* dissection: Präparieren).
prépuce *m.* Vorhaut.
préputial *adj. zu* prépuce.
prérectal *adj.* vor dem Mastdarm gelegen.
prérotulien *adj.* vor der Kniescheibe gelegen.
presbyte *adj. zu* presbytie.
presbytie *f. ou* presbyopie *f.* Presbyopie, Alterssichtigkeit.
prescription *f.* Verordnung.
prescrire *v.* verordnen.
présentation *f. obst.* Lage der Frucht; ⌣ du sommet [de la face, ⌣ du siège, de l'épaule]: Schädel- [Gesichts-, Steiss-, Quer-]Lage. *W. cfr.* position.
préservatif *adj.* schützend *m.* Schutzmittel.
presse-tube *m.* Quetschhahn.
pression *f.* Druck; ⌣ sanguine: Blutdruck; douleur augmentée par la ⌣: auf Druck zunehmender Schmerz.
pressoir *m. anat.* ⌣ (*ou* torcular) d'Hérophile: Confluens sinuum durae matris.
presure *f.* Lab.
présystole *f. int.* Präsystole (zwischen dem Ende der Diastole und Beginn der Systole gelegene Zeit).
présystolique *adj. zu* présystole.
prétibial *adj.* vor dem Schienbein gelegen.
préventif *adj.* vorbeugend.
prévertébral *adj.* vor der Wirbelsäule gelegen.
priapisme *m.* anhaltende krankhafte Erektion.
primipare *f.* Erstgebärende.
primitif *adj.* ursprünglich; *anat.* faisceau ⌣: (Muskel-) Primitivbündel.
primordial *adj.* zuerst entstanden.
principal *adj.* médecin ⌣ *cfr.* militaire.

principe *m.* Element, Prinzip, Stoff; ⌣ actif: wirksamer Bestandteil.
printanier *adj. ophthal.* catarrhe ⌣: Frühjahrskatarrh.
prise *f.* 1) Einnehmen. 2) *pharm.* Prise; à appliquer par ⌣s nasales: Aufzuschnupfen. 3) *obst.* Anlegen (der Zange). 4) *hyg.* Entnahme; ⌣ d'air neuf: Entnahme von frischer Luft.
priser *v.* schnupfen; tabac à ⌣: Schnupftabak.
prisme *m.* Prisma, prismatischer Krystall.
probabilité *f.* Wahrscheinlichkeit.
procédé *m.* Verfahren.
procès *m. rar. anat.* Fortsatz; ⌣ ciliaires: Processus ciliares (*opp.* processus w. cfr.).
processif *m. psych.* vom Querulantenwahnsinn Befallener.
processus *m.* Prozess, Vorgang.
procidence *f.* Vorfall; *obst.* ⌣ du cordon: Nabelschnurvorfall.
procréation *f.* Erzeugung.
procréer *v.* erzeugen.
proctalgie *f.* Afterschmerz.
proctite *f.* Afterentzündung.
proctocèle *f. ou* proctoptose *f.* Aftervorfall.
proctorrhagie *f.* Blutung aus dem After.
prodrome *m.* Vorläufer, Vorbote.
production *f.* Hervorbringung.
produit *m.* Erzeugnis, Produkt; *obst.* ⌣ de la conception: Schwangerschaftsprodukt.
proéminent *adj.* hervorragend; *anat.* vertèbre ⌣e: Vertebra prominens (7. Halswirbel).
proencéphale *m.* Missgeburt, bei der das Hirn gänzlich oder teilweise ausserhalb des Schädels gelegen ist.
profus *adj.* reichlich.
prognathisme *m.* Prognathismus, Vorstehen der Kiefer.
prognostique *adj. zu* pronostic.
projectile *m.* Geschoss.
projection *f.* Vorwerfen, Vorstrecken.
prolifération *f.* Wucherung, Sprossenbildung.
prolifère *adj.* sprossentragend.

proliférer *v.* sich vermehren, sprossen.

prolifique *adj.* fruchtbar.

proligère *adj. embryol.* disque ~: Cumulus oophorus (im Graafschen Follikel).

prolongement *m.* Verlängerung; *anat.* ~ de Deiters:: Achsencylinderfortsatz.

prolonger *v.* verlängern; action prolongée du froid humide: langdauernder Einfluss von feuchter Kälte; *int.* expiration prolongée: verlängerte Exspiration.

promontoire *m.* Vorberg, Promontorium; *anat.* ~ sacral [de l'oreille]: Promontorium ossis sacri [cavi tympani].

pronateur *m.* Einwärtsdreher; *anat.* carré ~: M. pronator quadratus; rond ~: M. pronator teres.

pronation *f.* Einwärtsdrehung (der Hand).

prononciation *f.* Aussprache.

pronostic *m.* Prognose, Vorhersage.

propagation *f.* Fortpflanzung; vitesse de ~: Fortpflanzungsgeschwindigkeit.

prophylactique *adj.* vorbeugend.

prophylaxie *f.* Vorbeugung, Prophylaxis.

proportion *f.* Verhältnis.

propre *adj.* eigen; tissu ~ de la cornée: Substantia propria corneae.

propreté *f.* Reinlichkeit.

propriété *f.* Eigenschaft.

propulsion *f.* 1) *int.* Propulsionstrieb (bei Paralyis agitans). 2) *chir.* ~ de la mâchoire: Vorschieben des Unterkiefers.

prosencéphale *m. embryol.* Vorderhirn.

prosopalgie *f.* Gesichtsschmerz, Gesichtsneuralgie.

prostate *f. rar.* (*gew.* glande prostatique): Prostata, Vorsteherdrüse.

prostatectomie *f.* Excision der Vorsteherdrüse.

prostatique *adj. zu* prostate.

prostatite *f.* Entzündung der Vorsteherdrüse.

prostration *f.* Entkräftung.

prostré *adj.* heruntergekommen.

protecteur *adj.* Schutz—; plaque protectrice: Schutzplatte.

protective *m. engl.* Schutzstoff.

protéine *f.* Proteïn, Grundsubstanz des Eiweiss.

protéique *adj. zu* protéine.

prothèse *f.* Prothese (Ansetzen eines künstlichen Gliedes).

protistes *m. plur.* Protisten (Mittelstufe zwischen Tieren und Pflanzen).

protochlorure *m. chem.* Chlorür (*opp.* bichlorure: Chlorid).

protoiodure *m. chem.* Jodür (*opp.* biiodure: Jodid).

protopathie *f.* ursprüngliche Krankheit (*opp.* deutéropathie *w. cfr.*).

protophyte *m.* einzellige Pflanze.

protoplasma *m.* Protoplasma, Zellsubstanz.

protoxyde *m. chem.* Oxydul (*opp.* bioxyde: Oxyd).

protozoaires *m. plur.* Protozoen (unterste Stufe der Tiere).

protrusion *f.* Vortreten, Vortreiben.

protubérance *f.* Vorsprung; *anat.* = ~ annulaire: Varolsbrücke, Pons Varoli.

provocateur *adj.* agent ~: veranlassendes Mittel, Veranlassung.

provoquer *v.* hervorrufen; *obst.* accouchement provoqué: künstlich eingeleitete Geburt.

pruneau *m.* gedörrte Pflaume.

prunelle *f. vulg.* Pupille.

prurigineux *adj.* juckend.

prurigo *m.* Hautjucken.

prurit *m.* Jucken.

prussiate *m. chem.* = cyanure *w. cfr.*

prussique *adj. chem.* acide ~ = acide cyanhydrique *w. cfr.*

psalloïde *adj. anat.* corps ~ = lyre *w. cfr.*

psammome *m.* Psammom, Sandgeschwulst.

pseudarthrose *f.* Pseudarthrose, Scheingelenk.

pseudesthésie *f. rar.* = hallucination *w. cfr.*

pseudo-croup *m.* = faux croup *cfr.* croup.

pseudo-membrane *f. cfr.* membrane.

pseudo-membraneux *adj.* laryngite pseudo-membraneuse = faux croup *cfr.* croup.

pseudo-plasme *m.* Neubildung.

pseudo-pleurésie *f.* = pleurodynie: Seitenschmerz.

pseudo-séreuse *f. rar.* innere Gefässhaut.

psittacose *f. veterin.* infektiöse (auf den Menschen übertragbare) Krankheit der Papageien.

psoas *adj. et m. anat.* muscle ⌐ ou ⌐-iliaque: M. iliopsoas (besteht aus a) grand muscle ⌐: M. psoas major b) muscle iliaque: M. iliacus); petit muscle ⌐: M. psoas minor.

psoïtis *f. ou* psoïte *f.* Entzündung des M. psoas und des ihn umgebenden Bindegewebes.

psore *f.* 1) Sammelname für vesikuläre und pustulöse Hautaffektionen. 2) *invet.* = gale: Krätze.

psorentérie *f. rar.* krätzeartige Beschaffenheit des Darms d. h. Hypertrophie der solitären Darmfollikel.

psoriasis *f.* Schuppenflechte, Psoriasis.

psorique *adj. zu* psore.

psorospermies *f. plur.* Psorospermien, intracelluläre Parasiten.

psorospermose *f.* durch Psorospermien bedingte Krankheit.

psychagogue *adj.* wieder belebend.

psychiatrie *f.* Psychiatrie (Heilkunde der Geisteskrankheiten).

psychique *adj.* psychisch; action ⌐: psychischer Einfluss.

psychologie *f.* Psychologie, Seelenlehre.

psycho-moteur *adj.* centres ⌐s: motorische Hirncentren.

psychose *f.* Psychose, Geisteskrankheit.

psychromètre *m. physic.* Luftfeuchtigkeitsmesser.

psydracié *adj. invet.* = pustuleux *w. cfr.*

ptérion *m. anat.* Keilbeinfontanelle; Fonticulus sphenoidalis.

ptérygion *m. ophthal.* Pterygium, Flügelfell.

ptérygo-anguli-maxillaire *adj. anat. rar.* muscle ⌐ = muscle ptérygoïdien interne *cfr.* ptérygoïdien.

ptérygo-colli-maxillaire *adj. anat. rar.* muscle ⌐ = muscle ptérygoïdien externe *cfr.* ptérygoïdien.

ptérygoïde *adj.* flügelförmig; *anat.* apophyse ⌐: Processus pterygoideus.

ptérygoïdien *adj.* Keilbein—; *anat.* canal *ou* conduit ⌐: Canalis pterygoideus; muscle ⌐ externe [interne]: M. pterygoideus externus [internus]; artère ⌐ne = artère vidienne *cfr.* vidien; nerf ⌐ = nerf vidien *cfr.* vidien.

ptérygo-palatin *adj. anat.* conduit ⌐: Sulcus pterygo-palatinus; artère ⌐e = artère pharyngienne supérieure *cfr.* pharyngien; nerf ⌐ = nerf pharyngien de Bock *cfr.* pharyngien.

ptérygo-staphylin *adj. anat.* muscle ⌐ = péristaphylin interne *cfr.* péristaphylin.

ptilose *f. rar.* Ausfallen der Lidhaare.

ptomaïne *f.* Ptomaïn, Leichengift.

ptose *f.* Herabsinken, Descensus.

ptosis *f. ophthal.* Herabsinken des oberen Augenlides.

ptyaline *f.* Ptyalin, Speichelferment.

ptyalisme *m.* Speichelfluss.

puberté *f.* Geschlechtsreife.

pubien *adj.* Schambein —; arcade ⌐ne: Arcus pubis, Schambogen; symphyse ⌐ne: Symphysis ossium pubis.

pubio-fémoral *adj. anat.* muscle ⌐ *rar.* = muscle 1er adducteur *cfr.* adducteur.

pubio-ombilical *adj. anat.* muscle ⌐ *rar.* = muscle pyramidal de l'abdomen *cfr.* pyramidal.

pubiotomie *f.* = symphysiotomie *w. cfr.*

pubis *m.* Schamhügel.

puce *f.* Floh; morsure de ⌐: Flohstich.

pudeur *f.* Scham; *leg.* attentat à la ⌐: (durch Gewalt ausgeübtes) Sittlichkeitsverbrechen; outrage à la ⌐: (nicht gewaltsames, aber öffentlich ausgeübtes) Sittlichkeitsvergehen.

puéril *adj.* kindisch; *int.* respiration ⌐e: pueriles (scharfes) Atmen.

puerpéral *adj.* Wochenbett—; *obst.* état ⌐: Puerperium, Wochenbett; fièvre ⌐e: Kindbettfieber.

puerpéralité *f.* Wochenbett.

puissance *f.* 1) Macht; ~ toxique: toxische Kraft. 2) männliches Zeugungsvermögen.

puits *m.* Brunnen; *anat.* ~ lymphatiques: Lymphgänge.

pulicaire *adj.* Floh—.

pulluler *v.* sich reichlich vermehren, wuchern.

pulmo-aortique *adj. embryol.* canal ~ = canal artériel *cfr.* artériel.

pulmonaire *adj.* Lungen—; *anat.* artère ~: Art. pulmonalis.

pulmonique *adj. rar.* = pulmonaire *w. cfr.*

pulpe *f.* 1) *pharm.* Mus. 2) *anat.* Pulpa; ~ des doigts: Fingerendfläche der Hohlhandseite, Pulpa digitorum.

pulpeux *adj.* breiig, fleischig.

pulsatif *ou* pulsatile *adj.* pulsierend, klopfend.

pulsation *f.* Pulsieren, Puls; compter les ~s: den Puls zählen.

pultacé *adj.* breiig; angine ~e:: Angina mit weissem, schleimig-eiterigem Belag.

pulvérisateur *m.* Zerstäubungsapparat, Sprayapparat.

pulvérisation *f.* 1) Zerstäuben; ~ phéniquée: Karbolspray. 2) *pharm.* Pulverisieren.

pulvériser *v. zu* pulvérisation.

pulvérulence *f.* Staubigsein (der Nasenflügel bei schweren Krankheiten).

pulvérulent *adj.* 1) staubbedeckt. 2) pulverförmig.

punais *adj. rar.* stinkend; *m. rar.* Stinknase.

punaise *f.* Wanze.

punaisie *f.* Ozäna, Stinknase.

pupillaire *adj. zu* pupille.

pupille *f.* Pupille, Augenstern.

pupilloscopie *f.* = scioposcopie *w. cfr.*

pureté *f.* Reinheit; gonocoques à l'état de ~: Reinkultur von Gonokokken.

purgatif *adj.* abführend; *m.* Abführmittel.

purgation *f.* Abführen.

purge *f.* Abführmittel.

purger *v.* abführen; se ~: ein Abführmittel nehmen.

purification *f.* Reinigung.

purifier *v.* reinigen.

puriforme *adj.* eiterartig.

Purkinje *pr. ophthal.* arbre de ~:: Purkinjesche Schattenfigur (zur Wahrnehmung gelangter Schatten der Netzhautgefässe); *embryol.* vésicule de ~ = vésicule germinative: Keimbläschen, Eikern.

purpura *m.* Blutfleckkrankheit, Purpura.

purulence *f.* eiterige Beschaffenheit.

purulent *adj.* eiterig.

pus *m.* Eiter.

pusillanime *adj.* ängstlich, verzagt.

pustulation *f.* Pustelbildung.

pustule *f.* Pustel, Eiterbeule; ~ maligne: Milzbrand.

pustuleux *adj. zu* pustule.

putréfaction *f.* Fäulnis, Zersetzung.

putréfié *adj.* verfault.

putrescence *f.* Verfaulen.

putrescent *adj.* faulend.

putride *adj.* faulig.

putridité *f.* Fäule.

putrilage *m.* Jauche.

putrilagineux *adj.* jauchig.

pyélite *f.* = pyélo-nephrite *f.* Nierenbeckenentzündung.

pyémie *f.* = pyohémie *w. cfr.*

pygopage *m.* in der Glutäalgegend verwachsene Doppelmissbildung.

pyléphlébite *f.* Pfortaderentzündung.

pylore *m.* Pförtner, Pylorus.

pylorique *adj. zu* pylore.

pyloroplastie *f. chir.* Neubildung des (verengten) Magenpförtners.

pyocyanique *adj.* bacille ~: Bacillus des blauen Eiters.

pyogène *adj.* eitererzeugend.

pyogénique *adj.* membrane ~: Abscessmembran.

pyohémie *f.* Pyämie, Eiterfieber.

pyoktanine *f.* Pyoktanin (Anilinderivat).

pyonéphrose *f.* Eiteransammlung im Nierenbecken.

pyopneumothorax *m.* Ansammlung von Luft und Eiter in der Pleurahöhle.

pyorrhagie *f. ou* pyorrhée *f.* eiteriger Ausfluss.

pyothorax *m.* eiteriger Pleuralerguss.
pyramidal *adj.* pyramidenförmig; *anat.* os ⁓: Os triquetrum carpi, Pyramidenbein; muscle ⁓ de l'abdomen: M. pyramidalis abdominis; muscle ⁓ du bassin: M. pyriformis; muscle ⁓ du nez: M. procerus; corps pyramidaux du bulbe = pyramides du bulbe *cfr.* pyramide; faisceau ⁓: Pyramidenstrang (des Rückenmarks).
pyramide *f.* Pyramide; *anat.* ⁓s de Bertin: Columnae renales; ⁓s de Malpighi: Pyramides renales; ⁓ de Lalouette: Lobus pyramidalis glandulae thyreoideae; ⁓ du bulbe *ou* ⁓ antérieure: Pyramis medullae oblongatae; ⁓ postérieure du bulbe: Clava; ⁓ lamelleuse du Malacarne: Pyramis vermis cerebelli; ⁓ de l'oreille: Eminentia pyramidalis cavi tympani.
pyrétique *adj.* fieberhaft.
pyrexie *f.* fieberhafter Zustand.
pyrogallique *adj. chem.* acide ⁓: Pyrogallussäure.
pyrophobie *f. psych.* Angst vor Feuer.
pyrophosphate *m.* Salz der (vierbasischen) Pyrophosphorsäure.
pyrosis *m.* Sodbrennen.
pyrotique *adj.* brennend, ätzend.
pyurie *f.* Eiterharnen.

Q.

q. s. *abrev. pharm.* = quantité suffisante: quantum satis, in hinreichender Menge.
quadrijumeau *adj. anat.* tubercules ⁓x: Vierhügel, Corpora quadrigemina.
quadrilatère *adj.* vierseitig; *anat.* lame ⁓: Dorsum sellae turcicae; lobule ⁓ *ou* avant-coin: Praecuneus.
qualité *f.* Eigenschaft, Beschaffenheit.
quantité *f.* Menge.
quarantaine *f.* Quarantäne (sanitätspolizeiliche Massnahme zur Isolierung bei Infektionsgefahr oder ausgebrochener Infektion).
quarte *adj.* fièvre ⁓: Quartana (jeden 4. Tag wiederkehrendes Malariafieber.)
quassation *f. pharm.* Zerreibung.
quatenaire *adj. chem.* aus 4 Grundstoffen (HOCN) bestehend, wird als Synonym von azoté *w. cfr.* gebraucht; les matières ⁓s: die stickstoffhaltigen Bestandteile (*opp.* ternaire *w. cfr.*).
queue *f.* Schwanz; *pharm.* ⁓s de cerise: Kirschenstiele; *anat.* ⁓ de cheval: Cauda equina (der unteren Spinalnerven).
quinidine *f.* quinoïdine *f.* quinoline *f. etc.* Chinaderivate.
quinine *f.* Chinin.
quinquina *m.* Chinarinde; *pharm.* vin de ⁓: Chinawein.
quinte *f.* Hustenanfall.
quinteux *adj. zu* quinte.
quotidien *adj.* täglich; fièvre ⁓ne: Quotidina (täglich wiederkehrendes Malariafieber).

R.

Rabel *pr. pharm.* eau de ⁓:: Mixtura acida sulfurica.
rabique *adj.* Hundswut—.
raccourcir *v.* verkürzen.
raccourcissement *m.* Verkürzung.
race *f.* Rasse, Geschlecht.
racémeux *adj.* traubenförmig.
rachialgie *f.* Rückenschmerz.
rachidien *adj.* Rückgrat—; *anat.* canal ⁓: Canalis vertebralis, Rückenmarkskanal; trous ⁓s *ou* de conjugaison *cfr.* conjugaison; bulbe ⁓: verlängertes Mark, Bulbus medullae oblongatae; nerfs ⁓s: Nervi spinales.
rachis *m.* Rückgrat, Wirbelsäule.
rachitique *adj.* rhachitisch.
rachitisme *m.* Rhachitis, englische Krankheit.
racine *f.* Wurzel; ⁓ carrée: Quadratwurzel; *chir.* pince à ⁓s: Wurzelzange.
raclage *m.* Abkratzung.
racler *v.* abkratzen.
raclure *f.* Schabsel; *vulg.* ⁓s de boyaux: häutige Darmabgänge.

racornissement *m.* Atrophie mit Verhärtung.
radial *adj.* pouls ⌣: Radialpuls; *anat.* premier [second] muscle ⌣ externe: M. extensor carpi radialis longus [brevis]; artère ⌣e: Art. radialis; nerf ⌣: N. radialis.
radiant *adj. anat.* couronne ⌣e: Corona radiata (cerebri), Stabkranz.
radiation *f.* Ausstrahlung.
radical *adj.* gründlich; cure ⌣e: Radikalbehandlung.
radical *m. chem.* Radikal, chemische Grundverbindung.
radiculaire *adj.* Wurzel—; paralysie ⌣:: Lähmung der Wurzelfasern des Plexus radialis, Erbsche Lähmung; *anat.* gaine ⌣ du poil: Wurzelschicht des Haares.
radicule *f.* Endausläufer, Würzelchen.
radié *adj.* strahlenförmig.
radiographie *f.* Röntgen-Photographie, Röntgen-Durchleuchtung.
radio-palmaire *adj. anat.* artère ⌣: Ramus volaris superficialis arteriae radialis.
radius *m. anat.* Radius, Armspindel.
raffinage *m.* Reinigung, Raffinieren.
rafraîchir *v.* kühlen.
rafraîchissement *m.* Abkühlung.
rage *f.* Hundswut, Rabies.
raideur *f.* Steifigkeit.
raie *f.* 1) Streifen; ⌣ méningitique *ou* cérébrale:: abnorme Reizbarkeit der Haut bei Hirnkrankheiten (welche sich durch Rötung und oft leichte Erhebung berührter Hautstellen äussert). 2) Haarscheitel.
raifort *m.* Meerrettich.
rainure *f.* Einfalzung, Falz; *anat.* ⌣ mastoïdienne *ou* digastrique: Incisura mastoidea.
raisin *m.* Weintraube; ⌣ de Corinthe: Korinthe; ⌣ de Malaga: Zibebe.
raison *f.* Vernunft.
raisonnement *m.* Urteil.
raisonner *m.* vernünftig reden, überlegen.
rajuster *v.* wieder anpassen; ⌣ la canule à la seringue: die Kanüle auf die Spritze stecken.

râle *m.* Röcheln, Rasseln; *int.* ⌣ sec [humide]: trockenes [feuchtes] Rasselgeräusch; ⌣ ronflant *ou* sonore: Rhonchus sonorus; ⌣ sibilant *ou* vibrant: Rhonchus sibilans; ⌣ crépitant: Knisterrasseln; ⌣s à grosses [petites] bulles: gross-[klein-]blasiges Rasseln; ⌣s à bulles moyennes: mittelgrossblasiges Rasseln; ⌣s de retour: Crepitatio redux.
ralentir *v.* verlangsamen.
ralentissement *m.* Verlangsamung.
rameau *m.* Ast; *anat.* astförmige Verzweigung (von Nerven, Arterien oder Luftröhrenstämmen).
rameux *adj.* ästig, verzweigt.
ramification *f.* Verästelung.
ramifier *v.* verästeln.
ramollir *v.* erweichen; *vulg.* Gehirnerweichung haben, schwachsinnig sein.
ramollissement *m.* Erweichung; *vulg.* ⌣ du cerveau: Gehirnerweichung.
ramoneur *m.* Schornsteinfeger.
rampe *f.* Treppenabsatz, Geländer; ⌣s du limaçon de l'oreille: Scalae cochleae (bestehen aus ⌣ vestibulaire et tympanique: Scala vestibuli et tympani).
ramuscule *m.* kleiner Ast.
rance *adj.* ranzig.
rancidité *f.* Ranzigsein.
rancir *v.* ranzig werden.
rangée *f.* Reihe.
ranimer *v.* wieder beleben.
ranin *adj.* Frosch—; *anat.* artère ⌣e: Endast der Art. lingualis.
râpe *m. int.* bruit de ⌣ = bruit râpeux: (auskultatorisches) Raspelgeräusch.
râpeux *adj. zu* râpe.
raphanie *f.* = convulsion céréale = ergotisme convulsif: krampfhafte Form der Kriebelkrankheit.
raphé *m.* Naht, Raphe.
rapide *adj.* eilig; pouls ⌣: schneller Puls.
rappel *m.* Aufruf; *int.* bruit de ⌣ *cfr.* galop.
rapport *m.* 1) Verhältnis, Beziehung; ⌣s sexuels: geschlechtlicher Verkehr. 2) Bericht; ⌣ médico-légal: gerichts-

ärztliches Gutachten. 3) *vulg.* =
renvoi: Aufstossen.
raquette *f.* Pritsche, Schläger (für
Ballspiele); *chir.* incision en ⁓: Hautschnitt in Form einer raquette (bei
Amputationen und Exartikulationen).
rare *adj.* selten; pouls ⁓: langsamer
Puls.
raréfaction *f.* Einschmelzen, Verdünnen.
raréfier *v. zu* raréfaction; air raréfié:
verdünnte Luft.
raser *v.* rasieren, streifen.
rash *m. engl.* scharlachartiges Exan-
them im Anfangstadium der Pocken,
kurzdauernder atypischer Hautausschlag bei Infektionskrankheiten im
allgemeinen.
rasoir *m.* Rasiermesser.
Rasori *pr. cfr.* Rasorisme.
rasorien *adj. zu* Rasori.
Rasorisme *m. int.* Rasorische Theorie,
nach welcher die Krankheiten in
allzustarken Lebensreizen bestehen.
Raspail *pr. pharm.* eau sédative de
⁓ *cfr.* sédatif.
raspatoire *m. chir.* Schabeeisen.
rat *m.* Ratte.
ratanhia *m. pharm.* Ratanhiawurzel.
ratatinement *m.* Schrumpfen.
ratatiner *v.* schrumpfen.
rate *f.* Milz; *vulg.* sang de ⁓: Milzbrand.
râtelier *m.* künstliches Gebiss.
ration *f. hyg.* ⁓ alimentaire:: die zum
Leben notwendige Nahrungsmenge.
raucité *f.* Heiserkeit, Rauheit der
Stimme.
rauque *adj.* heiser, rauh.
rave *f.* Rübe; *chir.* fracture en ⁓::
Querbruch mit glatten Bruchflächen.
ravivement *m. chir.* Anfrischung,
Wiederanfrischung.
Raw *pr. anat.* apophyse grêle de ⁓:
Processus anterior mallei:
rayon *m.* Strahl; *physic.* ⁓ lumineux:
Lichtstrahl; ⁓ incidant [émer-
geant]: einfallender [ausfallender]
Strahl.
rayonnant *adj. anat.* couronne ⁓e:
Corona radiata, Stabkranz.

rayonné *adj.* strahlenförmig.
réactif *m.* Reagens, Probemittel, Unter-
suchungsflüssigkeit; ⁓ de Fehling:
Fehlingsche Flüssigkeit; ⁓ colorant: Färbeflüssigkeit.
réaction *f.* Gegenwirkung, Reaktion,
Probe; *int.* ⁓ de dégénérescence:
Entartungsreaktion.
réalgar *m. chem.* Schwefelarsenik.
rebelle *adj.* widerspenstig; constipation ⁓: hartnäckige Verstopfung.
rebondir *v. zu* rebondissement.
rebondissement *m.* Wiederaufspringen,
Rückprall.
rebord *m.* vorspringender Rand; ⁓ de
l'oreille: Ohrleiste.
rebouter *v.* Glieder einrenken.
rebouteur *m.* Gliedereinrenker, Quacksalber.
réceptacle *m.* Behälter.
réceptivité *f.* Empfänglichkeit.
recette *f. rar.* (*gew.* ordonnance): Rezept.
réchaud *m.* Kohlenbecken.
rechute *f.* Rückfall, Recidive; fièvre
à ⁓s: Rückfallthyphus; Rekurrensfieber.
récidive *f.* Rückfall, Recidive.
récidiver *v.* Rückfall machen.
récipient *m.* Gefäss, Recipient.
réclinaison *f. ophthal.* ⁓ de la cataracte: Reclinatio lentis.
récolte *f.* Ernte, Entnahme.
reconstituant *adj.* wiederherstellend;
m. wiederherstellendes Mittel.
récorporatif *adj. et m.* = reconstituant *w. cfr.*
récrémentitiel *adj.* humeurs *ou* sécrétions ⁓les:: Absonderungen oder
Säfte, die im Körper verbleiben
können (*opp.* humeurs excrémen-
titielles: aus dem Körper auszu-
scheidende Säfte).
recroqueviller *v.* zusammenrollen, zu-
sammenschrumpfen.
recrudescence *f.* Verschlimmerung.
rectal *adj.* Mastdarm—; toucher ⁓:
Rektaluntersuchung.
rectification *f. pharm.* Rektifizierung,
wiederholte Destillation zum Zwecke
chemischer Reinigung.

rectifier *v. zu* rectification.
rectiligne *adj.* geradelinig.
rectite *f.* Mastdarmentzündung.
rectum *m.* Mastdarm, Rektum.
recul *m. physiol.* ~ du coeur: Rückstoss des Herzens.
récurrent *adj.* rückläufig; fièvre ~e: Rekurrensfieber; *anat.* artères ~es: Arteriae recurrentes; nerf ~: N. recurrens vagi.
récurrentiel *adj.* paralysie ~le: Rekurrenslähmung.
redissolution *f.* Wiederauflösung.
redoublement *m.* Zunahme, Verschlimmerung.
redressement *m.* Geraderichten.
redresser *v. zu* redressement.
réductible *adj. zu* réduction.
réduction *f.* 1) Reponieren, Zurückbringen, Einrichten. 2) *chem.* Entziehung des Sauerstoffs.
réduire *v. zu* réduction.
réel *adj.* wirklich; *leg.* mort ~le *cfr.* mort; *anat.* origine ~le *cfr.* origine.
reensemencer *v.* von neuem eine Kultur anlegen.
réflecteur *m.* = miroir ~: Spiegel zur Untersuchung im reflektierten Licht.
réflectivité *f.* Reflexerregbarkeit.
reflet *m.* Widerschein, Reflex.
réflexe *adj.* reflektorisch; mouvement ~: Reflexbewegung, Reflex.
réflexe *m.* Reflex; exagération des ~s tendineux: Steigerung der Sehnenreflexe.
réflexion *f.* Ueberlegung.
refluer *v.* zurückfliessen.
reflux *m.* Rückfluss.
réforme *f. zu* réformer.
reformer *v.* neubilden.
réformer *v.* als dienstuntauglich entlassen.
réfractaire *adj.* widerspenstig, nicht empfänglich.
réfracté *adj.* doses ~es: verzettelte Dosen.
réfraction *f.* Lichtbrechung.
réfrangibilité *f.* Brechbarkeit.
réfrigerant *adj.* kühlend; mélange ~: Kältegemisch.

réfrigération *f.* Gefrieren, Abkühlung.
réfringent *adj.* strahlenbrechend, lichtbrechend.
refroidissement *m.* Erkältung; maladie par ~: Erkältungskrankheit.
régale *adj. femin. chem.* eau ~: Königswasser (Gemisch von Salzsäure und Salpetersäure).
régénération *f.* Wiedererzeugung.
régénérer *v.* wiedererzeugen, wiederherstellen.
régime *m.* Diät, Lebensweise; ~ lacté: Milchdiät.
région *f.* Gegend (im anatomischen Sinne).
régional *adj. zu* région.
registre *m. physiol.* Stimmlage; ~ supérieur: Fistelstimme, Kopfregister; ~ inférieur: Bruststimme, Brustregister.
règles *f. plur.* Menstruation, Regeln.
réglisse *f. pharm.* Reglissa, Süssholzsaft.
regorgement *m.* Ueberlaufen, Austreten; incontinence par ~: Ischuria paradoxa, Harnträufeln bei Ueberfüllung der Blase.
régression *f.* Rückbildung.
régurgitation *f.* Aufstossen, Zurückfliessen.
Reil *pr. anat.* insula *ou* île de ~: Insula (cerebri); ruban de ~ *ou* faisceau latéral oblique de l'isthme: Lemniscus.
rein *m.* Niere; ~ flottant: Wanderniere; gros ~ blanc: grosse weisse Niere; petit ~ rouge *ou* contracté: Schrumpfniere. W. *cfr.* reins.
réinfection *f.* erneute Infektion.
reins *m. plur. vulg.* Hüften; casser les ~: das Kreuz brechen; mal aux ~: Kreuzweh.
rejet *m.* Ausstossen.
rejeton *m.* Abkömmling.
relâchant *adj.* 1) erschlaffend. 2) *rar.* abführend.
relâchement *m.* 1) Nachlass, Erschlaffung. 2) *rar.* leichte Diarrhöe.
relâcher *v.* erschlaffen.
relation *f.* Beziehung.
releveur *m.* 1) *ophthal.* Lidhalter. 2) *anat.*

Hebemuskel; ~ de l'aile du nez et de la lèvre supérieure = élévateur de l'aile *etc. cfr.* élévateur; ~ de l'angle des lèvres = muscle canin *cfr.* canin; ~ de la lèvre inférieure = houppe du menton *cfr.* houppe; ~ de la paupière supérieure: M. levator palpebrae superioris; ~ du voile du palais: M. levator veli palatini; ~ de l'omoplate = muscle angulaire de l'omoplate *cfr.* angulaire; ~ de l'anus: M. levator ani; ~ du coccyx = muscle ischio-coccygien *cfr.* ischio-coccygien.

Remak *pr. anat.* fibre de ~:: marklose Nervenfaser.

remboîter *v.* wieder einrenken.

rembourrer *v.* polstern, ausstopfen.

remède *m.* Heilmittel; *int.* ~ de Durande *cfr.* Durand; ~ secret: Geheimmittel.

rémission *f.* Nachlass, Besserung; en voie de ~: auf dem Wege der Besserung.

rémittent *adj.* nachlassend; *int.* fièvre ~e: Remittensfieber.

remonter *v.* aufsteigen; goutte remontée *cfr.* goutte.

remplaçant *m.* Stellvertreter.

rénal *adj.* Nieren—; artères ~es: Arteriae renales.

rendement *m.* Ergiebigkeit, Ertrag.

rendre *v.* 1) zurückgeben. 2) aufstossen, erbrechen.

renflement *m.* Anschwellung, Verdickung; *anat.* ~ biconique:: Anschwellung des Achsencylinders am Schnürring.

renfler *v.* anschwellen, verdicken.

réniforme *adj.* nierenförmig.

rénovation *f.* Wiederherstellung, Erneuerung.

rentrer *v.* zurückkehren; ~ une hernie: einen Bruch zurückbringen; angle rentrant: offener Winkel.

renversement *m.* Umkehren, Zurückbeugen.

renverser *v. zu* renversement.

renvoi *m.* Aufstossen.

réparateur *adj.* wiederherstellend; *m.* wiederherstellendes Mittel.

répercussion *f.* Zurücktreibung, Zurückwerfung.

repère *m.* point de ~: Merkpunkt, Orientierungspunkt.

répétition *f.* Wiederholung; bronchite à ~s: häufig wiederkehrender Bronchialkatarrh.

réplétion *f.* 1) Vollblütigkeit. 2) Vollsein; ~ de la vessie: stark gefüllte Blase.

repli *m.* Falte, Duplikatur; *anat.* ~ sus-unguéal: Hautfalte über der Nagelwurzel; ~ pituitaire: Diaphragma sellae turcicae.

repos *m.* Ruhe; *physiol.* ~ général du coeur: Herzpause.

repoussoir *m.* ~ d'arêtes: Grätenstösser.

reprise *f.* Wiederaufnahme, *int.* Inspiration inmitten des Keuchhustenanfalls, *chir.* zweite Zeit einer zweizeitigen Operation (besonders bei Amputationen).

reproduction *f.* Fortpflanzung.

repullulation *f.* Wiederwuchern, Wiederanwachsen.

repulluler *v. zu* repullulation.

répulsion *f. physic.* Abstossung (*opp.* attraction: Anziehung).

réseau *m.* Netz; *anat.* ~ muqueux de Malpighi *cfr.* Malpighi.

résection *f.* Resektion, Herausschneiden.

réséquer *v.* herausschneiden.

réserve *f.* Rückbehalt; *physiol.* air de ~: Reserveluft.

réservoir *m.* Behälter, *anat.* ~ de Pecquet: Cisterna chyli.

résidu *m.* Rückstand; *physiol.* ~ respiratoire = air résidual: Residualluft.

résidual *adj. cfr.* résidu.

résine *f.* Harz.

résiné *ou* résineux *adj.* harzig.

résinifier *v.* harzig machen, verharzen.

résinoïde *adj.* harzartig.

résistant *adj. int.* pouls ~: schwer zu unterdrückender Puls.

résolutif *adj.* lösend; *m.* Lösemittel.

résolution *f.* Lösung; *chir.* ~ d'un phlegmon: Resorption einer Phlegmone; *physiol.* ⌐ musculaire: Muskelerschlaffung.

résonnance *f.* Nachhall.

résonnateur *m.* Resonator.

résorbable *adj.* aufsaugbar, resorbierbar.

résorber *v.* aufsaugen, resorbieren.

résorcine *f.* Resorcin.

résorption *f.* Aufsaugung.

respirateur *m.* Respirationsapparat.

respiration *f.* Atmung; *int.* ⌐ rude: rauhes Atmen; ⌐ tubaire = souffle bronchique: Bronchialatmen; ⌐ caverneuse = souffle caverneux: Höhlenatmen.

respiratoire *adj.* Atmungs—; aliments ⌐s *cfr.* plastiques.

respirer *v.* atmen.

responsabilité *f.* Verantwortlichkeit.

resserrement *m.* 1) Zusammenziehung. 2) *vulg.* Verstopfung.

resserrer *v.* zusammenziehen.

ressort *m.* Feder; *chir.* doigt à ⌐: federnder Finger.

restiforme *adj. anat.* corps ⌐s: = pédoncles cérébelleux inférieurs: strangförmige Körper, Corpora restiformia.

retardant *adj.* fièvre ⌐e: postponierendes Fieber (bei Malaria).

rétention *f.* Verhaltung; ⌐ d'urine: Harnverhaltung; ⌐ du délivre: Zurückbleiben der Nachgeburt.

réticulaire *ou* réticulé *adj.* netzförmig.

rétine *f.* Netzhaut, Retina.

rétinien *adj. zu* rétine; *anat.* pourpre ⌐: Sehpurpur.

rétinite *f.* Netzhautentzündung.

rétinoscopie *f. cfr.* scioposcopie.

retour *m.* Rückkehr, Rückfall; âge de ⌐: Menopause, Menstruationsende; ⌐ des couches: Wiedereintritt der Regeln nach dem Wochenbett; râles de ⌐: Crepitatio redux.

rétracter *v.* zurückziehen; ventre rétracté: eingezogener Leib.

rétracteur *m.* = écarteur: Haken zum Auseinanderhalten.

rétractible *adj.* zusammenziehbar.

rétraction *f.* Zusammenziehung.

rétrécir *v.* verengern.

rétrécissement *m.* Verengerung, Stenose; ⌐ mitral: Mitralstenose; ⌐ de l'urèthre: Harnröhrenstriktur; ⌐ du bassin: Beckenverengerung; ⌐ de la pupille: Pupillenkontraktion.

rétrocédé *adj.* goutte ⌐e *cfr.* goutte.

rétrocession *f.* Zurücktreten, Verschwinden, Aufhören.

rétroflexion *f.* Rückwärtsknickung.

rétrograde *adj.* rückläufig.

rétro-pharyngien *adj.* hinter dem Schlund gelegen.

rétropulsion *f. int.* Retropulsionstrieb (bei Paralysis agitans).

rétro-utérin *adj.* hinter der Gebärmutter gelegen.

rétroversion *f.* Rückwärtsbeugung.

retuber *v. int.* die Intubationskanüle wieder einführen.

réunion *f.* Vereinigung; *chir.* ⌐ par première (deuxième) intention *cfr.* intention.

revaccination *f.* Wiederimpfung.

rêvasser *v.* aufgeregt träumen.

rêvasserie *f. zu* rêvasser.

rêve *m.* Traum.

réveil *m.* Erwachen.

revenir *v.* ⌐ sur soi-même: sich zusammenziehen, sich schliessen.

Reverdin *pr. chir.* aiguille de ⌐:: gestielte Nadel zur Wundnaht.

revêtement *m.* Bekleidung; *anat.* cellule de ⌐: Belegzelle (der Magendrüsen); épithélium de ⌐: Deckepithel (*opp.* épithélium glandulaire: Drüsenepithel).

revivescence *f.* Wiederbelebung.

révolution *f.* Umwälzung; *physiol.* ⌐ cardiaque: Ablauf der Herzbewegung (d. h. Systole, Diastole und Pause).

revomir *v.* wiederausbrechen.

révulsif *adj. pharm.* ableitend; *m.* ableitendes Mittel.

révulsion *f. pharm.* Ableitung.

rhabdoïde *adj. anat. invet.* suture ⌐: Pfeilnaht, Sutura sagittalis.

rhagade *f.* Rhagade, Schrunde.

rhéique *adj. pharm.* acide ⌐ = acide chrysophanique *w. cfr.*

rhéostat *m. physic.* Rheostat, Apparat zur Einschaltung elektrischer Widerstände.

rhéotrope *m. physic.* = commutateur électrique: Stromwender.

rhinite *f.* Nasenkatarrh.

rhinoplastie *f. chir.* Rhinoplastik, operative Neubildung der Nase.

rhinorrhagie *f. rar. (gew.* hémorrhagie nasale): Nasenbluten.

rhinoscope *m.* Nasenspiegel.

rhinoscopie *f.* Nasenspiegeluntersuchung.

rhizomélique *adj.* spondylose ˍ (P. Marie):: Verlötung der Wirbelsäule mit Ankylose der Schulter- und Hüftgelenke.

rhodanure *f. chem.* = sulfocyanate *w. cfr.*

rhomboïdal *adj. anat.* corps ˍ du cervelet = olive cérébelleuse *cfr.* olive.

rhomboïde *adj.* rautenförmig; *anat.* muscle ˍ: M. rhomboideus.

rhonchus *m.* = râle sonore *cfr.* râle.

rhubarbe *f. pharm.* Rhabarber.

rhum *m.* Rum, Zuckerbranntwein.

rhumatisant *m.* Rheumatiker.

rhumatismal *adj.* rheumatisch.

rhumatisme *m.* Rheumatismus; *int.* ˍ articulaire aigu: akuter Gelenkrheumatismus; ˍ noueux: Arthritis deformans.

rhume *m.* Katarrh; *int.* ˍ de cerveau: Schnupfen; ˍ de poitrine: Bronchialkatarrh.

rhyptique *adj. invet.* = détersif *w. cfr.*

rhytme *m.* Rhythmus, Ebenmass, Takt.

rhytmique *adj. zu* rhytme.

ricin *m. pharm.* Ricinus; huile de ˍ: Ricinusöl.

ricinique *adj. pharm.* acide ˍ: Ricinolsäure.

Ricord *pr. pharm.* pilules de ˍ:: 0,05 Quecksilberjodür enthaltende Pillen.

ride *f.* Runzel.

rider *v.* runzeln.

rigide *adj.* starr; sonde ˍ: harter Katheter (*opp.* ˍ souple: weicher Katheter).

rigidité *f.* Starre; ˍ cadavérique; Leichenstarre; *obst.* ˍ du col: Rigidität des Muttermundes.

Rigollot *pr. pharm. cfr.* papier.

rinçage *m.* Ausspülen.

rincer *v.* ausspülen.

Riolan *pr. anat.* bouquet de ˍ *cfr.* bouquet.

rire *m. ou* ris *m.* Lachen; ˍ sardonique *ou* canin *ou* cynique: sardonisches Lachen (lachartiger Gesichtsausdruck, bedingt durch Kontraktion des M. risorius).

riz *m.* Reis.

riziforme *adj.* reisartig; *int.* selles ˍs: Reiswasserstühle.

rob *m. pharm.* Mus, eingedickter Saft.

robinet *m.* Hahn.

roborant (*ou* roboratif *rar.*) *adj.* stärkend; *m.* stärkendes Mittel.

rocher *m. anat.* = portion pétreuse du temporal: Felsenbein, Pars petrosa ossis temporalis.

Rolando *pr. anat.* scissure *ou* sillon de ˍ: Rolandosche Furche, Sulcus centralis; gelée de ˍ *cfr.* gelée.

romaine *f.* Salatart, Abart des Lattichs.

romarin *m.* Rosmarin.

rompre *v.* zerreissen; *obst.* ˍ les membranes: die Eihäute sprengen.

rond *adj.* rund; *anat.* trou grand [petit] ˍ *cfr.* trou; ligament ˍ de l'articulation coxo-fémorale: Lig. teres femoris; ligament ˍ de la matrice: Lig. teres uteri; grand [petit] muscle ˍ: M. teres major [minor]; muscle ˍ pronateur: M. pronator teres.

rondelle *f.* rundes Stück.

ronflant *adj.* schnarrend, schnarchend.

ronflement *m.* Schnarchen.

rongeant *adj.* fressend, nagend; dartre ˍe: fressende Flechte, Lupus; ulcère ˍ: Ulcus rodens.

rose *adj.* rosenfarben.

rosé *adj.* blassrot.

rosée *f.* Tau.

Rosenmuller *pr. anat.* organe de ˍ: Paroophoron.

roséole *f.* Roseola; ˍ épidémique: Rubeola, Röteln.

rot *m. vulg.* Aufstossen.
rotateur *adj.* muscle ~: Rollmuskel.
rotation *f.* Rollen, Drehen; *obst.* ~ interne:: Drehbewegung des kindlichen Kopfes in den geraden Durchmesser des Beckens; ~ externe:: Drehbewegung des eben geborenen Kopfes nach dem rechten oder linken Schenkel der Mutter.
rotatoire *adj.* rotierend, drehend.
rôti *m.* Braten.
rotule *f.* Kniescheibe, Patella.
rotulien *adj. zu* rotule.
roue *f.* Rad; *int.* bruit de ~ ou de ~ de moulin *cfr.* moulin.
rouet *m.* Spinnrad; *int.* bruit de ~: (auskultatorisches) Spinnradgeräusch.
rouge *adj.* rot; *vulg.*: fièvre ~: Scharlachfieber; *pharm.* précipité ~ *cfr.* précipité; *m.* ~ rétinien: Sehpurpur; fer porté au ~: rotglühendes Eisen; mal de ~ = rouget *w. cfr.*
rougeole *f.* Masern, Morbilli.
rouget *m.* 1) *veterin.* Schweinerotlauf. 2) = lepte automnal: Larve von Trombidium holosericerum (Milbenart).
rougeur *f.* Röte.
rougir *v.* erröten.
rouille *f.* Rost.
rouillé *adj.* rostfarben.
rouleau *m.* Rolle.
roulement *m. int.* bruit de ~: (auskultatorisches) rollendes Geräusch.
rouler *v.* rollen; ~ une bande: eine Binde wickeln.
roussâtre *adj.* rötlich.
Rousseau *pr. pharm.* laudanum de ~ *cfr.* laudanum.
Rousselot *pr. pharm.* poudre de ~ *cfr.* arsénical.
rousseur *f.* taches de ~ *cfr.* tache.
route *f.* Weg; faire fausse ~: falschen Weg machen (z. B. beim Katheterisieren).
roux *adj.* rotgelb, fuchsrot.
Royan *pr.* französisches Seebad unweit Bordeaux.
Royat *pr.* Ort mit alkalisch-salinischen Quellen im Centrum von Frankreich.
ruban *m.* Streifen; *anat.* ~ de Reil *cfr.* Reil; ~ de Vicq d'Azyr:: weisser makroskopisch wahrnehmbarer Streifen innerhalb der Rindensubstanz der Hinterhauptswindungen.
rubané *adj.* bandförmig.
rubéfaction *f.* Rötung.
rubéfiant *adj. pharm.* hautrötend; m. hautrötendes Mittel.
rubéole *f.* = roséole fébrile: Röteln, Rubeola.
ructation *f.* Aufstossen.
rue *f. pharm.* Ruta, Rauta.
rugine *f.* Knochenschabe, Rugine.
rugosité *f.* Rauhigkeit.
rugueux *adj.* runzelig, rauh.
ruminant *m.* Wiederkäuer.
rumination *f.* Wiederkäuen.
ruminer *v.* wiederkäuen.
rupia *m. int.* Rupia, Schmutzflechte.
rupophobie *f. psych.* Furcht vor Beschmutzung.
rupture *f.* 1) Zerreissung; *obst.* ~ utérine: Uterusruptur. 2) *physic.* Oeffnung des elektrischen Stromes; secousse de ~: Oeffnungszuckung.
rut *m.* Brunst.
rutilant *adj.* gelbrötlich.
rytme *m. cfr.* rhytme.

S.

s. a. *abrev. pharm. cfr.* F. s. a.
sabine *f. pharm.* Sabina, Sadebaum.
sable *m.* Sand; *anat.* ~ auditif: Gehörsand.
saburral *adj. invet.* état ~:: klinisches Bild, charakterisiert durch grauweissen Belag auf der Zunge, Ekel gegen Speisen und allgemeine Mattigkeit.
saburre *f. invet.* ~s de l'estomac: weisslich-graue schleimige Massen auf der Magenschleimhaut.
sac *m.* Tasche, Sack; ~ herniaire: Bruchsack; *anat.* ~ lacrymal: Thränensack, Saccus lacrimalis.
saccade *f.* par ~s: ruckweise, stossweise.
saccadé *adj.* kurz abgesetzt; *int.* respiration ~e: saccadiertes Atmen, parole ~e: ruckweises Aussprechen.

saccharate *m. chem.* Verbindung von Zucker mit Oxyden.

saccharification *f.* Umwandlung in Zucker.

saccharine *f.* Saccharin, Steinkohlenzucker.

saccharolé *m. pharm.* Arzneimittel, welches Zucker oder Honig als Hauptbestandteil enthält.

sacciforme *adj.* sackförmig.

saccule *m.* kleines Säckchen; *anat.* Sacculus labyrinthi membranacei.

sachet *m.* Säckchen, welches Arzneikörper enthält; ‿ à glace: kleiner Eisbeutel.

sacoche *f.* Feldverbandkasten.

sacré *adj. int.* maladie ‿e: Epilepsie; *anat.* Kreuzbein—; artère ‿e moyenne: Arteria sacralis media.

sacrifier *v.* ein Versuchstier töten.

sacro *adj. obst. cfr.* position.

sacro-lombaire *adj. anat.* muscle ‿: M. iliocostalis.

sacro-vertébral *adj.* angle ‿: Promontorium ossis sacri.

sacrum *m.* Kreuzbein, Os sacrum.

sac-violon *m. obst.* ‿ de Barnes:: Cervixdilatator in Geigenform (nach Barnes).

safran *m. pharm.* Safran, Crocus.

sage-femme *f.* Hebamme.

sagesse *f.* dent de ‿: Weisheitszahn.

sagittal *adj.* sagittal (pfeilgerade von vorne nach hinten verlaufend) *anat.* suture ‿e: Pfeilnaht.

sagou *m.* Sago; *int.* rate ‿: Sagomilz.

saignée *f.* Aderlass, Schröpfen, Blutentziehung.

saignement *m.* Bluten.

saigner *v.* bluten, zur Ader lassen.

saillant *adj.* vorstehend, vorspringend.

saillie *f.* Vorsprung; faire ‿: vorspringen.

sain *adj.* gesund.

saindoux *m.* geschmolzenes Schweinefett.

saint *adj.* mal ‿ *rar.*: Epilepsie.

Saint-Guy *pr. int.* danse de ‿:: Veitstanz, Chorea.

saisie *f. zu* saisir; *obst.* ‿ des pieds: Ergreifen der Füsse, Herunterholen der Füsse (bei der Wendung).

saisir *v.* ergreifen.

Salaam *pr. int.* tic de ‿:: bei Kindern und jungen Leuten anfallsweise auftretende krampfhafte Zuckungen des Kopfes und des Halses, Nickkrampf.

salace *adj.* geil.

salacité *f.* Geilheit.

salade *f.* Salat.

salaison *f. hyg.* Salzen zur Konservierung des Fleisches.

sale *adj.* schmutzig.

salé *adj.* gesalzen; eau ‿e: Salzwasser.

salep *m. pharm.* Salepwurzel.

saleté *f.* Schmutz.

salicine *f. pharm.* Salicine, Weidenrindenbitter.

salicylage *m. hyg.* Salicylsäurebehandlung (des Weines zur besseren Konservierung desselben).

salicylate *m. pharm.* salicylsaures Salz; ‿ de soude: Natrium salicylicum.

salicylique *adj. pharm.* acide ‿ = acide orthooxybenzoïque: Salicylsäure.

salin *adj.* salzartig.

saline *f.* Saline, Salzbergwerk.

salir *v.* beschmutzen.

salivaire *adj.* Speichel—; corpuscules ‿s: Speichelkörperchen.

salivant *adj. pharm.* speicheltreibend; *m.* speicheltreibendes Mittel.

salivation *f.* Speichelfluss.

salive *f.* Speichel.

salol *m. pharm.* = salicylate de phenyle: Salol.

salolé *adj.* salolhaltig.

salpêtre *m.* Salpeter.

Salpêtrière *pr.* (Salpeterfabrik) Name des grössten Frauenhospizes in Paris.

salpingite *f.* Eileiterentzündung, Salpingitis.

salpingo-malléen *adj. anat.* muscle ‿: M. tensor tympani.

salpingo-pharyngien *adj. anat.* muscle ‿:: Muskelbündel des Constrictor pharyngis superior.

salpingo-staphylin *adj. anat.* muscle ‿

= péristaphylin interne *cfr.* péristaphylin.

salsepareille *f. pharm.* Sassaparille, Sarsaparilla.

salsifis *m.* Tragopogon, Ziegenbart.

salubre *adj. zu* salubrité.

salubrité *f.* Reinheit, gesundheitsmässige Beschaffenheit.

salure *f.* Salzgehalt.

salutaire *adj.* heilsam.

salutatoire *adj. int.* chorée ⁓: Veitstanz mit hüpfenden Bewegungen.

sang *m.* Blut; ⁓ de rate *vulg.*: Milzbrand.

sanglant *adj.* blutig.

sangle *m.* Gurt, Tragriemen.

sanglot *m.* Schluchzen, Singultus.

sangsue *m.* Blutegel.

sanguification *f.* Blutbildung, Blutbereitung.

sanguin *adj.* blutig; pression ⁓e: Blutdruck; émission ⁓e: Blutentziehung.

sanguinolent *adj.* blutartig, blutig.

sanie *f.* Jauche.

sanieux *adj.* jauchig.

sanitaire *adj.* Gesundheits—, Sanitäts—.

santal *m. pharm.* Santal, Sandelholzöl.

santé *f.* Gesundheit, Gesundheitszustand; maison de ⁓: Krankenhaus, *gew.* Anstalt für Nerven- und Geisteskranke; officier de ⁓: Wundarzt.

santonine *f. pharm.* Santonin, wirksamer Bestandteil aus Flores Cinae.

Santorini *pr. anat.* tubercule *ou* cartilage de ⁓ *cfr.* corniculé; muscle risorius de ⁓: M. risorius; canal de ⁓: Ductus pancreaticus accessorius; veines de ⁓ *cfr.* émissaire.

saphène *adj. anat.* nerf ⁓ externe: N. cutaneus surae medialis; nerf ⁓ péronier *ou* accessoire du ⁓ externe: N. cutaneus surae lateralis; nerf ⁓ interne: N. saphenus; veine ⁓ interne [externe]: V. saphena magna [parva].

sapide *adj.* schmackhaft.

sapidité *f.* Schmackhaftigkeit.

sapin *m.* Kiefer, Tanne.

saponaire *f. pharm.* Saponaria, Seifenkraut.

saponifiable *adj.* verseifbar.

saponification *f.* Verseifung.

saponifier *v.* verseifen.

saprémie *f. rar.* Blutvergiftung.

saprophyte *m.* Fäulnispilz.

sarceux *adj.* fleischig.

sarcine *f.* Sarcina (unschädlicher Pilz im Magen).

sarcocèle *f. chir.* Hodengeschwulst, *gew.* Hodenkrebs.

sarcode *m. rar.* Protoplasma.

sarcodique *adj. zu* sarcode.

sarcolemme *m.* = myolemme: Sarkolemm (Hülle der Muskelfasern).

sarcomateux *adj. zu* sarcome.

sarcome *m.* Sarkom, Fleischgewächs.

sarcopte *m.* Fleischmilbe, Acarus; ⁓ de la gale: Krätzmilbe.

sarcous elements *m. plur. engl. anat.* Muskelprismen, Disdiaklasten, Elemente der Muskelkontraktilität.

sardonique *adj.* rire ⁓ *cfr.* rire.

sassafras *m. pharm.* Fenchelholz.

satellite *m.* Trabant; artère ⁓ d'un muscle:: längs eines Muskels verlaufende Arterie.

satiété *f.* Uebersättigung.

saturation *f. chem.* Sättigung.

saturé *adj. chem.* gesättigt.

Saturne *pr. invet.* Blei; extrait de ⁓: Liquor plumbi subacetici; eau de ⁓ *cfr.* Goulard; sel de ⁓: essigsaures Blei, Plumbum aceticum.

saturnin = saturné *adj.* Blei—.

saturnisme *m.* Bleivergiftung.

satyriasis *m.* krankhaft gesteigerte Geschlechtserregung.

saucisse *f.* = saucisson *m.* Wurst.

sauge *m. pharm.* Salbei, Salvia.

saule *m.* Weide.

saumâtre *adj.* von Meerwasser ähnlichem Geschmack.

saumon *m.* Salm.

saumure *f.* Lake, Beize.

saupoudrer *v.* bestäuben, einpudern.

saut *m.* Sprung.

sauter *v.* springen.

sautiller *v.* hüpfen, Sprünge machen.

sautoir *m.* en ⁓: in Form eines umgelegten Kreuzes (d. h. x-förmig).

saveur *f.* Geschmack.

savon *m.* Seife; *pharm.* ⁓ médical *ou*

amygdalin: Mandelseife; ~ vert *ou* noir: Kaliseife, Schmierseife; ~ de Marseille (blanc *ou* marbré): (weisse oder geaderte) Oelseife.

savonnage *m.* Abseifen.

savonneux *adj.* seifig; lotion savonneuse: Seifenabwaschung; *m. plur.* Seifenpräparate.

scabieux *adj. rar.* krätzig.

scalène *m. anat.* ~ antérieur [postérieur]: M. scalenus anterior [posterior].

scalpel *m.* Scalpell, Messer mit feststehender Klinge.

scammonée *f. pharm.* Scammonium, Milchsaft von Convolvulus scammonia.

scammonine *f. pharm.* wirksamer Bestandteil aus Scammonium.

scander *v.* skandieren, Worte in Silben spalten; *int.* parole scandée: skandierende Sprache.

scaphoïde *adj.* kahnförmig; *anat.* os ~: Os naviculare carpi.

scapulaire *adj.* Schulterblatt—; *anat.* artère ~ supérieure *ou* sus-scapulaire: Art. transversa scapulae; artère ~ inférieure *ou* sous-scapulaire: Art. subscapularis; artère ~ postérieure *ou* cervicale transverse: Art. transversa colli.

scapulalgie *f. invet.* Schulterleiden.

scapulo-huméro-olécranien *adj. anat. rar.* muscle ~ = muscle triceps du bras *cfr.* triceps.

scapulo-hyoïdien *adj. anat. rar.* muscle ~ = muscle omo-hyoïdien *cfr.* omo-hyoïdien.

scapulo-radial *adj. anat. rar.* muscle ~ = muscle biceps du bras *cfr.* biceps.

scarificateur *m.* Schröpfkopf, Skarifikationsmesser.

scarification *f.* Schröpfen, oberflächliches Einschneiden, Scarifikation.

scarlatine *f.* Scharlach, Scarlatina; *vulg.* fièvre ~: Scharlachfieber.

scarlatiniforme = **scarlatinoïde** *adj.* scharlachartig.

Scarpa *pr.. anat.* triangle de ~ *cfr.* triangle.

schéma *m. ou* schème *m.* Schema, Plan.

schématique *adj. zu* schèma.

Schlemm *pr. anat.* canal de ~ *cfr.* ciliaire.

Schneider *pr. anat.* membrane de ~ = membrane pituitaire: Riechschleimhaut der Nase.

Schwann *pr. anat.* membrane de ~: Schwannsche Nervenscheide.

schyzomycètes *m. plur.* Spaltpilze.

sciage *m.* 1) Sägen. 2) sägeförmige Massagebewegungen (mit dem Ulnarrand der Hand).

sciatique *adj. anat.* épine ~: Spina ischiadica; grande [petite] échancrure ~: Incisura ischiadica major [minor]; grand nerf ~: N. ischiadicus; petit nerf ~ = nerf fessier inférieur: N. glutaeus inferior; nerf ~ poplité interne: N. tibialis; nerf ~ poplité externe: N. peronaeus communis.

sciatique *f.* Ischias, Hüftweh.

scie *f.* Säge; *chir.* ~ à chaîne: Kettensäge; ~ à manche: Fuchsschwanz; *int.* bruit de ~: (auskultatorisches) Sägegeräusch.

science *f.* Wissenschaft.

sciences *f. plur.* Naturwissenschaften; faculté des ~: naturwissenschaftliche Fakultät.

scier *v.* sägen.

scille *f. pharm.* Scilla, Meerzwiebel.

scillitique *adj. zu* scille.

scintillant *adj.* funkelnd; *ophthal.* scotome ~: Flimmerskotom.

scioposcopie *f. ophthal.* = keratoscopie = pupilloscopie = retinoscopie :: Refraktionsbestimmung des Auges durch Beobachtung des Pupillarschattens.

scission *f.* Spaltung.

scissure *f.* Riss, Spalte; *anat.* ~ perpendiculaire du cerveau :: Affenspalte; ~ de Glaser, de Sylvius *etc. cfr.* Glaser, Sylvius *etc.*

sciure *f.* Sägestaub, Sägemehl.

sclérème *m.* Hautverhärtung, Sklerom (der Neugeborenen).

scléreux *adj.* sklerotisch, verhärtet.

sclérite *f. ou* épisclérite *f. ophthal.* Entzündung der Sclerotica.

sclérodermie *f. int.* Hautverhärtung, Sklerodermie (der Erwachsenen).

sclérogène *adj.* méthode ‿ de Lannelongue:: Behandlung (des Gelenkfungus) durch Injektionen gewebsverhärtender Mittel (besonders von Chlorzink).

sclérome *m. rar.* Verhärtung, Sklerom.

sclérose *f.* Verhärtung, Sklerose; *int.* ‿ des cordons latéraux: Lateralsklerose; ‿ en plaques: multiple Sklerose.

scléroser *v.* verhärten.

scléroticonyxis *f. ophthal.* Einschnitt in die Sclerotica bei der Kataraktoperation.

sclérotique *f.* Sclerotica, weisse Augenhaut.

sclérotite *f.* Entzündung der Sclerotica.

scolex *m.* Skolex, Bandwurmkopf.

scoliose *f.* Skoliosis, seitliche Rückgratsverkrümmung.

scorbut *m.* Skorbut.

scorbutique *adj. zu* scorbut.

scotome *m. ophthal.* Gesichtsfeldausfall, Skotom; ‿ scintillant: Flimmerskotom.

scrobicule *m. rar.* Herzgrube, Magengrube.

scrophules *f. plur.* Skrofulose.

scrophuleux *adj.* skrofulös.

scrophulide *f.* skrofulöse Haut- oder Schleimhaut-Affektion.

scrotal *adj. zu* scrotum.

scrotum *m.* Hodensack, Skrotum.

scutiforme *adj. rar.* schildförmig; cartilage ‿: Schildknorpel.

scybales *f. plur.* Scybala, harte Kotballen.

seau *m.* Eimer.

sébacé *adj.* Talg—; sécrétion ‿e: Talgabsonderung; kyste ‿: Atherom.

séborrhagie *f. ou* séborrhée *f.* übermässige Hauttalgabsonderung.

séborrhoïque *adj. zu* séborrhée.

sébum *m.* Hauttalg.

sec *adj.* trocken; arthrite sèche: Arthritis deformans.

sécateur *m.* Baumschere, Knochenschere.

sécher *v.* trocknen.

sécheresse *f.* Trockenheit.

secondaire *adj.* sekundär, in der Folge entwickelt; syphilis ‿: sekundäre Syphilis.

secondines *f. plur. rar.* Nachgeburt.

secouer *v.* schütteln.

secours *m.* Hilfe.

secousse *f.* Erschütterung; *physiol.* Zuckung; ‿ musculaire: Muskelzuckung; ‿ d'ouverture *ou* de rupture [de fermeture]: Oeffnungs-[Schliessungs-] Zuckung.

secret *m.* Geheimnis; le ‿ médical: das ärztliche Berufsgeheimnis.

sécréter *v.* absondern.

sécréteur *adj.* absondernd.

sécrétion *f.* Absonderung.

section *f.* Schnitt, Durchschneiden; *chir.* ‿ à ciel ouvert: offenes Durchschneiden (*opp.* ‿ sous-cutanée: subkutanes Durchschneiden).

sectionner *v.* abschneiden.

sédatif *adj.* beruhigend, schmerzstillend; *pharm.* eau sédative de Raspail = lotion ammoniacale camphrée:: schmerzstillendes Wasser; *m.* Beruhigungsmittel.

sédation *f.* Linderung.

sédentaire *adj.* os ‿ *rar.*: Sitzbeinhöcker; gens ‿s: Leute mit sitzender Lebensweise.

Sédillot *pr. pharm.* pilules de ‿ ou de Belloste *ou* pilules bleues:: metallisches Quecksilber enthaltende Pillen.

sédiment *m.* Bodensatz.

Sedlitz *pr. pharm.* sel de ‿:: Bittersalz, schwefelsaure Magnesia.

segment *m.* Segment, Teil eines Körpers; *obst.* ‿ inférieur de l'utérus: unteres Uterinsegment.

segmentation *f.* Furchung.

ségrégation *f.* Scheidung.

Seidschutz *pr.* sel de ‿ = sel de Sedlitz *cfr.* Sedlitz.

seigle *m.* Roggen; *pharm.* ‿ ergoté = ergot de seigle: Mutterkorn, Secale cornutum; *hyg.* pain de ‿: Roggenbrot.

Seignette *pr. pharm.* sel de ‿ = tartrate de potasse et de soude: weinsaures Kalinatron.

sein *m.* Busen, Brust; nourrir au ⁓: stillen.

séjour *m.* Aufenthalt; ⁓ au lit: Bettliegen.

sel *m.* Salz; ⁓ de Glauber, de Sedlitz *etc. cfr.* Glauber, Sedlitz *etc.*

sélénique *adj. chem.* acide ⁓: Selensäure.

selle *f.* Stuhl, Stuhlgang; aller à la ⁓: Stuhlgang haben; *anat.* articulation en ⁓: Sattelgelenk; ⁓ turcique: Türkensattel, Sella turcica.

Seltz *pr. pharm.* eau de ⁓:: künstliches Selterswasser.

séméiologie *f. ou* séméiotique *m.* Semiotik, Lehre von den Krankheitszeichen.

semence *f.* Saat, Samen, Aussaat.

semen-contra *m. pharm.* Wurmsamen, Zittwersamen, Cina.

semi-circulaire *adj.* halbkreisförmig; *anat.* canaux ⁓s: Bogengänge, Canales semicirculares labyrinthi; bandelette *ou* taenia ⁓: Stria terminalis, Grenzstreif.

semi-lunaire *adj.* halbmondförmig; *int.* espace ⁓: (Traubes) halbmondförmiger Raum (am linken Rippenbogen); *anat.* os ⁓: Os lunatum carpi; valvules ⁓s = valvulves sigmoïdes *cfr.* sigmoïde; ganglion ⁓: Ganglion coeliacum; pli ⁓: Plica lacrimalis.

séminal *adj.* Samen—; pertes ⁓es: Samenverluste.

séminifère *adj.* samentragend; *anat.* conduits ⁓s: Tubuli semniferi testis.

sémiologie *f.* = séméiologie *w. cfr.*

séné *m.* Senna, Sennesblätter.

sénile *adj.* senil, Greisen—.

sénilité *f.* hohes Alter.

sens *m.* Sinn; ⁓ musculaire: Muskelsinn.

sensation *f.* Empfindung; *physiol.* cercle de ⁓: (Weberscher) Tastkreis.

sensibilité *f.* Empfindungsvermögen; ⁓tactile [thermique]: Tast-[Wärme-] Empfindung; ⁓ à la douleur: Schmerzempfindung.

sensible *adj.* 1) sensibel, Empfindungs—. 2) erkennbar, merklich.

sensitif *adj.* Gefühls—; nerf ⁓: sensibler Nerv.

sensoriel *adj.* Sinnes—; les muqueuses ⁓les: die Schleimhäute der Sinnesorgane.

sensorium *m.* Sensorium, Centralsitz der Empfindungen.

sensualité *f.* Sinnlichkeit.

sentiment *m.* Gefühl.

sentir *v.* fühlen.

sépale *m. pharm.* Kelchblatt.

septenaire *m.* Zeitraum von 7 Tagen.

septicémie *f.* Sepsis, Septikämie Blutvergiftung.

septique *adj. zu* septicémie.

septum *m.* Scheidewand, Zwischenwand.

séquardien *adj.* injections ⁓nes:: Einspritzungen von Hodensubstanz nach Brown-Séquard.

séquestration *f.* Einsperrung, Freiheitsberaubung.

séquestre *m.* Sequester, nekrotisches Knochenstück.

séquestrer *v.* einsperren.

serein *adj. rar. ophthal.* goutte ⁓e: Blindheit, Amaurose.

séreuse *f.* seröse Haut.

séreux *adj.* wässerig, serös; dégénérescence séreuse = dégénérescence de colliquation: Verflüssigungsnekrose.

série *f.* Reihe.

sérié *adj.* coupes ⁓es: Serienschnitte.

sérieux *adj.* ernstlich.

seringue *f.* Spritze.

séro-fibrineux *adj.* serös fibrös.

séro-purulent *adj.* serös eitrig.

séroréaction *f. int.* (Widalsche) Blutserumprobe.

sérosité *f.* Serum, wässerige Flüssigkeit.

sérothérapie *f.* Serotherapie, Behandlung mit Antitoxinen.

sérotine *f. rar. obst.* Decidua serotina.

serpent *m.* Schlange.

serpigineux *adj.* serpiginös, weiterfressend.

serpolet *m. pharm.* Thymus, Quendel.

serratique *adj. int.* respiration ⌐:
Atmung mit sägeartigem Geräusch.

serre-fine *f. chir.* Klammer zur Haken-
naht der Wunden.

serrement *m.* Zusammendrücken; ⌐
du coeur: Herzbeklemmung; ⌐ de
la gorge: Zusammenschnüren des
Halses.

serre-noeud *m. chir.* Schlingenschnürer,
Polypenschnürer, kalte Schlinge.

serre-pédicule *m. chir.* Instrument zum
Abklemmen des Stieles von Geschwülsten.

serrer *v.* festmachen; *chir.* ⌐ la ligature:
die Wundnaht zuschnüren; panse-
ment trop serré: zu fest angelegter
Verband; *int.* pouls serré: ge-
spannter Puls.

serreterelle *f. ophthal.* besondere Art
von Starnadel.

sérum *m.* Serum; ⌐ sanguin: Blutserum; ⌐ salin: (physiologische)
Kochsalzlösung.

service *f.* 1) Dienstbetrieb; ⌐ de consultations [de traitement à domicile]:
poliklinische Sprechstunde [Stadt-
besuche] (als Einrichtung). 2) Abteilung, Krankenabteilung; ⌐ de
médecine [chirurgie]: innere [äus-
sere] Abteilung eines Krankenhauses; chef de ⌐: Chefarzt (*opp.*
chef de clinique: erster Assistent
einer Universitätsklinik).

sesamoïde *adj. anat.* os ⌐: Sesambein.

sesquichloride *m. chem.* höhere Chlor-
verbindung; ⌐ de fer: Ferrum sesquichloratum.

sesquioxyde *m. chem.* höhere Sauerstoffverbindung; ⌐ de fer = oxyde
ferrique: Eisenoxyd.

sessile *adj.* aufsitzend, ungestielt.

séton *m.* Haarseil.

Seutin *pr.* bandages de ⌐ ou amidonnés:
Verband mit gestärkten Binden.

sève *f.* Saft.

sévir *v.* wüten.

sevrage *m.* Entwöhnen (der Kinder
von der Mutterbrust).

sevrer *v. zu* sevrage.

sexe *m.* Geschlecht.

sexualité *f.* Geschlechtsverhältnis.

sexué *adj.* geschlechtlich; génération
⌐e: geschlechtliche Zeugung.

sexuel *adj. zu* sexe.

Sharpey *pr. anat.* fibres perforantes
de ⌐:: das Knochengewebe vom
Periost aus durchsetzende, später
verknöchernde, Bindegewebsbün-
del.

sialagogue *adj.* speicheltreibend; *m.*
speicheltreibendes Mittel.

sialisme *m. ou* sialorrhée *f.* Speichelfluss.

sibilant *adj. int.* pfeifend.

siccatif *adj.* trocknend, austrocknend.

siccité *f.* Trockenheit.

sidération *f.* plötzlicher Tod (durch
Stillstand lebenswichtiger Funktio-
nen).

sidéré *adj. zu* sidération.

sidérose *f.* Siderosis, Lungenerkran-
kung durch Metallstaub.

siège *m.* Sitz, Gesäss; bain de ⌐:
Sitzbad; le ⌐ de la lésion: der Sitz
der Erkrankung; *obst.* présentation
du ⌐: Beckenendlage, Steisslage;
⌐ complet [décompleté]: Steisslage
mit normaler [regelwidriger] Haltung der Frucht; ⌐ décompleté mode
des fesses: Steisslage mit in die
Höhe geschlagenen Beinen; ⌐ décompleté mode des pieds [genoux]:
Fuss- [Knie-] Lage.

sifflement *m.* Pfeifen.

siffler *v.* pfeifen.

sigmoïdal *adj.* sigmaförmig.

sigmoïde *adj.* sigmaförmig; *anat.*
échancrure ⌐: Incisura mandibulae;
grande cavité ⌐: Incisura semilunaris
ulnae; petite cavité ⌐: Incisura
radialis ulnae; valvules ⌐s: halb-
mondförmige Klappen, Valvulae
semilunares cordis.

signe *m.* Zeichen; les ⌐s physiques:
die physikalischen Symptome.

silence *m.* Stille; *physiol.* grand ⌐ du
coeur: Herzpause, Pause nach dem
2. Herztone; petit ⌐ du coeur: Pause
zwischen 1. und 2. Herztone.

silex *m.* Kiesel.

S iliaque *m. anat.* Colon sigmoideum
(*invet.* Flexura sigmoidea).

silicate *m. chem.* kieselsaures Salz.'
silicaté *adj. zu* silicate; *chir.* appareil
⁓: Wasserglasverband.
silice *f.* reine Kieselerde.
silicique *adj.* acide ⁓: Kieselsäure.
sillon *m.* Furche; *anat.* ⁓ balano-
préputial: Collum glandis.
sillonné *adj.* gefurcht; *anat.* bandelette
⁓e: Sulcus spiralis cochleae.
similaire *adj.* gleichartig.
simple *adj.* einfach.
simples *m. plur. pharm.* medizinische
Pflanzen.
simulation *f.* Verstellung, Erheuche-
lung.
simuler *v. zu* simulation.
sinapique *adj. chem.* acide ⁓: Senfsäure.
sinapisé *adj. zu* sinapisme; pédiluves
⁓s: Fussbäder in Senfteig.
sinapisme *m.* Senfteig.
sinciput *m.* Scheitel.
singe *m.* Affe.
singultueux *adj.* schluchzend.
sinueux *adj.* buchtig.
sinus *m.* Höhle, Bucht, Sinus; *anat.*
⁓ aortique *ou* de Valsalva: Sinus
aortae; ⁓ laryngien *ou* ventricule
du larynx: Ventriculus laryngis;
⁓ uro-génital *cfr.* uro-génital; ⁓
veineux de la dure mère: Blutleiter
der harten Hirnhaut, Sinus durae
matris.
siphon *m.* 1) Heber. 2) kohlensäure-
haltige Flüssigkeit in einer Flasche
mit besonderer Schlussvorrichtung,
Siphon.
siphonnage *m.* 1) Aushebern. 2) =
stypage *w. cfr.*
sirop *m.* Sirup, Zuckersaft.
sitiologie *f.* Nahrungsmittellehre.
sitiomanie *f. psych.* Esswut, krankhafter Hunger.
sitiophobie *f. psych.* Nahrungscheu.
skiascopie *f. ophthal.* = scioposcopie
w. cfr.
skodique *adj. int.* son ⁓:: leicht tympanitischer Schall.
smegma *m.* Smegma, Eichelkäse.
soda-powders *m. plur. engl.* Brause-
pulver.
soda-water *m. engl.* Sodawasser.

sodé *adj.* sodahaltig.
sodique *adj. zu* sodium.
sodium *m.* Natrium; bromure de ⁓:
Bromnatrium.
sodomie *f. leg.* Sodomie, Sittlichkeitsvergehen mit Tieren.
soie *f.* Seide; ⁓ tressée: bandförmige
Seide (als Unterbindungsmaterial);
ver à ⁓: Seidenraupe.
soif *f.* Durst.
soigner *v.* behandeln, pflegen.
solaire *adj.* Sonnen—; *anat.* plexus ⁓:
Sonnengeflecht, Plexus coeliacus.
solanées *ou* solanacées *f. plur. pharm.*
Nachtschattengewächse, Solana-
ceen.
soléaire *adj. anat.* muscle ⁓: M. soleus.
soleil *m.* Sonne.
solide *adj.* fest.
solidifiable *adj.* verdichtungsfähig.
solidification *f.* Erstarrung, Verdichtung, Ueberführung in den festen
Aggregatzustand.
solidifier *v.* verdichten.
solitaire *adj.* vereinzelt; *int.* tubercule
⁓: Solitärtuberkel; ver ⁓: Band-
wurm, Taenia solium.
solubilité *f.* Löslichkeit.
soluble *adj.* löslich.
soluté *m. rar.* Flüssigkeit, die feste
Körper gelöst enthält.
solution *f.* 1) Lösung; ⁓ de continuité:
Kontinuitätstrennung. 2) *chem.* Auflösung; ⁓ de sublimé à 1 pour 1000:
1 °/oo Sublimatlösung.
somatique *adj.* körperlich.
somatologie *f.* Lehre vom Körper.
sombre *adj.* dunkel; vert ⁓: dunkel-
grün.
sommeil *m.* Schlaf.
sommeiller *v.* einnicken, leicht schlafen.
sommet *m.* Gipfel; *int.* ⁓s des poumons:
Lungenspitzen; *obst.* présentation
du ⁓ *cfr.* présentation.
sommier *m.* Sprungfedermatratze.
sommités *f. plur. pharm.* Spitzen (von
Blättern oder Zweigen).
somnambule *m.* Nachtwandler.
somnambulisme *m.* Somnambulismus.
somnifère *adj. pharm.* schlafmachend;
m. Schlafmittel.

somnolence *f.* Schläfrigkeit.

son *m.* 1) *physic.* Ton; les ‿s aigus [graves]: die hohen [tiefen] Töne (*opp.* ton: Tonhöhe); les ‿s harmoniques: die harmonischen Obertöne. 2) *int.* Klang, Perkussionsschall; ‿ clair [obscur]: heller [dumpfer] Schall; ‿ mat [tympanique]: gedämpfter [tympanitischer] Schall. 3) *pharm.* Kleie.

sonde *f.* 1) Sonde; ‿ cannelée: Hohlsonde; ‿ exploratrice de la vessie: Steinsonde; ‿ lacrymale: Sonde für den Thränenkanal. 2) Katheter; ‿ coudée de Mercier:: Katheter mit stumpfwinkelig abgeknicktem Schnabel.

sonder *v.* 1) sondieren. 2) kathetrisieren.

songe *m.* Traum.

sonore *adj.* tönend; *int.* râle ‿: Rhonchus sonorus; *physic.* onde ‿: Schallwelle.

sonorité *f.* heller Schall.

sophistication *f.* Verfälschung.

sophistiquer *v.* verfälschen.

soporatif *adj.* schlaferzeugend; *m.* Schlafmittel.

soporeux *adj.* einschläfernd.

soporifère *ou* soporifique *adj.* schlaferzeugend; *m.* Schlafmittel.

sordide *adj.* schmutzig.

sorte *f.* 1) Art. 2) *pharm.* manne en ‿s *cfr.* manne.

sortir *v.* herausgehen; la hernie est sortie: der Bruch ist ausgetreten.

soubresaut *m.* Aufspringen; ‿s des tendons: Sehnenhüpfen.

souche *f.* 1) Wurzelstock. 2) Herkunft, Abstammung.

soude *f. chem.* 1) Soda *d. h.* unreines kohlensaures Natron. 2) = ‿ caustique: Natriumhydroxyd, Aetznatron. 3) Natron *d. h.* Natrium als Basis in Salzen mit Oxysäuren; sulfate de ‿: schwefelsaures Natron.

souder *v.* löten, verkleben.

soudure *f. zu* souder.

souffle *m. int.* Geräusch; ‿ au premier [second] temps: systolisches [diastolisches] Herzgeräusch

(*opp.* bruit de coeur: Herzton); ‿ bronchique *ou* tubaire: Bronchialatmen (*opp.* murmure vésiculaire *ou* bruit vésiculaire: Vesikuläratmen); ‿ amphorique [caverneux]: amphorisches [kavernöses] Atmen; *obst.* ‿ funiculaire: Nabelschnurgeräusch.

souffler *v.* blasen.

soufflerie *f.* Gebläse.

soufflet *m.* Blasebalg; *int.* bruit de ‿: (auskultatorisches) Blasebalggeräusch.

souffrance *f.* Leiden.

souffrir *v.* leiden, dulden.

soufre *m.* Schwefel; *pharm.* ‿ doré d'antimoine: Goldschwefel, Stibium sulfuratum aurantiacum; foie de ‿ = sulfure de potassium: Schwefelleber; ‿ sublimé = fleurs de ‿: Schwefelblumen; ‿ précipité = lait de ‿: Schwefelmilch.

soufrer *v.* schwefeln.

souiller *v.* verunreinigen, beschmutzen.

souillure *f.* Verunreinigung.

soulèvement *m.* Erhebung; ‿ systolique: systolische Vorwölbung.

soupape *f.* Klappe, Ventil.

soupe *f.* Suppe; *pharm.* par cuillerée à ‿: suppenlöffelweise.

soupir *m.* Seufzer.

souple *adj.* geschmeidig; sonde ‿: weicher Katheter.

souplesse *f.* Geschmeidigkeit.

source *f.* Quelle.

sourcil *m.* Augenbraue.

sourcilier *adj. zu* sourcil; *anat.* arcade sourcilière *cfr.* arcade; artère sourcilière *rar.* (*gew.* artère frontale externe): Art. supraorbitalis; muscle ‿: Muskelbündel der Pars orbitalis musculi orbicularis oculi.

sourd *adj.* taub, dumpf; douleur ‿e: dumpfer Schmerz.

sourd-muet *adj.* taubstumm; *m.* Taubstummer.

souris *f.* Maus.

sous-acétate *m. chem.* basisch essigsaures Salz.

sous-arachnoïdien *adj. anat.* espace ‿: Cavum subarachnoideale.

sous-azotate *m.* = sous-nitrate *w. cfr.*

sous-carbonate *m. chem.* basisch kohlensaures Salz.

sous-clavier *adj. anat.* muscle ⁓: M. subclavius; artère sous-clavière: Art. subclavia.

sous-cloison *f. anat.* ⁓ du nez: Septum membranaceum narium.

sous-costal *adj.* unter den Rippen gelegen; *anat.* muscles sous-costaux: Mm. subcostales.

sous-crépitant *adj. int.* râles ⁓s: subkrepitierendes Rasseln, leichtes Knisterrasseln.

sous-cutané *adj.* subkutan, unter der Haut gelegen.

sous-épineux *adj. anat.* muscle ⁓: M. infraspinatus, Untergrätenmuskel.

sous-maxillaire *adj. anat.* glande ⁓: Glandula submaxillaris.

sous-mental *adj. anat.* artère ⁓e: Art. submentalis.

sous-nitrate *m. chem.* basisch salpetersaures Salz; *pharm.* ⁓ de bismuth: Bismuthum subnitricum.

sous-occipital *adj. anat.* nerf ⁓ = nerf occipital *cfr.* occipital; *chir.* mal ⁓ *cfr.* mal.

sous-orbitaire *adj. anat.* canal ⁓: Canalis suborbitalis.

sous-oxyde *m. chem.* basisches Oxyd.

sous-périosté *adj.* subperiostal, unter der Knochenhaut gelegen.

sous-pubien *adj. anat.* trou ⁓: Foramen obturatum.

sous-scapulaire *adj.* unter dem Schulterblatt gelegen; artère ⁓: Art. subscapularis; muscle ⁓: M. subscapularis.

sous-sel *m. chem.* basisches Salz.

sous-sol *m.* 1) Erdgeschoss, Souterrain. 2) Untergrund.

sous-sternal *adj. anat.* artère ⁓e = artère mammaire interne *cfr.* mammaire.

sous-sulfate *m. chem.* basisch schwefelsaures Salz.

soutien *m.* Unterstützung; *anat.* fibres de ⁓: Stützfasern.

sozoiodol *m. pharm.* Sozojodol.

Spa *pr.* Badeort in Belgien mit eisenhaltigen Quellen.

sparadrap *m. pharm.* (auf Leinwand, Leder u. s. w.) aufgestrichenes Pflaster.

sparadrapier *m.* Pflasterstreichmaschine.

spargose *f. invet.* Milchverhaltung.

spasme *m.* Krampf; ⁓ de la glotte: Stimmritzenkrampf.

spasmodique *ou* spastique *adj.* krampfhaft; *int.* tabes ⁓: Tabes spastica.

spatule *f.* Spatel.

spécialiste *m.* Spezialist, Spezialarzt.

spécificité *f.* spezifische Beschaffenheit.

spécifique *adj.* spezifisch, eigenartig; *physic.* pésanteur ⁓: spezifische Schwere; *pharm.* médicament ⁓: spezifisch wirkendes Heilmittel.

spectre *m. physic.* Spektrum, Farbenbild des Lichtes.

spectroscope *m. physic.* Spektroskop, Instrument zur Beobachtung des in seine Grundfarben zerlegten Lichtes.

spéculum *m.* Spiegel, Spekulum, Mutterspiegel, Mastdarmspiegel, Ohrenspiegel *etc.*

spermacéti *m. pharm.* = blanc de baleine: Wallrat.

spermatique *adj.* Samen—; *anat. rar.* animalcules ⁓s = spermatozoïdes *w. cfr.*; artère ⁓: Art. spermatica interna.

spermatorrhée *f.* Spermatorrhöe, häufiger, unfreiwilliger Samenabgang.

spermatozoïde *m. ou* spermatozoaire *m.* Samentierchen, Spermatozoon.

sperme *m.* Samen.

spermiducte *m. rar.* (*gew.* canal déférent): Ductus deferens.

spermorrhée *f.* = spermatorrhée *w. cfr.*

sphacèle *m.* Gangrän, Brand.

sphacéler *v.* se ⁓: brandig werden.

sphacélie *f.* = ergot de seigle *cfr.* seigle.

sphacélique *adj.* brandig.

sphalérotocie *f. obst.* Wehenschmerzen, die einen Geburtsbeginn vortäuschen.

sphéno-épineux *adj. anat.* trou ⁓ =

petit trou rond *cfr.* trou; artère sphéno-épineuse: Art. meningea media.

sphénoïdal *ou* sphénoïde *ou* sphénoïdien *adj.* Keilbein—; *anat.* corne ~ e *cfr.* corne; os sphénoïde: Keilbein, Os sphenoidale.

sphéno-maxillaire *adj. anat.* fente ~: Fissura orbitalis inferior.

sphéno-palatin *adj. anat.* ganglion ~ *ou* de Meckel: Ganglion sphenopalatinum.

sphéno-staphylin *adj. anat.* muscle ~ = muscle péristaphylin externe *cfr.* péristaphylin.

sphère *f.* Kugel, Sphäre.

sphéricité *f.* kugelförmige Beschaffenheit; *physic.* aberration de la ~: sphärische Aberration des Lichtes.

sphérique *adj.* kugelig; *anat.* noyau ~: Nucleus globosus (cerebelli).

sphincter *m.* Sphinkter, Schliessmuskel.

sphygmographe *m. physiol.* Pulszeichenapparat.

spica *m.* Schildkrötenverband, Kornährenverband, Spica.

Spigel *pr. anat.* lobe de ~: Lobus caudatus hepatis.

spina-bifida *m.* Spaltbildung am Rückgrat, Spina bifida.

spinal *adj.* Rückgrats—; *anat.* nerf ~ = nerf accessoire de Willis: N. accessorius; nerfs spinaux: Nervi spinales, Rückenmarksnerven (*opp.* nerfs craniens: Nervi cerebrales, Hirnnerven); ganglion ~ *ou* intervertébral: Ganglion spinale, Spinalganglion.

spina-ventosa *m.* Spina ventosa, tuberkulöse Knochenanschwellung an den Fingern (oder Zehen).

spiral *adj.* spiralig.

spirale *f.* Spirale.

spire *f.* Spiralentour.

spirée *f. pharm.* Spiraea, Spierstaude.

spirille *f.* Spirille, spiralförmige Bakterie.

spiritueux *adj.* alkoholhaltig; *m. plur.* Spirituosen, alkoholische Getränke.

spiromètre *m.* Spirometer, Instrument zur Messung der Atmungsgrösse.

Spix *pr. anat.* épine de ~: Lingula mandibulae.

splanchnique *adj.* Eingeweide—; *anat.* grand [petit] nerf ~: Nerv. splanchnicus major [minor].

splanchnologie *f.* Eingeweidelehre.

spleen *m. engl.* Hypochondrie.

splénalgie *f.* Milzschmerzen.

splénification *f. ou* splénisation *f. int.* milzähnliche Verhärtung (besonders des Lungengewebs).

splénique *adj.* Milz—; *anat.* artère [veine] ~: Art. [V.] lienalis.

splénite *f.* Milzentzündung.

splénius *m. anat.* ~ du cou [de la tête]: M. splenius colli [capitis].

splénotomie *f.* Ausschneiden der Milz.

spoliatif *adj. pharm.* entleerend; *m.* entleerendes Mittel.

spondylarthrocace *f. invet.* Wirbelgelenksentzündung.

spondyle *m. rar.* (*gew.* vertèbre): Wirbel.

spondylolisthésis *f. obst.* Verengerung des Beckeneingangs dadurch, dass der letzte Bauchwirbel mit der Wirbelsäule vor das Kreuzbein geglitten ist.

spondylolizème *m. ou* spondylizème *m. obst.* spitzwinkelige Sakrovertebrakyphose, Pelvis obtecta.

spondylose *f.* Wirbelerkrankung.

spongiaires *m. plur.* Schwämme.

spongieux *adj.* schwammig, spongiös.

spongoïde *adj.* schwammähnlich, spongoid.

spontané *adj.* freiwillig, von selbst entstanden.

spontanéité *f. zu* spontané.

spontéparité *f.* = génération spontanée *cfr.* génération.

sporadique *adj.* vereinzelt.

sporange *m.* Sporangium, Fruchtsack der Kryptogamen.

spore *f. ou* sporidie *f.* Spore, Keimzelle.

sporifère *adj.* sporentragend.

sporule *f.* = spore *w. cfr.*

sporulé *adj.* sporenhaltig.

spray *m.* Zerstäubung einer Flüssigkeit, Besprühen.

spumeux *adj.* schaumig.

sputation *f.* Ausspucken.
squame *f.* Schuppe; *vulg.* les ‿s: Ekzem.
squameux *adj.* schuppig; *anat.* portion squameuse du temporal: Schläfenbeinschuppe, Squama temporalis.
squelette *m.* Skelett, Gerippe.
squirrhe *m.* Skirrhus, harter Krebs. *W. cfr.* carcinome.
squirrheux *adj. zu* squirrhe.
stable *adj.* stabil, dauerhaft, fest.
stade *m.* Periode, Stadium.
stage *m.* ‿ hospitalier:: vorschriftsmässige Praktikantenzeit der klinischen Studenten in Frankreich.
stagiaire *m.* einer der den stage *w. cfr.* abmacht, Praktikant.
stagnant *adj.* stagnierend, stockend.
stagnation *f.* Stockung.
stagner *v.* stocken, stagnieren.
stannate *m. chem.* zinnsaures Salz.
stanneux *adj.* Zinn—.
stannique *adj. chem.* acide ‿: Zinnsäure.
stapédien *adj. anat.* muscle ‿ = muscle de l'étrier *cfr.* étrier.
staphisaigre *f. pharm.* Delphinium, Rittersporn.
staphylin *adj. anat.* muscle ‿ = muscle azygos de la luette: M. uvulae.
staphylococcie *f.* Staphylokokkenkrankheit.
staphylocoque *m.* Staphylococcus, Traubencoccus.
staphylo-glosse *adj. anat.* muscle ‿: M. glossopalatinus.
staphylome *m. ophthal.* Staphylom, Traubenauge.
staphylo-pharyngien *adj. anat.* muscle ‿: M. pharyngopalatinus.
staphyloplastie *f. ou* staphylorrhaphie *f.* Gaumennaht, Staphylorrhaphie.
stase *f.* Stase, Stockung.
station *f.* 1) Stellung; ‿ debout: stehende Haltung, Stehen. 2) Station; ‿ balnéaire: Badeort.
stationnaire *adj.* bleibend.
statistique *f.* Statistik; dresser une ‿ sur *etc.*: eine Statistik machen über *etc.*
staxis *f. rar.* = épistaxis *w. cfr.*
stéarate *m. chem.* stearinsaures Salz.
stéaraté *m. rar.* = stéarolé *w. cfr.*

stéarine *f.* = tristéarine: Stearin, Talgfett.
stéarique *adj. chem.* acide ‿: Stearinsäure.
stéarolé *m.* Salbe, Pomade.
stéarrhée *f.* = séborrhagie *w. cfr.*
stéatome *m.* Comedo, Mitesser.
stéatose *f.* fettige Degeneration.
stellaire *adj.* sternförmig.
sténocardie *f.* Herzbeklemmung.
Sténon *pr. anat.* canal de ‿: Ductus parotideus.
sténopéique *adj.* lunettes ‿s: stenopäische (*d. h.* einen schmalen Spalt bildende) Brille.
sténose *f.* Verengerung.
steppage *m. engl. int.* stampfender Gang mit starker Flexion im Hüft- und Kniegelenk.
stercoral (*ou* stercoraire *rar.*) *adj.* kotig; fistule ‿e: Kotfistel.
stérile *adj.* unfruchtbar.
stérilisable *adj.* sterilisierbar.
stérilisation *f.* Sterilisieren.
stériliser *v.* sterilisieren, keimfrei machen.
stérilité *f.* Unfruchtbarkeit.
sternal *adj.* Brustbein—.
sterno-cleido-mastoïdien *adj. anat.* muscle ‿: M. sternocleidomastoideus, Kopfnicker.
sterno-hyoïdien *adj.* muscle ‿: M. sterno-hyoideus.
sternopage *m.* an der Brust verwachsene Doppelmissgeburt.
sterno-pubien *adj. rar.* muscle ‿ (*gew.* grand muscle droit de l'abdomen): M. rectus abdominis.
sterno-thyroïdien *adj. anat.* muscle ‿: M. sternothyreoideus.
sternum *m.* Brustbein, Sternum.
sternutation *f.* Niessen.
sternutatoire *m. ou* sternutatif *m.* Niessmittel.
sterteur *m.* Stertor, Schnarchen.
stertoreux *adj.* schnarchend.
stéthoscope *m.* Stethoskop, Hörrohr.
St. Guy *pr. cfr.* Saint-Guy.
sthénie *f. rar.* Kraft.
stibiation *f.* Behandlung mit grossen Gaben von Brechweinstein.

stibié *adj. pharm.* tartre ‿ = émétique = tartrate double d'antimoine et de potasse: Brechweinstein, Tartarus stibiatus; pommade ‿e = pommade d'Autenrieth: Unguentum tartari stibiati.

stibieux *adj.* Antimon—.

stigmate *m.* 1) Merkmal. 2) *pharm.* Narbe (weiblicher Blütenteil).

stigmatisation *f.* Stigmatisierung, Brandmarkung.

stillation *f.* Tröpfeln.

Stilling *pr. anat.* noyau de ‿ *cfr.* olive.

stimulant *adj. pharm.* reizend; *m.* Reizmittel.

stimulation *f.* Anreizen.

stimuler *v.* anreizen.

stimulus *m.* Reiz.

stomacace *f. rar.* Mundübel, Mundgeschwür.

stomacal *adj. rar.* Magen—.

stomachique *adj.* Magen—; *anat.* artère coronaire ‿ *cfr.* coronaire; *m.* Magenmittel.

stomalgie *f.* Mundschmerzen.

stomate *m. anat.* Spalte, Lymphspalte der serösen Häute.

stomatite *f.* Mundentzündung; ‿ aphtheuse *ou* folliculeuse: Aphthen; ‿ crémeuse *ou* pultacée = muguet: Soor; ‿ ulcéro-membraneuse *invet.*:: epidemische geschwürige Mundentzündung.

stomatorrhagie *f.* Blutung aus dem Munde.

storax *m. pharm.* balsamisches Harz aus Styrax.

strabisme *m.* Schielen, Strabismus.

strabotomie *f. ophthal.* Schieloperation.

stramoine *m. pharm.* Stechapfel, Datura Stramonium.

stramonine *f.* = daturine *w. cfr.*

strangulation *f. leg.* Erwürgen, Erdrosselung.

strangurie *f.* schmerzhafter Harnzwang.

stratifié *adj.* geschichtet.

stratum *m. rar.* (*gew.* couche): Schicht.

streptocoque *m.* Streptococcus, Kettencoccus.

striation *f.* Streifung; ‿ longitudinale [transversale]: Längs- [Quer-] Streifung.

stricture *f. rar.* (*gew.* rétrécissement): Striktur, Verengerung.

strident *adj.* knirschend, zischend.

striduleux *adj.* zischend; laryngite striduleuse = faux croup *cfr.* croup.

strie *f.* Streifen; ensemencement par ‿s: Anlegen einer Stichkultur.

strié *adj.* gestreift; myome à fibres ‿es *cfr.* myome; *anat.* corps ‿: Streifenhügel (begreift in sich 1) le noyau intraventriculaire du corps ‿ *ou* noyau caudé: Nucleus caudatus, geschweifter Kern; 2) le noyau extraventriculaire du corps ‿ *ou* noyau lenticulaire: Nucleus lentiformis, Linsenkörper).

strigillation *f.* Striegeln, hartes Frottieren der Haut.

strobilaire *adj.* état ‿ = strobile *w. cfr.*

strobile *m. invet.* Proglottidenkette, Kette von Bandwurmgliedern.

stroma *m.* Gerüste.

strongle *m. ou* strongyle *m.* Strongylus (Eingeweidewurm).

strophantine *f. pharm.* wirksamer Bestandteil aus Strophantus hispidus.

strophulus *m. cfr.* milium.

structural *adj. zu* structure.

structure *f.* Struktur, Bau.

strumes *f. plur. vulg.* Skrofeln.

strumeux *adj. vulg.* skrofulös.

strumiprive *adj.* cachexie ‿ = myxoedème opératoire: Cachexia strumipriva.

strychnine *f. pharm.* Strychnin, Alkaloid der Brechnuss.

strychnisme *m.* Strychninvergiftung.

stupéfaction *f.* Bestürzung, Betäubung.

stupéfiant *adj.* poisons ‿s: Betäubung hervorrufende Gifte.

stupéfier *v. zu* stupéfaction.

stupeur *f.* Stupor, Betäubung.

stupidité *f. psych.* ‿ (Georget): Amentia stuporosa (Meynert).

stylet *m.* feine Sonde, Sondiernadel; *physiol.* ‿ écrivant: Schreibhebel.

stylien *adj. anat.* les muscles ‿s:: die

von dem Griffelfortsatze des Schläfenbeins ausgehenden Muskeln.

stylo-glosse *adj. anat.* muscle ˷: M.
styloglossus.

stylo-hyal *m. cfr.* hyoïdien.

styloïde *adj. anat.* apophyse ˷ du temporal [du radius, du cubitus]: Processus styloideus ossis temporalis
[radii, ulnae], Griffelfortsatz.

stylo-mastoïdien *adj. anat.* trou ˷:
Foramen stylomastoideum, Griffel-
warzenloch; artère ˷ne: Art. stylo-
mastoidea.

stylo-maxillaire *adj. anat.* ligament ˷:
Lig. stylomandibulare.

stylo-pharyngien *adj. anat.* muscle ˷:
M. stylopharyngeus.

stypage *m.* Besprühen mit Methylchlorid zur lokalen Anästhesierung.

stype *m.* mit Methylchlorid getränkter
Bausch zur lokalen Anästhesierung.

stypticité *f.* styptische (zusammen-
ziehende) Beschaffenheit.

styptique *adj. pharm.* zusammenziehend, adstringierend; *m.* adstrin-
gierendes Mittel.

styrax *m. pharm.* Styrax, Storaxharz
liefernder Baum.

subaigu *adj.* subakut, nicht ganz akut.

subéreux *adj.* korkig, korkartig.

subinflammation *f.* gelinde Entzündung.

subintrant *adj.* fièvre ˷e: vor Ablauf
des ersten Fieberanfalls wieder ein-
tretendes Fieber, Febris subintrans
(bei Malaria).

subjectif *adj.* persönlich (*opp.* objectif:
sächlich).

sublimation *f.* Verflüchtigung.

sublime *adj. anat.* oberflächlich.

sublimé *adj. zu* sublimation; *pharm.*
soufre ˷ *ou* fleurs de soufre: subli-
mierter Schwefel, Schwefelblumen.

sublimé *m. pharm.* = ˷ corrosif: Sublimat, Quecksilberchlorid; *rar.* ˷
doux: Calomel, Quecksilberchlorür.

sublingual *adj. anat.* unter der Zunge
gelegen; glandes ˷es: Glandulae
sublinguales.

subluxation *f. chir.* Subluxation, unvollkommene Ausrenkung.

submatité *f. int.* leichte Dämpfung des
Perkussionsschalls.

submental *adj.* = sous-mental *w. cfr.*

submersion *f.* Untertauchen; *leg.* mort
par ˷: Ertrinkungstod.

substance *f.* Stoff, Substanz; *pharm.*
en ˷: in natürlichem Zustande.

substitutif *adj.* ersetzend; *pharm.* la
médication substitutive:: die Behandlungsweise, welche schwer zu
heilende Krankheiten durch leicht
zu heilende zu ersetzen strebt.

substitution *f.* Ersetzung.

suc *m.* Saft; ˷ cancéreux: Krebssaft,
Krebsmilch; *pharm* ˷s d'herbes:
Kräutersäfte.

succédané *m.* Ersatzmittel, Surrogat.

succin *m.* Bernstein.

succinique *adj. chem.* acide ˷: Bern-
steinsäure.

succion *f.* Saugen.

succube *m. rar.* (*gew.* cauchemar): Alpdrücken.

succulent *adj.* saftig; oedème ˷ de la
main:: eigenartiges Oedem des
Handrückens bei einigen Nervenkrankheiten.

succussion *f.* Schütteln; *int.* bruit de
˷: Succussio Hippocratis.

sucer *v.* saugen.

suçoir *m.* Saugnapf.

sucrate *m.* = saccharate *w. cfr.*

sucre *m.* Zucker; ˷ de lait: Milchzucker; ˷ de Saturne *ou* de plomb:
Bleizucker.

sucré *adj.* gezuckert; diabète ˷:
Zuckerharnruhr.

sudamina *m. plur.* Schweissfriessel,
Schweissbläschen.

sudation *f.* Schwitzen, Schweissbil-
dung.

sudoral *adj.* sécrétion ˷e: Schweiss-
sekretion.

sudorifère *adj.* Schweiss—.

sudorifique *adj.* schweisstreibend; *m.*
schweisstreibendes Mittel.

sudoripare *adj.* schweissbildend; glandes ˷s: Schweissdrüsen.

suer *v. vulg.* schwitzen.

suette *f. int.* ˷ miliaire: Friesel-
fieber, Schweissfriesel; ˷ anglaise:

englischer Schweiss, Sudor ang-
licus.
sueur *f.* Schweiss.
suffocant *adj.* erstickend; *int.* angine
~e: Angina diphtheritica; catarrhe
~:: Katarrh mit Erstickungsanfällen,
wie z. B. bei akuter Bronchitis,
Bronchopneumonie oder Lungen-
ödem.
suffocation *f.* Ersticken.
suffoquer *v.* ersticken.
suffusion *f.* Ergiessung.
suggestion *f.* Suggestion.
sugillation *f.* Blutunterlaufung.
suicide *m.* Selbstmord.
suicider *v.* se ~: sich selbst morden.
suie *f.* Russ.
suif *m.* Talg.
suint *m.* Wollfett.
suintement *m.* Aussickern, tropfen-
weises Fliessen.
suinter *v.* sickern.
Suisse *pr. anat.* cravate de ~ *cfr.*
cravate.
suisse *adj. pharm.* pilules ~s: Schweizer-
pillen, aloëhaltige Abführpillen.
suite *f.* Folge; *obst.* ~s de couches:
Wochenbett.
sujet *m.* Person; ~ en expérience:
Versuchsperson.
sulfate *m. chem.* schwefelsaures Salz;
~ de soude: Glaubersalz, schwefelsaures Natron.
sulfhydrique *adj. chem.* acide ~ =
hydrogène sulfuré: Schwefelwasser-
stoff.
sulfite *m. chem.* schwefligsaures
Salz.
sulfo-alcalin *adj. pharm.* pommade ~e
cfr. Helmerich.
sulfocarbolate *m. pharm.* sulfokarbol-
saures Salz; ~ de zinc: Zincum
sulfocarbolicum.
sulfocyanate *m.* = sulfocyanure *m. ou*
rhodanure *m. chem.*: Schwefelcyan-
wasserstoffsalz.
sulfophénate *m.* = sulfocarbolate *w. cfr.*
sulfure *m. chem.* Sulfid (einfache Verbindung des Schwefels mit einem
Metall oder Metalloid); ~ de carbone: Schwefelkohlenstoff; ~ de

plomb: Schwefelblei, Bleiglanz; ~
de potasse = foie de soufre:
Schwefelleber.
sulfureux *adj.* schwefelig: acide ~:
schwefelige Säure; bains ~: Schwe-
felbäder.
sulfurique *adj. chem.* acide ~: Schwefelsäure.
superfécondation *f. obst.*:: Befruchtung von 2 Eiern nacheinander,
welche der gleichen Entwickelungs-
periode angehören.
superfétation *f. obst.*:: Befruchtung
von 2 Eiern, welche verschiedenen
Entwicklungsperioden angehören.
superposé *adj.* aufeinandergelagert.
superposition *f.* Aufeinanderlagerung.
supersaturation *f. chem.* Uebersättigung.
supersaturer *v. chem.* übersättigen.
supinateur *m. anat.* Auswärtsdreher
der Hand; long ~ (*ou* muscle huméro-
radial *rar.*): M. brachioradialis;
court ~: M. supinator.
supination *f.* Auswärtsdrehung der
Hand.
suppléant *m.* Stellvertreter (eines
Hospitalarztes).
support *m.* Stütze.
suppositoire *m. pharm.* Stuhlzäpfchen,
Suppositorium.
suppression *f.* Unterdrückung, Verhaltung.
suppuratif *adj. pharm.* eiterbefördernd;
m. eiterbeförderndes Mittel.
suppuration *f.* Eiterung.
suppurer *v.* eitern.
supra-mûr *adj.* überreif.
surabondance *f.* Uebermass.
suractivité *f.* übermässige Thätigkeit;
~ nutritive et formative:: Hypertrophie und Hyperplasie.
suraigu *adj.* äusserst akut.
sural *adj.* Waden—; *anat.* triceps ~:
M. triceps surae.
suralimentation *f.* übermässige Ernährung.
surcharge *f.* Ueberladung; ~ grais-
seuse: Fettauflagerung.
surchlorique *adj.* = perchlorique *w. cfr.*
surcostal *adj.* auf den Rippen gelegen;

anat. muscles surcostaux: Mm. levatores costarum.

surdi-mutité *f.* Taubstummheit.

surdité *f.* Taubheit.

sureau *m.* Holunder, Sambucus.

surelle *f. pharm.* Sauerklee, Oxalis.

sur-épineux *ou* sus-épineux *adj. anat.* muscle ~: M. supraspinatus.

sûreté *f.* Sicherheit; épingle de ~: Sicherheitsnadel.

surexcitabilité *f.* übermässige Reizbarkeit.

surexcitation *f.* übermässige Reizung.

surjet *m. cfr.* suture.

surmenage *m.* Ueberanstrengung.

surmener *v.* überanstrengen.

surnager *v.* obenauf schwimmen, schwimmen bleiben.

suroxyde *m.* = peroxyde *w. cfr.*

surrénal *adj.* über der Niere gelegen; *anat.* capsules ~es: Glandulae suprarenales, Nebennieren.

sursaturation *f. chem.* Uebersättigung.

sursaturer *v. chem.* übersättigen.

sursel *m.* = persel *w. cfr.*

surveillant *m.* Oberwärter.

surveillante *f.* Oberwärterin.

survie *f.* Ueberleben; *leg.* Priorität des Todes.

sus-acromial *adj. anat.* nerfs sus-acromiaux: Nervi supraclaviculares posteriores.

susceptibilité *f.* Empfindlichkeit.

susceptible *adj.* empfindlich.

sus-claviculaire *adj. anat.* nerfs ~s: Nervi supraclaviculares anteriores et medii.

sus-épineux *adj. anat.* muscle ~: M. supraspinatus.

sus-hépatique *adj. anat.* veines ~s: Venae hepaticae.

sus-orbitaire *adj. anat.* trou ~: Foramen supraorbitale.

suspensif *adj.* appareil ~: Suspensionsapparat, Aufhängevorrichtung.

suspension *f.* 1) Suspension, Aufhängen. 2) *pharm.* Suspension (Verteilung) eines unlöslichen Körpers in einer Flüssigkeit.

suspensoir *m. ou* suspensoire *m.* Suspensorium, Tragebeutel.

suspireux *adj. rar.* stöhnend.

sus-pubien *adj. anat.* anneau ~ = anneau inguinal: Leistenring, Leistenkanal; nerf ~ = nerf génito-crural *cfr.* génito-crural.

sus-scapulaire *adj. anat.* artère ~: Art. transversa scapulae; nerf ~: N. suprascapularis.

sus-vaginal *adj.* oberhalb der Scheide gelegen.

suture *f.* 1) *anat.* Nahtverbindung (der Schädelknochen). 2) *chir.* Wundnaht; ~ osseuse: Knochennaht; ~ sèche: trockene Naht (durch Heftpflasterstreifen); ~ à fils perdus: versenkte Naht; faire la ~ au catgut: mit Katgut nähen; fermer une plaie par 7 points de ~: 7 Nadeln in eine Wunde legen; ~ entrecoupée *ou* à points séparés: Knopfnaht; ~ continue: fortlaufende Naht; ~ en surjet *ou* ~ du pelletier: Kürschnernaht; ~ en faufil *ou* à points passés: Matratzennaht; ~ enchevillée *ou* emplumée *ou* empennée: Zapfennaht; ~ entortillée: umschlungene Naht; ~ en bourse: Schnürnaht.

suturer *f.* nähen (von Wunden).

sycose *f.* Bartflechte, Sycosis.

Sydenham *pr. pharm.* laudanum de ~ *cfr.* laudanum; décoction blanche de ~ *cfr.* décoction.

sylvien *adj. zu* Sylvius; *anat.* artère ~ne: Art. cerebri media.

Sylvius *pr. anat.* aqueduc de ~: Aquaeductus cerebri; scissure de ~: Fissura cerebri lateralis.

symblépharon *m. ophthal.* Symblepharon (Verwachsung der Bindehaut von Lid und Augapfel).

symbole *m. chem.* Zeichen (der chemischen Formel).

symèle *m. ou* symélien *m.* Missgeburt mit Verwachsung der Gliedmassen.

symétrie *f.* Symmetrie, Gleichmass.

sympathique *adj. anat.* grand nerf ~: N. sympathicus; (*invet.* nerf ~ moyen: N. vagus; petit nerf ~: N. facialis.)

sympexion *m. anat.* körnige Massen

in den Samenbläschen, und im Samen.

symphyse *f.* Symphyse, Verwachsung; *int.* ⸗ cardiaque: Obliteration (Verwachsung) des Herzbeutels; *anat.* ⸗ pubienne: Schamfuge; ⸗ du menton:: Vereinigung der Kieferhälften am Kinn.

symphyséotomie *f. obst.* Symphyseotomie, Schamfugenschnitt.

symptomatique *adj. zu* symptôme.

symptômatologie *f.* Symptomatologie, Lehre von den Krankheitszeichen.

symptôme *m.* Symptom, Krankheitszeichen.

synanche *f. invet.* Halsentzündung.

synaptase *f. cfr.* émulsine.

synaptique *adj. anat.* fibres ⸗s: vereinigende Fasern (bei der Narbenbildung).

synarthrose *f.* Synarthrose, unbewegliche Knochenverbindung.

synchisis *m. ophthal.* Verflüssigung; ⸗ étincelant: Synchisis scindilans.

synchondrose *f.* Synchondrosis, unbewegliche Knorpelverbindung, Knorpelfuge.

synclitisme *m. obst.*:: Stellung des kindlichen Kopfes, bei welcher die Pfeilnaht quer, genau in der Mitte zwischen Promontorium und Symphyse, verläuft (*opp.* asynclitisme:: Stellung, bei welcher die Pfeilnaht nach vorne oder nach hinten abgewichen ist).

syncopal *adj.* accès ⸗: Ohnmachtsanfall; fièvre ⸗e:: von Ohnmachtsanfällen begleitetes Malariafieber.

syncope *f.* Ohnmacht.

syndactylie *f.* Syndaktylie, Fingerverwachsung.

syndectomie *f. ophthal.* Ausschneiden eines perikornealen Konjunktivalringes.

syndesmite *f. ophthal.* ⸗ oculaire = sclérotite *w. cfr.*

syndesmographie *f. ou* syndesmologie *f. anat.* Bänderlehre.

syndesmose *f.* Knochenvereinigung durch Bänder.

syndrome *m.* Symptomgruppe.

synéchie *f. ophthal.* Irisverwachsung.

synéchotomie *f. ophthal.* = corélysis *w. cfr.*

synergie *f.* Zusammenwirkung, Mitwirkung.

synergique *adj.* mitwirkend, unterstützend; *m. pharm.* unterstützendes Mittel.

synizésis *f. ophthal.* Pupillenverschluss.

synoque *f. invet.* anhaltendes Fieber.

synostose *f.* Synostose, Knochenverwachsung.

synovial *adj. anat.* membrane ⸗e: Gelenkshaut, Synovialhaut; capsule ⸗e: Gelenkkapsel.

synovie *f.* Synovia, Gelenkschmiere.

synovite *f.* Synovialhautentzündung.

synthèse *f.* Zusammensetzung.

syntonine *f.* Syntonin, Muskelfibrin.

syphilide *f.* Syphilid, syphilitischer Hautausschlag.

syphilis *f.* Syphilis, Lustseuche.

syphilitique *adj.* syphilitisch.

syphilome *m.* Gumma.

syringomyélie *f.* Syringomyelie, Spaltbildung im Rückenmark.

syringotome *m. invet.* Fistelmesser.

systaltique *adj. rar.* (*gew.* systolique): systolisch.

système *m.* System.

systématique *ou* systématisé *adj. zu* système; myélite ⸗ *cfr.* myélite.

systole *f.* Systole, Herzzusammenziehung.

systolique *adj.* systolisch.

T.

tabac *m.* Tabak; ⸗ à chiquer: Kautabak.

tabatière *f.* Tabaksdose; *anat.* ⸗ anatomique:: Grübchen an der Radialseite der Hand zwischen den Sehnen des M. extensor pollicis longus und brevis.

tabes *m. rar.* (*gew.* ataxie locomotrice): Tabes dorsalis, Rückenmarkschwindsucht.

tabide *adj.* an Tabes leidend.

table *f.* Tisch, Tabelle; *chir.* ⸗ à opérations: Operationstisch; *anat.* ⸗ externe [interne] du crâne: Tabula externa [interna] cranii.

tablette *f.pharm.* Zeltchen, Täfelchen.

tablier *m.* Schürze.

tabouret *m.* Schemel; *physic.* ⁓ isolant: Isolierschemel.

tache *f.* Fleck; ⁓ hépatique: Leberfleck; ⁓ de rousseur = éphélide: Sommersprosse, Sonnenfleck; ⁓ vineuse = ⁓ sanguine: Muttermal, Blutmal; *int.* ⁓ (*ou* raie) cérébrale *ou* méningitique *cfr.* raie; ⁓ laiteuse: Sehnenfleck; *anat.* ⁓ jaune: Macula lutea (ovariorum); ⁓ motrice:: Endigung der marklosen Nervenfasern in den glatten Muskeln; *embryol.* ⁓ embryonnaire *ou* germinative: Keimfleck.

tacheté *adj.* fleckig, gesprenkelt; lèpre ⁓e *ou* maculeuse: Lepra maculosa.

tachycardie *f. int.* Tachykardie, abnorm beschleunigte Herzthätigkeit.

tact *m.* Gefühl; *anat.* corpuscule de ⁓: (Meissnersches) Tastkörperchen.

tactile *adj.* Gefühls—.

taenia *m.* = ténia *m.* Bandwurm; ⁓ armé: Taenia solium; ⁓ inerme = ⁓ médio-canellé: Taenia mediocanellata; *anat.* ⁓ demi-circulaire = bandelette demi-circulaire du corps strié: Taenia chorioidea; ⁓ de l'hippocampe: Fimbria hippocampi.

taenicide *adj.pharm.* bandwurmtötend.

taenifuge *adj. pharm.* bandwurmabtreibend; *s.* Bandwurmmittel.

taffetas *m.* Taffet; *pharm.* ⁓ d'Angleterre *ou* ⁓ gommé = sparadrap de colle de poisson: englisches Pflaster, Hausenpflaster.

taie *f. ophthal.* weisser Hornhautfleck, Leukoma.

taillade *f.* Schnitt.

taillader *v.* einschneiden.

taille *f.* 1) Körpergrösse; de ⁓ moyenne: von mittlerer Grösse. 2) *invet.* Steinschnitt; ⁓ hypogastrique: hoher Steinschnitt, Sectio alta; ⁓ périnéale: Seitensteinschnitt, Sectio lateralis.

tailler *v.* 1) schneiden, durch Schneiden bilden (*opp.* couper: durchschneiden, abschneiden); ⁓ un lambeau: einen Lappen präparieren. 2) *invet.* den Steinschnitt ausführen.

talalgie *f.* Schmerzhaftigkeit der Ferse (durch Schleimbeutel- oder Knochenerkrankung).

talc *m. pharm.* Talk, kieselsaure Magnesia.

talon *m.* 1) Ferse. 2) unterster Teil eines Apparates, Schuh, Fuss, Ansatz.

talus *lat. chir.* pied ⁓: Pes calcaneus.

tamarin *m.* Tamarindenmus.

tambour *m.* 1) *anat. rar.* (*gew.* membrane du tympan): Trommelfell. 2) *physiol.* trommelförmiger Registrierapparat. 3) Trommler; *int.* en baguette de ⁓: trommelschlägelförmig.

tamis *m.* Sieb.

tamisation *f.* Sieben, Durchsieben.

tampon *m.* Tampon, Bausch.

tamponnement *m.* Tamponade, Ausstopfen.

tan *m.* Lohe.

tanaisie *f. pharm.* Rainfarn, Tanacetum.

tanche *f.* Schleie; museau de ⁓ *cfr.* museau.

tannage *m.* Gerben.

tannate *m. chem.* gerbsaures Salz.

tanne *f.* Mitesser.

tannin *m.* Tannin, Gerbsäure.

tannique *adj. chem.* acide ⁓: Gerbsäure.

tapis *m.* Teppich; *ophthal.* Pigmentschicht der Chorioidea, Stratum pigmenti.

tapisser *v.* auskleiden, tapezieren.

tapotement *m. cfr.* tapoter.

tapoter *v.* klopfen (mit dem Ulnarrande der Hand zu Massagezwecken).

tardif *adj.* spät eintretend; signe ⁓: Spätsymptom (*opp.* signe précoce: Frühsymptom).

tardivité *f.* Spätreife.

tare *f.* ⁓ héréditaire: erbliche Belastung.

tarentule *f.* Tarantel.

Tarin *pr. anat.* valvule de ⁓ *cfr.* valvule.

tarir *v.* versiegen.

tarlatane *f.* feinfaseriges Baumwollgewebe (als Verbandstoff).

Tarnier *pr. obst.* forceps de ~ : Tarniers Achsenzugzange.

tarsalgie *f.* ~ des adolescents = pied plat inflammatoire = pied valgus douloureux: entzündlicher schmerzhafter Plattfuss.

tarse *m. anat.* 1) Fusswurzel, Tarsus. 2) = fibro-cartilage ~ : Tarsalknorpel des Augenlides.

tarsien *adj.* Fusswurzel—.

tarte *f.* Torte.

tartrate *m. chem.* weinsaures Salz; ~ de potasse et d'antimoine = tartre stibié = émétique: Brechweinstein, Tartarus stibiatus; ~ borico-potassique: Boraxweinstein, Tartarus boraxatus; ~ de potasse et de soude: Seignettesalz.

tartre *m.* Weinstein: crème de ~ = bitartrate de potasse: doppeltweinsaures Kali, Tartarus depuratus, Cremor tartari, Kali bitartaricum; crème de ~ soluble = tartrate borico-potassique *cfr.* tartrate.

tartrique *adj. chem.* acide ~ : Weinsäure.

tâter *v.* betasten.

tatouage *m. zu* tatouer.

tatouer *v.* tätowieren.

taurine *f. physiol.* Taurin (Gallenderivat).

taurocholate *m. physiol.* = choléate: taurocholsaures Salz.

taurocholique *adj. physiol.* acide ~ : Taurocholsäure (Gallensäure).

taux *m.* Preis, Satz; le ~ de sucre des urines: der Zuckergehalt des Urins.

taxis *f. chir.* Taxis, Zurückbringen (einer Hernie).

tégument *m.* Leibesdecke, Haut, Tegument.

tégumentaire *ou* tégumenteux *adj.* Haut—, Deck—; *anat.* artère tégumenteuse abdominale: Art. circumflexa ilium superficialis.

teigne *f. vulg.* 1) Sammelname für Hautaffektionen des Kopfes; ~ achromateuse = ~ pélade: Alopecia areata, Area Celsi; ~ faveuse: Favus; ~ tondante = ~ tonsurante: Herpes tonsurans. 2) Motte, Schabe.

teigneux *adj. zu* teigne.

teindre *v.* färben.

teint *m.* Hautfarbe, Gesichtsfarbe.

teinte *f.* Farbe, Schattierung.

teinture *f.* Tinktur; *pharm.* ~ thébaique *cfr.* opium; ~ de Klaproth *ou* de Bestuchef: Tinctura ferri chlorati aetherea.

telangiectasie *f.* Teleangiektasie, Erweiterung der Hautkapillaren.

télo-formatif *adj.* gewebebildend.

témoin *m.* Zeuge, Vergleichstier, Vergleichskultur.

tempe *f.* Schläfe.

tempérament *m.* 1) Temperament, Gemütsart. 2) Körperbeschaffenheit; ~ lymphatique: zu Skrofulose neigende Körperbeschaffenheit; ~ sanguin: zu Plethora neigende Körperbeschaffenheit.

tempérance *f.* Mässigkeit, Temperenz.

tempérant *adj.* mässigend, mildernd; *m. pharm.* besänftigendes Mittel.

température *f.* Temperatur, Wärme.

tempéré *adj.* gemässigt; climat ~ : gemässigtes Klima.

temporaire *adj.* nur eine gewisse Zeit dauernd.

temporal *adj.* Schläfen—; *anat.* nerf ~ superficiel: N. auriculotemporalis.

temporal *m.* Schläfenbein.

temporisation *f.* Zuwarten.

temps *m.* Zeit; les ~ d'une opération: die (zeitlich aufeinanderfolgenden) Abschnitte einer Operation.

tenace *adj.* zähe, festhaltend.

ténaculum *m. invet.* gekrümmte gestielte Nadel (zum Festhalten der Arterien bei der Unterbindung).

tenailles *f. plur.* schneidende Zange, Knochenzange.

tendance *f.* Neigung; ~ à la constipation: Neigung zur Stuhlverstopfung.

tendineux *adj.* sehnig; *int.* réflexe ~ : Sehnenreflex.

tendon *m.* Sehne; *anat.* ~ d'Achille: Achillessehne, Tendo calcaneus.

tenesme *m.* Tenesmus, schmerzhafter Zwang (der Blase oder des Mastdarms).

tenette *f. chir.* Steinzange.

teneur *f.* 1) Gehalt; la teneur en fer du foie: der Eisengehalt der Leber. 2) Text eines (gerichtärztlichen) Gutachtens.

ténia *m. cfr.* taenia.

ténifuge *m.* = taenifuge *w. cfr.*

Tenon *pr. anat.* capsule de ~ *cfr.* orbito-oculaire.

tenon *m.* Zapfen, Leiste, Vorsprung.

ténorrhaphie *f.* Sehnennaht.

ténosite *f.* = tenosynovite *w. cfr.*

ténosynovite *f.* Tendovaginitis, Sehnenscheidenentzündung.

ténotomie *f.* Sehnendurchschneidung.

tenseur *m.* Spanner; *anat.* ~ de l'aponévrose crurale = ~ du fascia lata: M. tensor fasciae latae.

tension *f.* Spannung.

tente *f.* 1) Charpietampon, Bausch. 2) Zelt; *anat.* ~ du cervelet: Tentorium cerebelli.

tératologie *f.* Lehre von den Missbildungen.

térébène *f. pharm.* Terpen.

térébenthène *m. pharm.* Terebenten (Hauptbestandteil des Terpentinöls).

térébenthine *f. pharm.* Terpentin; essence de ~: Terpentinöl.

térébrant *adj.* bohrend.

térébration *f. rar.* Durchbohrung.

terme *m.* Ziel; *obst.* femme à ~: Frau am normalen Schwangerschaftsende; enfant à ~: ausgetragenes Kind.

terminaison *f.* ~ des nerfs: Nervenendigung; *anat.* ~ fibrillaire intra-épidermique: freie Nervenendigung in der Epidermis.

terminal *adj.* End—.

ternaire *adj. hyg.* aus 3 Grundstoffen (C.O.H.) bestehend, d. h. stickstofffrei; les matières ~s: die stickstofffreien Bestandteile d. h. Fette und Kohlenwasserstoffe.

terne *adj.* matt, glanzlos.

ternir *v.* trübe machen; se ~: trübe werden, sich beschlagen.

terpine *f. pharm.* = trihydrate de térébenthine: Terpin.

terreux *adj.* 1) erdig; phosphate ~: Erdphosphat. 2) erdfahl.

test *m. engl. psych.* Probe, Experiment.

testiculaire *adj.* Hoden—.

testicule *m.* Hoden.

tétanie *f.* = contracture essentielle des extrémités: Tetanie.

tétanique *adj.* tetanisch.

tétaniser *r.* in Tetanus versetzen.

tétanos *m.* Tetanus, Starrkrampf; ~ céphalique: Kopftetanus.

tête *f.* Kopf; *physiol.* voix de ~: Fistelstimme.

tétée *f.* Anlegen des Kindes an die Brust.

téter *r.* an der Brust trinken.

téterelle *f.* Milchpumpe, Warzenhütchen.

tétin *m. vulg.* Brustwarze.

téton *m. vulg.* weibliche Brust.

texture *f.* Struktur, Bau, Gewebe.

thalline *f. pharm.* Thallin.

thanatologie *f.* Lehre vom Tod.

thé *m.* Thee.

thébaïque *adj.* teinture ~ *cfr.* opium.

thébaïsme *m.* Opiumvergiftung.

théine *f.* = caféine *w. cfr.*

théique *adj.* Thee—.

thélotisme *m. rar.* Erektion der Brustwarze.

thénar *m.* = éminence ~: Daumenballen.

théobromine *f. pharm.* Theobromin.

théorie *f.* Theorie.

théorique *adj.* theoretisch.

thérapeutique *f.* Therapie, Heilung.

thériaque *f. pharm.* = électuaire opiacé: Theriak.

thermal *adj. zu* thermes *w. cfr.*

thermes *m. plur.* Thermen, heisse Quellen.

thermesthésie *f.* Wärmeempfindung.

thermique *adj.* thermisch, Wärme—.

thermocautère *m.* (Paquelinscher) Glühapparat, Thermokauter.

thermogenèse *f.* Wärmebildung.

thermomètre *m.* Thermometer; ~ maxima: Maximalthermometer.

thermo-systallisme *m. physiol.* Zusammenziehen der Muskeln bei Wärmereizen.

thèse *f.* ⁓ du doctorat: Inaugural-dissertation.

thoracique *adj.* Brust—; *anat.* canal ⁓: Milchbrustgang, Ductus thoracicus; artère ⁓ inférieure: Art. thoracalis lateralis.

thoracocentèse *f.* Bruststich.

thoracotomie *f. chir.* Brustschnitt.

thorax *m.* Thorax, Brustkorb, Brustkasten.

thridace *f. pharm.* Extrakt aus Lactuca virosa.

thrill *m. engl. int.* schwirrendes Geräusch (besonders in den Blutgefässen des Halses bei Aorteninsuffizienz und Aortenaneurysma).

thrombose *f.* Thrombose, Blutgerinnung im lebenden Organismus.

thrombus *m.* Thrombus, Blutgerinnsel im lebenden Organismus.

thym *m. pharm.* Thymian.

thymique *adj. pharm.* acide ⁓: Thymol; asthme ⁓ *cfr.* asthme.

thymol *m.* = acide thymique: Thymol.

thymus *m.* Thymusdrüse.

thyréo-aryténoïdien *adj. anat.* Schildknorpelgiessbecken—; muscle ⁓: M. thyreoarytaenoideus.

thyréocèle *m. rar.* Kropf.

thyréo-hyoïdien *ou* thyro-hyoïdien *adj. anat.* Schildknorpelzungenbein—; muscle ⁓: M. thyreohyoideus.

thyréoïde *ou* thyroïde *adj. anat.* cartilage ⁓: Schildknorpel; glande (*ou* corps) ⁓: Schilddrüse.

thyréoïdien *ou* thyroïdien *adj.* Schilddrüsen—.

thyroïdite *f.* Schilddrüsenentzündung.

tibia *m.* Schienbein.

tibial *adj.* Schienbein—; *anat.* nerf ⁓ antérieur: N. peronaeus profundus; nerf ⁓ postérieur *ou* nerf sciatique poplité interne: N. tibialis; muscle ⁓ *rar.* = muscle jambier *cfr.* jambier.

tibio-péronier *adj. anat.* tronc ⁓: Art. tibialis vor dem Abgang der Art. peronaea.

tic *m.* krampfhaftes Zucken; *int.* ⁓ douloureux de la face: Gesichtsneuralgie; ⁓ de Salaam *cfr.* Salaam.

tiède *adj.* lauwarm.

tierce *adj. femin. zu* tiers.

tiers *adj.* dritter; fièvre tierce: am 3. Tag sich wiederholendes (Malaria-) Fieber, Febris tertiana.

tiers *m.* Drittel; à l'union du ⁓ moyen et du ⁓ supérieur: an der Grenze des mittleren und oberen Drittels.

tige *f.* Stiel, Stengel; ⁓ intrautérine: Intrauterinpessar; *anat.* ⁓ funiculaire: Nabelstrang; ⁓ du calamus:: Medianfurche der Rautengrube; ⁓ du corps pituitaire: Infundibulum.

tilleul *m.* Linde; *pharm.* fleurs de ⁓: Lindenblüten.

timbre *m.* Klangfarbe.

tinette *f.* Eimer; *hyg.* ⁓s filtrantes:: Abtrittstonnen mit Siebvorrichtung zur Trennung der festen und flüssigen Bestandteile.

tintement *m.* Klingen; *int.* ⁓ métallique des bruits du coeur: metallischer Beiklang der Herztöne.

tirage *m.* 1) *int.* inspiratorisches Einziehen der Herzgrube und Rippenbögen bei Stenose der oberen Luftwege. 2) *hyg.* Zug (bei Heizung, Ventilation *etc.*).

tiraillement *m.* Zerren.

tirailler *v.* zerren.

tire-balle *m. chir.* = pince ⁓: Kugelzange.

tire-bouchon *m.* Pfropfenzieher.

tire-langue *m.* = pince ⁓: Zungenzange.

tisane *f.* Arzneithee, Arzneitrank; *W. cfr.* apozème.

tissu *m.* Gewebe.

titillation *f.* Kitzeln, Prickeln.

titrage *m. chem.* Massanalyse, Titrieren.

titrer *v. zu* titrage.

titubation *f.* Schwanken; *int.* ⁓ cérébelleuse: schwankender Gang (wie der eines Betrunkenen) bei Affektionen des Kleinhirns.

tituber *v.* schwanken.

tocologie *f.* Lehre von der Geburt.

Todd *pr. pharm.* potion de ⁓:: stark alkoholhaltige Arznei.

toise *f.* Messvorrichtung (zum Bestimmen der Körperlänge beim Stehen).

toiser *v. zu* toise.

toit *m.* Dach; *anat.* ⁓ du pédoncle *cfr.* pédoncle.

tôle *f.* Blech.

tolérance *f.* Duldung, Toleranz für Arzneimittel; maison de ⁓: Bordell.

Tolu *m. pharm.* baume de ⁓: Tolubalsam.

toluène *m.* = toluol *m. chem.* Methylbenzin.

ton *m. physic.* Tonhöhe, Tonintervall (*opp.* son: Ton).

tonal *adj.* Ton—.

tonalité *f. physic.* charakteristische Eigenschaft eines Tones.

tondant *adj.* teigne ⁓e *cfr.* teigne.

tonicité *f.* Tonus, Spannkraft.

tonifier *v.* Spannkraft erhöhen.

tonique *adj.* 1) tonisch; *physiol.* contraction ⁓: tonischer Krampf; (*opp.* contraction clonique *cfr.* clonique). 2) *pharm.* tonisch, anreizend, Aktivität erhöhend (*opp.* paralysant: lähmend).

tonsillaire *adj. zu* tonsille; *anat.* lobule ⁓: Tonsilla cerebelli.

tonsille *f. rar.* (*gew.* amygdale): Mandel.

tonsillotome *m.* Tonsillenmesser, Mandelmesser.

tonsurant *adj.* teigne ⁓e: Herpes tonsurans, scherende Flechte.

tophacé *adj.* calcul ⁓: Tophus, Gichtknoten.

tophus *m.* Tophus, Gichtknoten.

topique *adj. pharm.* lokal wirkend; *m.* lokal wirkendes Mittel.

torcular *m. anat. cfr.* pressoir.

tord-fil *m. chir.* Fadenschnürer.

tormineux *adj. invet.* mit Bauchgrimmen behaftet.

torpeur *f.* krankhaft verminderte Erregbarkeit, Torpor, Starre.

torpide *adj. zu* torpeur.

torréfier *v.* rösten, dörren.

torrent *m.* Strom; ⁓ circulatoire: Kreislauf.

tors *adj.* gedreht, krumm; *vulg.* jambes ⁓es: Säbelbeine.

torsion *f.* Drehen, Torsion; *chir.* pince à ⁓: Pincette zur Arterientorsion; *anat.* gouttière de ⁓: Sulcus radialis humeri.

torticolis *m.* Steifhals, Schiefhals, Torticolis.

tortue *f.* 1) Schildkröte. 2) *vulg.* Grützbeutel.

tortueux *adj.* geschlängelt.

toucher *m.* 1) Gefühlsinn. 2) Betasten, Touchieren; ⁓ rectal [vaginal]: Untersuchung per rectum [vaginam].

touffe *f.* Büschel.

tour *m.* Rundgang; ceinture qui fait le ⁓ des reins: um die Hüfte gelegte Leibbinde; *chir. invet.* ⁓ de maître: eine besondere Art der Kathetereinführung, wobei der Schnabel einen Halbkreis beschreibt.

tourbe *f.* Torf.

tournesol *m.* Lackmus; papier de ⁓: Lackmuspapier.

tourniole *f. invet.* oberflächliches Panaritium am Nagel.

tourniquet *m. chir.* Aderpresse.

tournis *m.* Drehkrankheit (der Schafe).

tournoiment *m.* Drehen, Schwindel.

tousser *v.* husten.

toussiller *v.* hüsteln.

tout à l'égout *m. hyg.* Kanalisationssystem, bei welchem alle Abfallstoffe sofort in die grossen Entleerungskanäle geleitet werden (*opp.* fosses d'aisance: Grubensystem).

toux *f.* Husten.

toxicologie *f.* Giftkunde, Toxikologie.

toxine *f.* Toxin, Bakteriengift.

toxique *adj.* giftig; puissance ⁓: toxische Kraft.

toxique *m.* Gift.

trabécule *f.* Bälkchen.

tracé *m.* Riss, Aufzeichnung (z. B. der Pulskurve).

trachéal *adj.* Luftröhren—.

trachée *f.* = trachée-artère *f.* Luftröhre, Trachea.

trachéite *f.* Luftröhrenentzündung.

trachélisme *m.* spastische Zusammenziehung der Halsmuskeln (z. B. bei Epilepsie).

trachélo-mastoïdien *adj. anat.* muscle ⁓ *cfr.* complexus.

trachélo-occipital *adj. anat.* muscle ⁓ *cfr.* complexus.

trachéocèle *f. rar.* Kropf.
trachéotomie *f.* Luftröhrenschnitt, Tracheotomie.
tracteur *m.* Zieher, Zugapparat.
traction *f.* Zug; exercer des ⌣s: ziehen.
tragant *m. pharm.* = gomme adragante: Tragant.
tragus *m. anat.* Tragus, Bock der Ohrmuschel.
traîneau *m.* Schlitten; pessaire en ⌣: (Schulzesches) Schlittenpessar.
traînée *f.* Zug, Streifen.
traîner *v.* ziehen; *int.* parole traînante: schleppende Sprache.
trait *m.* Zug, Gesichtszug; *chir.* ⌣ de fracture: Bruchrichtung.
traité *m.* Lehrbuch.
traitement *m.* Behandlung.
traiter *v.* behandeln.
trajet *m.* Wegstrecke, Wundkanal.
trame *f.* Gewebe, Geflecht.
tranchant *adj.* schneidend; *anat.* le bord ⌣ du foie: der scharfe Leberrand; *chir.* cuiller ⌣e = curette ⌣e: scharfer Löffel; plaie par instrument ⌣: Schnittwunde.
tranchant *m.* Schneide.
tranche *f.* Schnitte, Scheibe, abgeschnittenes Ende.
tranchées *f. plur.* Bauchgrimmen; *obst.* ⌣ utérines: Nachwehen.
transcurrent *adj.* darüber hinziehend; cautérisation ⌣e: *cfr.* cautérisation.
transfert *m. int.* Uebertragung (von Lähmungen *etc.* von einer Körperhälfte auf die andere mittelst Metallotherapie oder einfacher Suggestion).
transfixion *f. chir.* Durchschneiden von Haut und Muskeln in einem Zug (bei Amputationen oder Exartikulationen).
transforateur *m. obst.* Instrument zur Kraniotomie.
transformation *f.* Umwandelung.
transfuser *v.* übergiessen, überleiten, transfundieren.
transfusion *f.* Transfusion, Blutüberleitung.
transition *f.* Uebergang; forme de ⌣: Uebergangsform.

transitoire *adj.* vorübergehend.
translucide *adj.* durchscheinend.
translucidité *f.* Durchscheinen.
transmettre *v.* übertragen.
transmissibilité *f.* Uebertragbarkeit.
transmissible *adj.* übertragbar; les maladies ⌣s: die ansteckenden Krankheiten.
transmission *f.* Uebertragung, Ansteckung.
transmutation *f.* Umwandlung.
transparence *f.* Durchsichtigkeit.
transparent *adj.* durchsichtig; *anat.* cloison ⌣e: Septum pellucidum (cerebri).
transpiration *f.* Hautausdünstung.
transpirer *v.* schwitzen.
transplant *m.* überzuimpfendes Gewebsstück.
transplantation *f. chir.* Transplantation, Ueberimpfen lebender Gewebe.
transposition *f.* Verlagerung nach der entgegengesetzten Seite.
transsudation *f.* Ausschwitzen.
transsuder *v.* ausschwitzen.
transversaire *adj.* quer; *anat.* muscle ⌣ du cou: M. longissimus colli; muscles ⌣s-épineux:: Mm. semispinales multifidi et rotatores.
transversal *ou* transverse *adj.* quer; *anat.* muscle ⌣ du nez: Pars transversa musculi nasalis; muscle ⌣ de l'abdomen: M. transversus abdominis.
trapèze *m. anat.* muscle ⌣: M. trapezius; os ⌣: Os multangulum majus.
trapézoïde *adj. anat.* ligament ⌣ *cfr.* coraco-claviculaire; os ⌣: Os multangulum minus.
trapu *adj.* stämmig, untersetzt.
Traube *pr. int.* espace semi-lunaire de ⌣ *cfr.* semi-lunaire.
traumaticine *f. pharm.* Traumaticin, Lösung von Guttapercha in Chloroform.
traumatique *adj.* traumatisch, durch Verletzung entstanden.
traumatiser *v.* verletzen.
traumatisme *m.* Trauma, Verletzung.
travail *m.* 1) Arbeit; salle de ⌣: Lesesaal einer wissenschaftlichen Biblio-

thek. 2) *obst.* = ˷ de l'accouchement: Kreissen; salle de ˷: Kreisssaal.

travée *f.* Feld, Fach.

travers *m.* Quere, Querdurchmesser; quatre ˷ de doigt au dessous de l'angle de l'omoplate: 4 Querfinger unterhalb des Schulterblattwinkels; avaler de ˷ *cfr.* avaler.

traversin *m.* (grosses) Kopfkissen.

trébucher *v.* stolpern.

trèfle *m.* Klee.

trématodes *m. plur.* Saugwürmer.

tremblement *m.* Zittern; *int.* ˷ à l'occasion de mouvements voulus: Intentionstremor.

trembler *v.* zittern.

trembleur *m. physic.* Stromunterbrecher, Wagnerscher (oder Neefscher) Hammer.

tremblotement *m.* leichtgradiges Zittern.

trembloter *v.* leicht zittern.

trémuler *v.* erzittern.

trépan *m. chir.* Trepan, Schädelbohrer.

trépanation *f. chir.* Trepanieren.

trépaner *v. chir.* trepanieren, Schädel anbohren.

tréphine *f. chir.* Handtrepan.

trépidation *f.* Zuckung; *int.* ˷ épileptoïde *ou* spinale: Fussklonus.

trépied *m.* Dreifuss.

Tréport *pr. cfr.* Le Tréport.

tressaillement *m.* Zucken.

tressaillir *v.* zucken.

tressé *adj.* geflochten; soie ˷e *cfr.* soie.

triade *f.* Trias, Dreizahl.

triangle *m.* Dreieck; *chir.* dreieckiges Tuch, Verband mit dem dreieckigen Tuche; *anat.* ˷ de Scarpa:: Dreieck zwischen Lig. inguinale, M. sartorius und M. adductor longus; ˷ de Petit:: Dreieck zwischen M. latissimus dorsi, M. obliquus externus und Darmbeinkamm.

triangulaire *adj.* dreieckig; *anat.* muscle ˷ des lèvres: M. triangularis oris; muscle ˷ du nez = muscle transverse du nez *cfr.* transversal; muscle ˷ du sternum: M. transversus thoracis.

tribadisme *m.* Tribadismus, weibliche Onanie.

triceps *adj.* dreiköpfig; *anat.* muscle ˷ brachial: M. triceps brachii; muscle ˷ fémoral: M. quadriceps femoris; muscle ˷ sural: M. triceps surae (d. h. M. gastrocnemius und M. soleus).

trichiasis *f. ophthal.* Einwärtsdrehung der Wimpern, Entropium, Trichiasis.

trichine *f.* Trichine.

trichineux *adj.* trichinenhaltig.

trichinose *f. int.* Trichinosis, Trichinenkrankheit.

trichocéphale *m.* Peitschenwurm.

trichophobie *f. psych.* Angst vor Haaren.

trichophytie *f. int.* durch den Trychophyton tonsurans erzeugte Krankheit.

trichosis *f.* = trichiasis *w. cfr.*

tricoter *v.* stricken; aiguille à ˷: Stricknadel.

tricuspide *ou* tricuspidien *adj.* dreizipfelig; *anat.* valvule ˷: Trikuspidalklappe.

tridenté *adj.* dreizackig; pince ˷e: dreizähnige Hakenpincette.

trifacial *adj. anat.* nerf ˷ *rar.* = nerf trijumeau *cfr.* trijumeau.

trigone *m.* Dreieck; *anat.* ˷ cérébral: Hirngewölbe, Fornix; ˷ vésical de Lieutaud: Trigonum vesicae.

trijumeau *m.* 1) Drilling. 2) *anat.* nerf ˷: N. trigeminus.

trilabe *m. chir.* (dreiteilige) Steinzange.

trinitrine *f. pharm.* Nitroglycerin.

triple *adj.* dreifach; *obst.* grossesse ˷: Drillingsschwangerschaft.

trismus *m. ou* trisme *m.* Kinnbackenkrampf, Trismus.

trisplanchnique *adj.* nerf ˷ *rar.* (*gew.* grand nerf sympathique): N. sympathicus.

trituration *f.* Zerreibung.

triturer *v.* zerreiben.

trocart *m.* = trois-quart *m.*: Trokart, Troikart, Punktionsinstrument.

trochanter *m. anat.* grand [petit] ˷: grosser [kleiner] Rollhügel, Trochanter major [minor] femoris.

trochantérien *adj. zu* trochanter.

trochantin *m. anat.* = petit trochanter *cfr.* trochanter.

trochin *m. anat.* Tuberculum minus humeri.

trochisque *m.* Pastille, Plätzchen.

trochiter *m. anat.* Tuberculum majus humeri.

trochléateur *adj.* nerf ⁓ *rar.* (*gew.* nerf pathétique): N. trochlearis.

trochlée *f.* Rolle; *anat.* ⁓ humérale: Trochlea humeri.

trochoïde *adj. anat.* articulation ⁓: Rollgelenk.

trois-quart *m.* = trocart *w. cfr.*

trompe *f.* Trompete, Rüssel; *anat.* ⁓ d'Eustache:: Ohrtrompete, Tuba auditiva; ⁓ de Fallope:: Muttertrompete, Tuba uterina.

tronc *m.* 1) Rumpf. 2) Stamm, Gefässstamm; *anat.* ⁓ basilaire: Art. basilaris; ⁓ brachio-céphalique: Art. anonyma; ⁓ coeliaque: Art. coeliaca.

tronçon *m.* Stumpf.

tronquer *v.* verstümmeln.

trophicité *f.* Ernährungsbedingungen, Stoffwechsel.

trophique *adj.* Ernährungs—.

trophique *m. pharm.* den Stoffwechsel begünstigendes Mittel.

trophonévrose *f.* Trophoneurose (Ernährungsstörung auf nervöser Basis).

tropical *adj.* tropisch.

tropine *f. pharm.* Derivat des Atropin.

trou *m.* Loch; *anat.* ⁓ borgne *cfr.* borgne; ⁓ de Botal: Foramen ovale (zwischen beiden Herzvorhöfen); ⁓ de Monro *cfr.* Monro; ⁓ ovale *cfr.* ovale; ⁓ grand rond: Foramen rotundum ossis sphenoidalis; ⁓ petit rond *ou* ⁓ sphéno-épineux: Foramen spinosum ossis sphenoidalis.

trouble *adj.* trübe.

trouble *m.* Unordnung, krankhafte Störung; ⁓s de la miction et de la défécation: Störungen der Entleerung von Blase und Mastdarm.

troubler *v.* 1) in Unordnung bringen, stören. 2) trübe machen.

trousse *f.* Ausstattung, Besteck, Verbandtasche; ⁓ à 3 pliants: 3fächerige Verbandtasche.

Trouville *pr.* Seebad an der Seinemündung.

truffe *f.* Trüffel.

trypsine *f. physiol.* Trypsin (Pankreasferment).

tryptone *m. rar.* Pepton.

tub *m. engl.* Wanne, grosses Waschbecken.

tubacé *adj. rar.* röhrenförmig.

tubage *m.* Intubation (Einlegen einer Röhre in den Kehlkopf).

tubaire *adj. obst.* grossesse ⁓: Tubarschwangerschaft; *int.* respiration ⁓ = souffle ⁓: Bronchialatmen, Röhrenatmen; voix ⁓: Bronchophonie.

tube *m.* Schlauch, Cylinder, Tubus; ⁓ en aluminium: Aluminiumröhre; ⁓ en caoutchouc: Gummischlauch; ⁓ à drainage: Drainröhre; *anat.* ⁓ collecteur: Sammelröhre (der Niere); glande en ⁓ *cfr.* glande; ⁓ excréteur: Ausführungsgang; ⁓ digestif: Verdauungskanal; ⁓ nerveux = fibre nerveuse: Nervenfaser; ⁓ à myéline = ⁓ à double contour: markhaltige Nervenfaser; ⁓ sans myéline = ⁓ à simple contour: marklose Nervenfaser.

tuber *v. zu* tubage.

tubercule *m.* 1) *anat.* Knötchen, Knoten. 2) *int.* Tuberkelknötchen; ⁓ miliaire: miliares Tuberkelknötchen; ⁓ pneumonique = ⁓ massif:: aus mehreren Knötchen bestehender Tuberkelknoten; gros ⁓: Solitärtuberkel.

tuberculeux *adj.* 1) höckerig; lèpre tuberculeuse: Lepra tuberosa. 2) tuberkulös, schwindsüchtig.

tuberculine *f.* Kochsche Lymphe (zur Tuberkulosenbehandlung).

tuberculisable *adj.* tuberkulisierbar, der Tuberkulose zugänglich.

tuberculisation *f.* tuberkulöse Umwandlung.

tuberculose *f.* Tuberkulose, Schwindsucht; *int.* ⁓ pneumonique: käsige Tuberkulose.

tubéreux *adj.* knollig.
tubérosité *f.* Höcker; *anat.* grosse [petite] ~ de l'humerus: Tuberculum majus [minus] humeri; ~ interne [externe] du tibia: Condylus medialis [lateralis] tibiae; ~ de l'ischion: Tuber ischiadicum; grosse [petite] ~ de l'estomac: Fundus [antrum pyloricum] ventriculi.
tubulaire *adj.* = tubulé *w. cfr.*
tubulé *adj.* röhrenförmig; aiguille ~e: Hohlnadel; glande ~e *cfr.* glande.
tubulure *f.* Oeffnung zum Einsetzen einer Röhre.
tuméfaction *f.* Schwellung.
tuméfier *v.* aufschwellen, anschwellen.
tumescence *f. rar.* Anschwellung.
tumeur *f.* Geschwulst; *chir.* ~ blanche: Tumor albus (durch tuberkulöse Erkrankung angeschwollenes Gelenk).
tunique *f.* Hülle, Haut, Tunika.
turbith *m.* 1) = ~ végétal:: Pflanze aus der Jalappenart. 2) = ~ minéral:: dreibasisches Quecksilbersulfat.
turcique *adj. anat.* selle ~: Türkensattel, Sella turcica.
turgescence *f.* Strotzen.
turgide *ou* turgescent *adj.* strotzend.
turion *m. pharm.* Wurzelknospe.
tussiculation *f.* Hüsteln.
tuthie *f.* = cadmie *f. pharm.* Ofenbruch (an den Wänden des Schmelzofens angesetztes Zinkmetall).
tuyau *m.* Röhre; ~ en plomb: Bleiröhre; *physic.* ~ sonore: Pfeife.
tyloma *m. ou* tylome *m. invet.* Schwiele.
tylose *f. ou* tylosis *f. invet.* Schwiele am Fuss, Hühnerauge.
tympan *m. anat.* caisse du ~: Paukenhöhle; membrane du ~: Trommelfell.
tympanal *adj. anat.* os ~: Annulus tympanicus.
tympanique *adj.* tympanitisch; *int.* son ~: tympanitischer Schall.
tympanisme *m.* = tympanite *f. int.* Tympanismus, starke Gasansammlung im Magen und Darm.
type *m.* Typus, Vorbild, Grundform.
typhique *adj.* Typhus—, typhuskrank.

typhlite *f.* Blinddarmentzündung.
typhoïde *adj.* typhusartig; *int.* fièvre ~: Abdominaltyphus.
typhoïdique *m.* Typhuskranker.
typhomanie *f. rar.* Delirium der Kranken mit Abdominaltyphus.
typhus *m. int.* exanthematischer Typhus, Flecktyphus; ~ cérébro-spinal: Meningitis cerebrospinalis epidemica.
tyrosine *f.* Tyrosine (pathologisches Zersetzungsprodukt der Eiweisskörper).
Tyson *pr. anat.* glandes de ~: Talgdrüsen der Vorhaut.

U.

ubiquitaire *adj.* ubiquitär, überall vorkommend.
ulcération *f.* Geschwürbildung.
ulcère *m.* Geschwür; *int.* ~ rond de l'estomac: Ulcus rotundum ventriculi; ~ d'Alep, de Biskra *etc. cfr.* bouton.
ulcéré *ou* ulcéreux *adj.* geschwürig.
ulcérer *v.* geschwürig werden.
ulothrique *adj.* kraushaarig.
unciforme *adj.* hakenförmig; *anat.* os ~ = os crochu *cfr.* crochu; apophyse ~: Processus uncinatus (des Siebbeins); pli ~ *cfr.* pli.
unguéal *adj.* Nagel—.
unguis *m.* = os ~: Os lacrimale, Thränenbein.
unicellulaire *adj.* aus einer einzigen Zelle bestehend.
unicuspidé *adj.* einzipfelig, einwurzelig.
uniforme *adj.* gleichförmig.
unilatéral *adj.* einseitig.
unilobé *adj.* einlappig.
unilobulé *adj.* aus einem Läppchen bestehend.
uniloculaire *adj.* einfächerig.
unipolaire *adj.* unipolar, mit einem Fortsatz versehen.
unissant *adj.* vereinigend; *anat.* substance ~e: Intercellularsubstanz, Kittsubstanz; tissu ~: Bindegewebe.
univitellin *adj. obst.* eineiig.

uranisme *m. leg.* Urningtum (Liebe zum gleichen Geschlecht).

uranoplastie *f. chir.* Uranoplastik (operativer Verschluss eines Gaumendefekts).

urate *m. physiol.* harnsaures Salz.

urée *f. physiol.* Harnstoff.

urémie *f. int.* Urämie, Selbstvergiftung durch Harnbestandteile.

urémique *adj. zu* urémie.

uretère *m.* Harnleiter, Ureter.

urethane *m. pharm.* Urethan, Carbaminsäureäther.

uréthral *adj.* Harnröhren—; *anat.* crête ‿e: Crista urethralis.

uréthralgie *f.* Harnröhrenschmerz.

urèthre *m.* = urètre *m.* Harnröhre, Urethra.

uréthrite *f.* Harnröhrenentzündung; ‿ blennorrhagique: Tripper.

uréthroscope *m.* Harnröhrenspiegel.

uréthrosténie *f. invet.* Striktur der Harnröhre.

uréthrotome *m. chir.* Harnröhrenmesser.

uréthrotomie *f. chir.* Harnröhrenschnitt.

urgence *f.* Dringlichkeit, Not; cas d'‿: dringender Fall.

Uriage *pr.* Badeort mit Schwefelquellen im Südosten von Frankreich.

uricémie *f.* Harnsäureansammlung im Blut.

urinaire *adj.* Harn—.

urinal *m.* Uringefäss (für an Inkontinenz Leidende).

urine *f.* Harn.

uriner *v.* urinieren, Wasser lassen.

urineux *adj.* Harn—.

urinifère *adj.* harnführend; *anat.* canalicules ‿s: Tubuli renales, Harnkanäle.

urinoir *m.* Harnbecken, Pissanstalt.

urique *adj. physiol.* acide ‿: Harnsäure.

uro-génital *adj. embryol.* sinus ‿: Sinus urogenitalis (gemeinsames Ende der Harn- und Geschlechtsteile.)

uropoèse *f.* Harnbereitung.

urticaire *f. int.* Nesselausschlag, Urticaria.

usage *m.* Gebrauch; *pharm.* ‿ externe: äusserlich; ‿ interne: innerlich.

ustion *f.* Brennen.

usure *f.* Abnützung.

utérin *adj.* Gebärmutter—.

utéro-placentaire *adj.* caduque ‿ *cfr.* caduque.

utérorrhagie *f. invet.* = métrorrhagie *w. cfr.*

utérorrhée *f. invet.* = leucorrhée *w. cfr.*

utéro-sacré *adj. anat.* ligament ‿ *cfr.* Douglas.

utérus *m.* Gebärmutter, Uterus.

utriculaire *adj.* schlauchförmig.

utricule *f.* kleiner Schlauch.

uvéal *adj. zu* uvée.

uvée *f. ophthal.* Uvea, Gefässhaut des Auges.

uvulaire *adj.* das Zäpfchen betreffend.

uvule *f. rar.* (*gew.* luette): Zäpfchen.

V.

v. *abrev. ophthal.* = acuité visuelle: Sehschärfe.

vaccin *m.* Impfstoff, Kuhpockenlymphe.

vaccinal *adj.* Impf—.

vaccination *f.* Impfung, Kuhpockenimpfung; ‿ jennérienne:: Impfung von Arm zu Arm; ‿ animale: Impfung mit Tierlymphe.

vaccine *f.* Kuhpocken, Vaccine.

vacciner *v.* impfen.

vaccinifère *m.* 1) Impftier, Impfkuh. 2) Stammimpfling.

vacuité *f.* Leersein.

vacuole *f.* Vakuole, kleiner Hohlraum.

vagin *m.* Scheide, Vagina.

vaginal *adj.* Scheiden—; *anat.* tunique ‿e: Tunica vaginalis testis; apophyse ‿e: Vagina processus styloidei.

vaginalite *f.* Entzündung der Tunica vaginalis testis.

vaginé *adj.* eingescheidet.

vaginisme *m.* Vaginismus, Scheidenkrampf.

vaginite *f.* Scheidenentzündung.

vagir *v.* wimmern.

vagissement *m.* Schreien, Wimmern.

vague *adj.* unbestimmt; nerf ‿ *rar.*

(*gew.* nerf pneumogastrique): N. vagus.

vaisseau *m.* Gefäss.

valérianate *m.* = valérate *m. pharm.* baldriansaures Salz.

valériane *f. pharm.* Baldrian.

valérique *adj. pharm.* acide ‿: Baldriansäure.

valgus *adj. cfr.* pied-bot.

Vallet *pr. pharm.* pilules de ‿:: eisenhaltige Pillen.

Vals *pr.* Badeort mit alkalisch salinischen und leicht eisenhaltigen Quellen im Südosten von Frankreich.

Valsalva *pr. anat.* modiole de ‿: Modiolus cochleae; sinus de ‿: Klappentaschen der Aorta, Sinus aortae.

valvaire *adj. zu* valve.

valve *f.* Klappe, einklappiges Speculum.

valvulaire *adj.* Klappen—; lésions ‿s: Klappenerkrankungen.

valvule *f.* Klappe; *anat.* ‿ de Bauhin: Ileocaecalklappe; ‿s de Kerkring = ‿s conniventes: Plicae circulares intestini; ‿ de Tarin: Velum medullare posterius; ‿ de Vieussens: Velum medullare anterius.

vanille *f. pharm.* Vanille.

Van Swieten *pr. pharm.* liqueur de ‿: (1°/₀₀) alkoholische Sublimatlösung.

vapeur *f.* Dampf; ‿ d'eau: Wasserdampf; *vulg.* les ‿s: Nervosität.

vaporisation *f.* Verdampfen.

vaporiser *v.* se ‿ verdampfen.

varech *m.* Tang, Seegras.

Varennes *pr.* Kohlensäure, Eisen und Spuren von Arsen haltige Quelle im Centrum von Frankreich.

variation *f.* Abweichung.

varice *f.* Krampfader, Varix.

varicelle *f. int.* Windpocken.

varicocèle *f.* Krampfaderbruch.

variété *f.* Abart; *obst.* Unterart der Stellung; présentation du sommet, position gauche, ‿ antérieure: Schädellage, Rücken nach links und vorne = erste Schädellage. *W. cfr.* position.

variole *f.* = petite vérole: Pocken, Blattern, Variola; ‿ discrète: Pocken mit vereinzelt stehenden Pusteln (*opp.* variole confluente: Pocken mit diffusen Pusteln).

variolé = varioleux *adj.* pockig.

variolisation *f.* Ueberimpfung einer gutartigen Variola von Mensch zu Mensch, um etwaige spätere bösartige Variolaerkrankungen zu verhindern.

varioloïde *f.* abgeschwächte Variola.

variqueux *adj.* Krampfader—.

varus *adj. cfr.* pied-bot.

vasculaire *adj.* Gefäss—; *int.* souffles ‿s: Gefässgeräusche.

vascularisé *adj.* mit neugebildeten (oder stark gefüllten) Gefässen versehen.

vascularité *f.* Gefässreichtum.

vasculose *f. invet.* Grundsubstanz der Gefässe.

vase 1) *m.* Gefäss; ‿ de nuit: Nachttopf. 2) *f.* Schlamm.

vaseline *f.* = cosmoline: Vaselin, Paraffinsalbe.

vaso-constructeur *adj.* gefässverengernd.

vaso-dilatateur *adj.* gefässerweiternd.

vaso-moteur *adj.* vasamotorisch; nerfs ‿s: Gefässnerven.

vaste *adj.* weit; *anat.* muscle ‿ externe [interne] du fémur: M. vastus lateralis [medialis] femoris; muscle ‿ externe [interne] du bras: Caput laterale [mediale] des M. triceps brachii.

Vater *pr. anat.* ampoule de ‿:: Erhabenheit der Einmündungsstelle des Gallen- und Pankreasganges in den Zwölffingerdarm.

veau *m.* 1) Kalb. 2) Kalbfleisch.

végétant *adj.* wachsend, wuchernd; *int.* endocardite ‿e: Endocarditis verrucosa.

végétal *adj.* pflanzlich; *pharm.* sel ‿ = tartrate neutre de potasse: basisch weinsaures Kali; *m.* pflanzliches Wesen.

végéto-minéral *adj. pharm.* eau ‿e *cfr.* Goulard.

véhicule *m. pharm.* Aufnahmeflüssigkeit.

veille *f.* Wachen, Nachtwache.

veilleuse *f.* 1) Nachtlampe: 2) Nachtwärterin.

veine *f. anat.* 1) Blutader, Vene; ~ cave: Hohlvene, V. cava; ~ porte: Pfortader, V. portae. 2) grande ~ lymphatique: Ductus lymphaticus dexter (*opp.* canal thoracique: Ductus thoracicus, Milchbrustgang).

veineux *adj. zu* veine; *int.* pouls ~: Venenpuls; *embryol.* canal ~ d'Aranzi: Ductus venosus (der Leber).

veinule *f.* kleine Vene, Blutäderchen.

velamenteux *adj. obst.* insertion velamenteuse: Insertio velamentosa, Insertion der Nabelschnur an den Eihäuten (statt an der Placenta).

velouté = velvétique *adj.* sammtartig.

velu *adj.* zottig, haarig.

vénéneux *adj.* giftig. *W. cfr.* venimeux.

vénérien *adj.* venerisch, mit einer Geschlechtskrankheit behaftet.

venimeux *adj.* giftig (bezieht sich auf tierische Gifte, während vénéneux von pflanzlichen und anorganischen Giften gebraucht wird).

venin *m.* Gift.

vent *m. vulg.* Wind, Blähung; *physic.* instrument à ~: Blasinstrument.

venteux *adj. vulg.* blähend; colique venteuse: Windkolik.

ventilateur *m. hyg.* Ventilator, Lufterneuerer.

ventilation *f.* Lüftung; *physiol.* coefficient de ~ pulmonaire: respiratorischer Quotient.

ventouse *f.* 1) Saugnapf. 2) Schröpfkopf; ~ scarifiée [sèche]: blutiger [trockener] Schröpfkopf; ~ de Junod:: Metallkapsel, in welche ein ganzes Glied gebracht wird und in welcher durch eine Pumpe die Luft verdünnt wird.

ventouser *v.* schröpfen.

ventral *adj.* Bauch—.

ventre *m.* Bauch; *vulg.* flux de ~: Diarrhöe.

ventriculaire *adj.* Kammer—, Höhlen—.

ventricule *m.* Kammer, Höhle; *anat.*

~ du cerveau: Hirnventrikel; ~ du coeur: Herzkammer, Herzventrikel; ~ d'Aranzi: Fovea inferior fossae rhomboideae.

ventrière *f. rar.* Bauchgurt, Bauchbinde.

ventru *adj.* bauchig.

vénule *f.* Aederchen, kleine Vene.

ver *m.* Wurm; ~ intestinal: Eingeweidewurm; ~ solitaire *cfr.* solitaire; ~ à soie: Seidenraupe; mal de vers *cfr.* bassine.

vératre *m. pharm.* Niesswurz, Veratrum.

vératrine *f. pharm.* Alkaloid aus Veratrum.

verbal *adj.* Wort—; *int.* cécité ~e: Wortblindheit.

verge *f.* Rute, Glied, Penis.

vergeté *adj.* streifig.

vergeture *f.* 1) Striemen. 2) ~s *plur.*: Schwangerschaftsnarben.

vermeil *adj.* hochrot.

vermicide *adj.* wurmtötend.

vermiculaire *ou* vermiforme *adj.* wurmförmig; *anat.* appendice ~: Wurmfortsatz; *physiol.* mouvement ~: peristaltische Bewegung.

vermifuge *adj. pharm.* wurmabtreibend; *m.* Wurmmittel.

vermillon *m.* (pulverisierter) Zinnober.

vermine *f.* Ungeziefer.

vermout *m.* Wermut (stark alkoholischer Auszug aus verschiedenen Pflanzen, besonders aus Absinth).

vernis *m.* Firniss.

vérole *f.* Syphilis; petite ~: Pocken, Blattern.

véroleux *ou* vérolique *adj.* syphilitisch; *m.* Syphilitischer.

verre *m.* 1) Glas; ~ d'eau sucrée: Glas Zuckerwasser; *int.* expérience des deux ~s: Zweigläserprobe. 2) *ophthal.* Brillenglas, Brille; ~s noircis: Dunkelbrille; boite de ~s d'essai: Brillenkasten.

verrée *f.* Inhalt eines Glases, ein Glas voll.

verrou *m.* Riegel; *chir.* pince à ~: Schieberpincette, Schieber.

verrue *f.* Warze.

verruqueux *adj.* warzig.
version *f.* Wendung; *obst.* ⁓ par manoeuvres externes [internes]: äussere [innere] Wendung; ⁓ bipolaire: kombinierte Wendung.
vert *adj.* grün; ⁓ olive: olivengrün; *int.* diarrhée ⁓e des enfants: Kinderdurchfall mit grünen Entleerungen.
vert-de-gris *m.* Grünspan.
vertébral *adj.* Wirbel—.
vertèbre *f.* Wirbel.
vertébré *adj.* gewirbelt; *m.* Wirbeltier.
vertex *m.* Scheitel.
verticille *m.* Wirtel, Vortex.
vertige *m.* Schwindel; *psych.* ⁓ mental (Lasègue): Zwangsvorstellung.
verumontanum *m.* *anat.* = crête uréthrale: Schnepfenkopf, Colliculus seminalis.
vésanie *f.* Geisteskrankheit.
vésanique *adj.* geisteskrank.
vésical *adj.* Blasen—.
vésicant *adj.* *pharm.* blasenziehend; *m.* blasenziehendes Mittel.
vésication *f.* Blasenziehen.
vésicatoire *m.* Blasenpflaster; ⁓ volant: fliegendes Blasenpflaster (d. h. ein solches, bei welchem die künstlich erzeugte Entzündung nicht weiter unterhalten wird).
vésiculaire *adj.* blasenartig; *int.* bruit ⁓ = murmure ⁓: Vesikuläratmen, schlürfendes Atmen.
vésiculation *f.* Blasenbildung.
vésicule *f.* Blase; ⁓ aérienne: Luftblase; *anat.* ⁓ biliaire: Gallenblase; *int.* ⁓ fille [mère]: Tochter-[Mutter-]Blase (der Echinococcuscysten); *embryol.* ⁓ cérébrale: Hirnblase; ⁓ germinative: Keimbläschen, Eikern.
vésiculeux *adj.* blasenartig.
vespéral *adj.* abendlich; exaspération ⁓e de la fièvre: abendliche Fiebersteigerung.
vessie *f.* Blase, Harnblase; ⁓ de glace: Eisbeutel.
vestibule *m.* *ou* vestibulum *m.* Vorhof, Vestibulum.
vétérinaire *adj.* tierärztlich; *m.* Tierarzt.

viabilité *f.* *leg.* Fähigkeit (neugeborener Kinder) weiterzuleben.
viable *adj.* *leg.* lebensfähig.
viande *f.* Fleisch.
vibrant *adj.* schwirrend; *int.* râle ⁓ = râle sibilant: Rhonchus sibilans.
vibratile *adj.* *anat.* épithélium à cils ⁓s: Flimmerepithel.
vibration *f.* Schwingung.
vibratoire *adj.* *int.* frémissement ⁓: (auskultatorisches) Katzenschnurren.
vibrion *m.* Vibrio, leicht gewundene Bakterie; ⁓ septique: Bacillus des malignen Oedems.
vibrioniens *m.* *plur.* = bactériens: Bakterien.
vice *m.* Fehler, Anomalie; ⁓ de nutrition: Stoffwechselstörung; *ophthal.* ⁓ de réfraction: Refraktionsfehler.
Vichy *pr.* Badeort mit alkalischen Mineralwasserquellen im Centrum von Frankreich.
viciation *f.* fehlerhafte Beschaffenheit.
vicié *adj.* fehlerhaft; *hyg.* air ⁓: verdorbene Luft; *obst.* bassin ⁓: Becken mit Bildungsfehler.
vicieux *adj.* fehlerhaft, pathologisch; attitude vicieuse: falsche Haltung, falsche Stellung; *obst.* insertion vicieuse du placenta: regelwidriger Sitz der Placenta.
Vicq d'Azyr *pr.* *anat.* *cfr* borgne.
vidange *f.* Abfuhr.
vidangeur *m.* Abtrittleerer.
vide *m.* le ⁓: der leere Raum.
vidien *adj.* *anat.* canal ⁓: Canalis pterygoideus; artère ⁓ne: Art. canalis pterygoidei; nerf ⁓: N. canalis pterygoidei.
vie *f.* Leben; assurance sur la ⁓: Lebensversicherung.
vieillesse *f.* Alter, Greisenalter.
Vienne *pr.* *pharm.* pâte de ⁓: Wiener Aetzpaste.
vierge *f.* Jungfrau.
Vieussens *pr.* *anat.* valvule de ⁓ *cfr.* valvule; centre ovale de ⁓ *cfr.* centre.
vif-argent *m.* *invet.* metallisches Quecksilber.
Vigo *pr.* *pharm.* emplâtre de ⁓: quecksilberhaltiges Pflaster.

villeux *adj.* zottig.

villosité *f.* Zotte; *anat.* ~ intestinale: Darmzotte.

vin *m.* Wein; *pharm.* ~ d'opium *cfr.* laudanum; ~ diurétique de Trousseau *ou* de l'Hôtel Dieu :: Präparat aus Digitalis, Scilla und Wein (3:6:450).

vinage *m.* Alkoholzusatz zum Wein.

vinaigre *m.* Essig; ~ de bois: Holzessig.

vinaigré *adj.* lotions ~es: Essigabwaschungen.

vinasse *f.* Rückstand der Weindestillation.

vineux *adj.* weinartig.

viol *m. leg.* Notzucht.

violacé *adj.* veilchenfarben.

violer *v. leg.* notzüchtigen.

violet *adj.* violett, veilchenblau.

violette *f.* Veilchen.

violine *f.* = émétine indigène: Alkaloid aus der Viola odorata.

vipère *f.* Natter, Otter.

vireux *adj.* giftig (von Pflanzen).

virginité *f.* Jungfräulichkeit.

virgule *f.* Komma; bacille-~: Kommabacillus.

viril *adj.* männlich.

virilité *f.* Mannbarkeit.

virole *f.* Reif, Zwinge.

virulence *f.* Virulenz, Giftigkeit, Ansteckungsfähigkeit.

virulent *adj.* virulent, giftig.

virus *m.* Giftstoff.

vis *f.* Schraube.

viscéral *adj.* Eingeweide—; *embryol.* arcs viscéraux *ou* fentes ~es: Kiemenbögen, Kiemenspalten.

viscéralgie *f.* Eingeweideschmerz.

viscère *m.* Eingeweide.

viscosité *f. ou* viscidité *f.* Klebrigkeit.

vision *f.* 1) Sehen. 2) Trugbild, Vision.

visite *f.* Besuch; ~ médicale: 1) Besuch des Arztes beim Kranken. 2) Besuch des Kranken in der ärztlichen Sprechstunde.

visqueux *adj.* klebrig.

visuel *adj.* Gesichts—; *ophthal.* champ ~: Gesichtsfeld; acuité ~le: Sehschärfe.

vital *adj.* Lebens—; air ~ :: Sauerstoff.

vitalité *f.* Lebensfähigkeit, Lebenskraft.

vitellin *adj.* Dotter—.

vitelline *f.* Eiweisskörper des Eigelbs.

vitellus *m.* Dotter.

vitré *m.* = corps ~: Glaskörper.

vitré *adj.* Glas—; *anat.* corps ~: Glaskörper; humeur ~e: Glaskörperflüssigkeit.

vitreux *adj.* glasig; dégénérescence vitreuse des muscles: glasige Degeneration der Muskeln.

vitriol *m. invet. chem.* schwefelsaures Salz; ~ bleu: Kupfersulfat.

Vittel *pr.* leicht eisenhaltiger Brunnen in den Vogesen.

vivifiant *adj.* belebend.

vivisection *f.* Vivisektion, Zergliederung lebender Tiere (zu wissenschaftlichen Zwecken).

vivre *v.* leben.

vocal *adj.* Stimm—; *anat.* corde ~e: Stimmband.

vocifération *f.* Geschrei.

voie *f.* Weg; ~s aériennes: Luftwege.

voile *m.* Schleier; *anat.* ~ palatin: Gaumensegel, Palatum molle.

voilé *adj.* verschleiert; voix ~e: gedämpfte Stimme.

voirie *f.* Abfallgrube, Abdeckerei.

voire *v.* 1) sehen; ~ un malade: zu thun haben mit einem Kranken. 2) *vulg.* Periode haben.

voix *f.* Stimme; *int.* ~ tubaire: Bronchophonie; ~ caverneuse: Pectoriloquie; ~ chevrotante = ~ de polichinelle = chevrotement *m.*: Aegophonie.

volaille *f.* Geflügel.

volant *adj.* fliegend; *int.* petite vérole ~e: Windpocken; *pharm.* vésicatoire ~ *cfr.* vésicatoire.

volatil *adj.* flüchtig; *pharm.* alcali ~: Salmiakgeist; huile ~e: Essenz; sel ~ :: durch Destillation oder Sublimation gewonnenes Salz.

volatiliser *v.* verflüchtigen.

volatilité *f.* Flüchtigkeit.

volition *f. psych.* Wollen, Willensäusserung.

Volkmann *pr. chir.* curette de ⁓ :: scharfer Löffel.

volontaire *adj.* freiwillig; mouvement ⁓ : freiwillige Bewegung (*opp.* mouvement réflexe : Reflexbewegung).

voltaïque *adj. physic.* pile ⁓ : Voltasche (oder Galvanische) Säule.

voltamètre *m. physic.* Instrument zum Messen der Stromstärke.

volume *m.* Volum, Masse; augmentation de ⁓ : Volumsvergrösserung.

volumineux *adj.* umfangreich.

volvulus *m.* Volvulus, Achsendrehung des Darmes.

vomer *m. anat.* Pflugscharbein, Vomer.

vomique *adj. pharm.* noix ⁓ : Brechnuss, Nux vomica.

vomique *f. int.* 1) Eiterherd an den Lungen. 2) Auswurf eines in die Luftwege durchgebrochenen Eiterherdes.

vomir *v.* brechen.

vomissement *m.* Erbrechen; *int.* ⁓ alimentaire : Erbrechen von Speiseüberresten; ⁓ pituiteux : schleimiges Erbrechen.

vomitif 1) *adj.* Brech—. 2) *m. pharm.* Brechmittel.

vomiturition *f.* Brechreiz, Aufsteigen des Mageninhalts.

voussure *f.* Wölbung; *int.* ⁓ précordiale : Vorwölbung der Brustwand in der Herzgegend.

voûte *f.* Gewölbe; *anat.* ⁓ cranienne : Schädeldach; ⁓ palatine : harter Gaumen, Palatum durum; ⁓ à 3 piliers = trigone cérébral : Fornix, Hirngewölbe; ⁓ du 4ᵉ ventricule : Tegmen ventriculi quarti.

voûture *f. invet.* Schädelbruch.

vrille *f.* Bohrer.

vriller *v.* bohren.

vue *f.* Gesichtssinn.

vulcanisé *adj.* caoutchouc ⁓ : vulkanisierter (gegen Temperaturdifferenzen reaktionsloser) Kautschuk.

vulnéraire *pharm.* 1) *adj.* wundheilend; eau ⁓ = alcoolat ⁓ : (innerlich und äusserlich gebrauchter) Kräuterschnaps für Wundheilung. 2) *m.* Wundheilmittel, Wundwasser.

vultueux *adj.* hochrot.

vulvaire *adj. zu* vulve.

vulve *f.* weibliche Scham, Vulva.

vulvite *f.* Schamspaltenentzündung.

vulvo-vaginal *adj. anat.* glande ⁓e de Bartholin : Glandula vestibularis major, Bartholinsche Drüse (des Scheideneingangs).

W.

water-closet *m. engl.* Abtritt mit Wasserspülung.

Wehrloff *pr. int.* maladie de ⁓ = purpura essentiel : Morbus maculosus Wehrloffii.

Weitbrecht *pr.* corde de ⁓ *cfr.* corde.

Wharton *pr.* canal de ⁓ : Ductus parotideus; gelée de ⁓ : Whartonsche Sulze (des Nabelstranges).

whisky *m. engl.* Kornbranntwein.

Willis *pr.* nerf ophthalmique de ⁓ : Nervus ophthalmicus trigemini; nerf accessoire de ⁓ : Nervus accessorius (11. Hirnnerv); artère communicante de ⁓ : Art. communicans posterior (cerebri); hexagone de ⁓ : Circulus arteriosus Willisii.

Wilson *pr.* muscle de ⁓ :: der vorderste Teil des M. transversus profundus perinei.

Winslow *pr. anat.* hiatus de ⁓ : Foramen epiploicum Winslowi.

Wintergreen *pr. pharm.* essence de ⁓ : Gaultheriaöl (aromatisches salicylsäurehaltiges Oel).

Wirsung *pr. anat.* canal de ⁓ : Ductus pancreaticus.

Wolff *pr. embryol.* corps de ⁓ *ou* corps d'Oken *ou* reins primordiaux : Wolffscher Körper, Primordialniere.

wormien *adj. anat.* os ⁓ : Wormscher Schaltknochen.

Wrisberg *pr. anat.* nerf intermédiaire de ⁓ : N. intermedius (zwischen N. facialis und N. acusticus); anse mémorable de ⁓ :: Verbindungsnerv des rechten N. vagus mit dem N. splanchnicus major durch das Ganglion coeliacum; cartilage de ⁓ : Cartilago cuneiformis laryngis.

X.

xanthélasma *m. int.* Xanthom (gelber Hautfleck).

xanthopsie *f. int.* Gelbsehen.

xérosis *m.* = xerophthalmie *f. ophthal.* Xerosis, abnorme Trockenheit der Bindehaut (und der Hornhaut) des Auges.

xiphoïde *adj.* schwertförmig; *anat.* appendice ⁓: Schwertfortsatz des Brustbeins, Processus xyphoideus.

Y.

yaws *m. engl.* = framboesia *w. cfr.*

yeux *m. plur. zu* oeil: Augen; *pharm.* ⁓ d'écrevisse: Krebssteine, Kalksteinchen aus dem Magen des Krebses.

Z.

zéro *m.* Null, Nullpunkt.

zinc *m.* Zink.

Zinn *pr. ophthal.* zone de ⁓: Strahlenblättchen, Zonula ciliaris; tendon *ou* anneau de ⁓: Annulus tendineus communis (Insertion der Augenmuskeln).

zona *m. int.* Gürtelrose.

zone *f.* Zone; ⁓ épileptogène *cfr.* épileptogène.

zooglée *f.* Zooglea (unregelmässige, durch leimige Zwischensubstanz verklebte Bakterienmasse).

zoogléique *adj. zu* zooglée.

zoospore *m.* Geisselfadenspore.

zoster *m.* = herpès ⁓ = zona *w. cfr.*

zygomatique *adj.* Jochbein—; apophyse ⁓: Jochfortsatz, Processus zygomaticus; muscle ⁓: M. zygomaticus.

zymase *f. invet.* Gärstoff, Sauerteig.

zymique *adj.* acide ⁓:: Gemenge aus Milch und Buttersäure.

zymotique *adj.* gärungsfähig, gärungserregend.

BIBLIOTHÈQUE NATIONALE R.F. ESTAMPES

Verlag von FERDINAND ENKE in Stuttgart.

Krafft-Ebing, Professor Dr. R. v., **Lehrbuch der Psychiatrie.** Auf klinischer Grundlage für praktische Aerzte und Studirende. **Sechste, vermehrte und verbesserte Auflage.** gr. 8. 1897. geh. M. 13.—

Krafft-Ebing, Prof. Dr. R. v., **Psychopathia sexualis.** Mit besonderer Berücksichtigung der conträren Sexualempfindung. Eine klinisch-forensische Studie. **Zehnte, verbesserte und theilweise vermehrte Auflage.** gr. 8. 1898. geh. M. 9.—

Moritz, Prof. Dr. F., **Grundzüge der Krankenernährung.** Mit 1 Tabelle und 1 Tafel in Farbendruck. 8. 1898. geh. M. 9.—, in Leinw. geb. M. 10.—

Peyer, Dr. Alex., Atlas der Mikroskopie am Krankenbette. 100 Tafeln, enthaltend ca. 200 Abbildungen in Farbendruck. **Vierte Auflage.** gr. 8. 1897. Elegant in Leinwand gebunden M. 16.—

Schultze, Prof. Dr. Fr., Lehrbuch d. Nervenkrankheiten. **Zwei Bände. Erster Band:** Destruktive Erkrankungen des peripheren Nervensystems, des Sympathicus, des Rückenmarks und seiner Häute. Mit 53 zum Theil farbigen Textfiguren u. 4 Tafeln in Farbendruck. gr. 8. 1898. geh. M. 12.—

Schwalbe, Dr. Jul., **Grundriss der speciellen Pathologie und Therapie** mit besonderer Berücksichtigung der Diagnostik. Für Studirende und Aerzte. **Zweite Auflage.** Mit zahlreichen Abbildungen. 8. 1898. geh. M. 12.—

www.ingramcontent.com/pod-product-compliance
Ingram Content Group UK Ltd.
Pitfield, Milton Keynes, MK11 3LW, UK
UKHW021907070726
13613UKWH00001B/378